U0225612

内镜诊断与鉴别诊断图谱

上消化道 第2版

主编　（日）芳野纯治　（日）浜田　勉　（日）川口　实
主译　王轶淳　孙明军

辽宁科学技术出版社

沈　阳

图书在版编目（CIP）数据

内镜诊断与鉴别诊断图谱：上消化道. 第2版 /
（日）芳野纯治，（日）浜田 勉，（日）川口 实主编；王轶
淳，孙明军主译. — 2版.—沈阳：辽宁科学技术出版
社，2014.11（2024.11 重印）
ISBN 978-7-5381-8752-6

Ⅰ. ①内… Ⅱ. ①芳… ②浜… ③川… ④
王… ⑤孙… Ⅲ. ①消化系统疾病—内窥镜检—图
谱 Ⅳ. ①R570.4-64

中国版本图书馆CIP数据核字（2014）第170513号

出版发行：辽宁科学技术出版社
　　　　　　（地址：沈阳市和平区十一纬路25号　邮编：110003）
印 刷 者：沈阳丰泽彩色包装印刷有限公司
经 销 者：各地新华书店
幅面尺寸：185mm×260mm
印　　张：25.75
插　　页：4
字　　数：676千字
出版时间：2014年11月第1版
印刷时间：2024年11月第7次印刷
责任编辑：郭敬斌
封面设计：袁　舒
版式设计：袁　舒
责任校对：冯凌霄　于　绯

书　　号：ISBN 978-7-5381-8752-6
定　　价：298.00元

编辑电话：024-23284363　13840404767
E-mail:guojingbin@126.com
邮购热线：024-23284502
http://www.lnkj.com.cn

主编

芳野纯治 藤田保健卫生大学第 2 教育医院内科
浜田　勉 社会保险中央综合医院内科
川口　实 国际医疗福祉大学热海医院内科

编者

内田善仁 三豊市立永康医院内科
小原胜敏 福岛县立医科大学附属医院内镜诊疗部
春间　贤 川崎医科大学食管·胃肠科
松井敏幸 福冈大学筑紫医院消化科
村田洋子 村田门诊
吉村　平 三重县立志摩医院内科

主译

王轶淳 中国医科大学附属第一医院
孙明军 中国医科大学附属第一医院

执笔者一览 (依执笔顺序)

村田　洋子　村田门诊

内田　善仁　三丰市立永康医院内科

梶原　庆三　钏路中央医院内科

小原　胜敏　福岛县立医科大学附属医院内镜诊疗部

铃木　茂　御殿场石川医院

林　和彦　东京女子医科大学消化病中心消化外科

八卷　悟郎　身心健康广场消化科

加藤　久人　社会保险船桥中央医院健康管理中心

加泽　玉惠　圣路加国际医院附属门诊

三坂　亮一　东京女子医科大学附属青山医院消化内科

川口　实　国际医疗福祉大学热海医院内科

滨田　勉　社会保险中央综合医院内科

花田　健治　自卫队岐阜医院内科

小田　丈二　东京多摩癌筛查中心消化科

松井　敏幸　福冈大学筑紫医院消化科

北台　靖彦　广岛大学研究生院分子病理学内科

田中　信治　广岛大学光学医疗诊疗部

春间　贤　川崎医科大学食管・胃肠科

芳野　纯治　藤田保健卫生大学第 2 教育医院内科

若林　贵夫　藤田保健卫生大学第 2 教育医院内科

小林　隆　藤田保健卫生大学第 2 教育医院内科

吉村　平　三重县立志摩医院内科

中村　常哉　爱知癌中心中央医院内镜科

东　馨　身心健康广场消化科

加治　文也　东京都设计事务所健康保险综合体检中心

近藤　健司　社会保险中央综合医院内科

奥田　圭二　社会保险中央综合医院放射科

入口　阳介　东京多摩癌筛查中心消化科

北条裕美子　社会保险鳅沢医院内科

大野　博之　筑波市・大野医院

齐藤　聪　社会保险中央综合医院内科

阿部　刚　社会保险中央综合医院内科

齐藤　利彦　东京医科大学癌中心

第 2 版　序

诊断学受时代科学技术的影响在不断进步。距 2001 年本书第 1 版的出版发行已经有6 年的时间了，在此期间上消化道内镜诊断学在放大内镜、NBI（narrow band imaging）、荧光内镜等领域有了更加先进的技术手段，摸索出了更好的诊断方法。其图像在形态学方面很有魅力，期待今后的进一步开展。然而，这些新的诊断方法是在普通的内镜诊断学的基础上积累起来的，所以临床上经常使用的普通内镜诊断是非常重要的。在内镜诊断的过程中，首先，要捕捉到病变的特征性所见，然后要考虑到哪些疾病可能会表现为这些特征性所见，在进行分析的过程中，结合其他所见进行鉴别诊断。当然，病变可能会呈现多种所见，那么诊断的切入点也会有多个。对于第 1 版中已经做了说明的，在此不再赘述。普通内镜下的诊断技巧，需要读者自己不断地摸索掌握。我们编者诚挚地接受大家对于本书第 1 版的意见和建议，不断地充实内容，补充更好的内镜图片，完成了第 2版的改编、修订的愿望。

出版第 2 版的初衷与第 1 版相同。不但收集了更多的病例，也添加了很多少见病例，增加并精选了很多内镜图片。在内容方面，新增了胃癌浸润深度的诊断、食管癌浸润深度的诊断、出血性病变－急诊内镜检查以及咽喉部病变。本书与第 1 版相比，不但页数增加至 1.3 倍，而且内容也有了很大的变化。

在此，希望本书成为内镜医师在检查时可以放在手头，能够经常使用的一部非常有用的书籍。

在编辑本书的过程中，得到了很多同道的大力支持，尤其是 1975 年成立的消化道诊疗协会的同僚，帮助收集了很多的病例，经常在一起进行病例讨论以及有关各种病例的诊断和治疗方面的沟通。在出版第 1 版的时候，他们就给予了大力支持，在第 2 版出版之际，又给予了全力的帮助，提供更多的图片，在此表示深深的谢意。

最后，对在本书修订过程中给予大力支持的医学书院的阿野伸吾先生表示感谢。

芳野纯治　滨田 勉　川口 实

2007 年 5 月

第1版 序

进入 21 世纪，消化系统疾病诊断将如何发展？回首科学技术的进步给诊断学带来的发展，还有很多尚需完善的方面。成功是在总结过去积累的很多资料的基础上逐步实现的。

诊断的过程是详细分析临床资料并进行综合判断的过程。本书详细讲解了如何从内镜下所见来进行诊断。即看到病变后，如何抓住其特征，如何把病变的特征与病名联系起来，从而与其他疾病相鉴别，最终做出正确的诊断。即使是同一种疾病，也会有很多特征性所见，其诊断的切入点也不同。本书详尽地列出内镜下的照片，结合照片讲解鉴别诊断的过程。

从镜下所见进行诊断是临床经常做的事情，但是并没有形成系统化，而且如果想接触各种各样的疾病，需要很多的时间和精力。大学期间想接受这样的教育几乎是不可能的，在研修期间很快地学会的机会也是不多的，因此，我们想编辑这本与临床联系紧密、系统性很强的书，而且得到了很多同仁的全力支持。尤其是第 5 章"从镜下所见到诊断"的著者，在百忙的临床工作中提供了非常详尽的照片和说明，本书的顺利出版就是这些努力的结晶。

而且本书尽量总结得简单明了，并提出治疗的基本原则，以方便广大读者在百忙中阅读。本书的目的是把重要的疾病以及日常临床工作中经常遇到的疾病无一遗漏地展现给读者，而且尽可能地总结了一些临床罕见的疾病，因此，不仅在临床方面有意义，我们在编辑的时候，将疾病名（包括英文名）与有关的上消化道的知识进行了整理，使本书也具有辞典的功能。在其他章节中也尽可能地把与消化道内镜有关的基本知识进行了讲解。本书是把内镜下所见作为着眼点，在这方面可以说是前所未有的。如果在读者的日常临床工作中能够发挥作用的话，我们作为编者将非常高兴。借此机会，向为本书做出了很多大贡献的各位著者表示崇高的谢意。

在此，特向八尾恒良教授深表谢意。每次召开学会或者研究会的时候，八尾恒良教授总是给予我们很多的鼓励，如果没有八尾恒良教授的鼓励，本书很难出版。我们也向为本书的出版做出了很多复杂、细致工作的医学书院的获原足穗和重 嘉仁两位先生致以深深的谢意。

芳野纯治　滨田 勉　川口 实

2001 年 4 月

从所见到诊断

所见		页	部位
❶ 咽部·喉部的病变		48	咽部·喉部
❶ 隆起性病变		56	食管
❷ 平坦性病变	（1）伴有颜色改变的病变	72	
	（2）糜烂性病变	78	
❸ 凹陷性病变		88	
❹ 呈特殊形态的病变		94	
❺ 导致狭窄的病变		102	
❻ 食管癌浸润深度的诊断		112	
❶ 隆起性病变	（1）被覆正常黏膜的病变	120	胃
	（2）伴有中央凹陷的病变	130	
	（3）凹凸不平的病变	144	
	（4）息肉病	156	
❷ 平坦性病变	（1）色泽发红的病变	168	
	（2）褪色的病变	178	
❸ 凹陷性病变	（1）浅凹陷性病变	182	
	（2）深凹陷性病变	192	
	（3）以皱襞集中为主要表现的病变	200	
❹ 胃膨胀不良性病变		216	
❺ 呈巨大皱襞的病变		226	
❻ 导致幽门狭窄的病变		238	
❼ 贲门部的病变		244	
❽ 残胃（术后残胃）的病变		254	
❾ 上消化道异物		262	
❿ 有形态改变的病变		264	
⓫ 呈特殊形态的病变		276	
⓬ 胃癌浸润深度的诊断		284	
❶ 隆起性病变		300	十二指肠
❷ 凹陷性病变		310	
❸ 弥漫性病变		318	
❶ 出血性病变——有关急诊内镜检查		326	

目　录

本书的使用方法

第1章　内镜检查必要的局部解剖知识及内镜下正常所见 ———— 村田洋子　1
1. 咽部、喉部的解剖及其内镜像 … 2
2. 食管的解剖及其内镜像 … 3
3. 胃的解剖及其内镜像 … 6
4. 十二指肠的解剖及其内镜像 … 10

第2章　内镜检查必知的基本事项 ———— 内田善仁，梶原庆三　13
1. 内镜医生的思想准备 … 14
2. 上消化道内镜检查的适应证与禁忌证 … 15
3. 内镜检查的并发症 … 15
4. 知情同意 … 18
5. 检查前的准备 … 20
6. 镇静 … 21
7. 检查后处置 … 26

第3章　内镜的插入法与观察法 ———— 内田善仁　29
1. 插入的实际操作与技巧 … 30
2. 观察法 … 36
3. 色素染色内镜检查的活用 … 40
4. X线检查法的活用 … 43
5. 超声内镜的活用 … 44

第4章　从镜下所见到诊断 47

■ 咽部·喉部
① 咽部·喉部的病变 ———— 小原胜敏　48

■ 食管
❶ 隆起性病变 ———— 村田洋子，铃木　茂　56
❷ 平坦性病变
（1）有颜色变化的病变 ———— 小原胜敏　72
（2）有糜烂表现的病变 ———— 村田洋子，林　和彦　78
❸ 凹陷性病变 ———— 小原胜敏　88
❹ 呈特殊形态的病变 ———— 村田洋子　94
❺ 导致狭窄的病变 ———— 小原胜敏　102
❻ 食管癌浸润深度的诊断 ———— 八卷悟郎，加藤久人，加泽玉惠　112

■ **胃**

❶ 隆起性病变

(1) 被覆正常黏膜的病变 ——————————— 三坂亮一，川口 实 120

(2) 伴有中央凹陷的病变 ——————————— 三坂亮一，川口 实 130

(3) 凹凸不平的病变 ——————————— 滨田 勉，花田健治，小田丈二 144

(4) 息肉病 —————————————————————— 松井敏幸 156

❷ 平坦性病变

(1) 色泽发红的病变 ——————————— 北台靖彦，田中信治，春间 贤 168

(2) 褪色的病变 ——————————— 北台靖彦，田中信治，春间 贤 178

❸ 凹陷性病变

(1) 浅凹陷性病变 ——————————— 芳野纯治，若林贵夫，小林 隆 182

(2) 深凹陷性病变 ————————————————————— 内田善仁 192

(3) 以皱襞集中为主要表现的病变 —————————————— 吉村 平 200

❹ 胃膨胀不良性病变 ————————————————————— 内田善仁 216

❺ 呈巨大皱襞的病变 ————————————————————— 松井敏幸 226

❻ 导致幽门狭窄的病变 ——————————————— 北台靖彦，田中信治 238

❼ 贲门部的病变 ————————————————————————— 吉村 平 244

❽ 残胃（术后残胃）的病变 ————————— 滨田 勉，东 馨，加治文也 254

❾ 上消化道异物 ——————————— 滨田勉，近藤健司，奥田圭二 262

❿ 有形态改变的病变 ————————————————————————— 吉村 平 264

⓫ 呈特殊形态的病变 ——————————————— 中村常哉，芳野纯治 276

⓬ 胃癌浸润深度的诊断 ————————— 滨田 勉，入口阳介，北条裕美子 284

(1) 凹陷型：皱襞集中（+） ————————————————— 286

(2) 凹陷型：皱襞集中（−） ————————————————— 290

(3) 凹陷型：mp 以下 ————————————————————— 294

(4) 隆起型：0 Ⅰ 型 ————————————————————— 296

(5) 隆起型：0 Ⅱa 型，0 Ⅱa 型 + Ⅱc 型 —————————— 298

■ **十二指肠**

❶ 隆起性病变 ——————————————————— 大野博之，川口 实 300

❷ 凹陷性病变 ——————————————————— 大野博之，川口 实 310

❸ 弥漫性病变 ——————————————— 齐藤 聪，阿部 刚，川口 实 318

■ **出血性病变**

❶ 有关急诊内镜检查 ——————————— 小林 隆，若林贵夫，芳野纯治 326

第 5 章 **活检组织诊断的基本知识和诊断方法** ——————— 川口 实，齐藤利彦 341

Ⅰ．活检组织诊断总论 ————————————————————— 342

1. 活检的目的 … 342

2. 活检的禁忌证 … 342

3. 活检的并发症 … 342

4. 内镜诊断与病理诊断的关系及诊断方法 … 343

5. 标本取材注意事项 … 345

Ⅱ.食管的活检 ——————————————————————— 346

1. 食管活检的特点 … 346

2. 病理诊断的基础 … 346

Ⅲ.胃的活检 ——————————————————————————— 350

1. 活检的禁忌 … 350

2. 活检组织取材的部位 … 352

3. 组织诊断的基础 … 353

4. 胃活检病理诊断分型（Group 分型）的注意事项 … 365

5. 全瘤活检 … 368

Ⅳ.十二指肠的活检 ——————————————————————— 370

1. 十二指肠活检的特点 … 370

2. 病理诊断的基础 … 370

第6章　**内镜诊断和治疗的基本知识** ————————————— 松井敏幸　　375

1. 食管良性疾病 … 378

2. 食管癌的分类 … 381

3. 胃良性疾病 … 384

4. 胃癌的分类 … 387

5. 上消化道内镜治疗 … 390

6. 十二指肠疾病 … 395

7. 全身性疾病的消化道病变 … 395

本书的使用方法

●**第 1 章至第 3 章**

介绍了在消化系统内镜检查中的基本要求，即咽部、喉部、食管、胃、十二指肠的解剖以及内镜下的正常所见、内镜的插入法及检查的基本操作。

●**有关第 4 章"从镜下所见到诊断"**

1) 每种所见的第 1 页为：①疾病的发生频度一览（原则上列出了所有重要的疾病）；②镜下所见的解读要点；③基本病变的诊断及鉴别诊断要点；④典型照片及模式图。基于此，首先就可以先从整体进行把握。

2) 翻开第 2 页的左侧，每种疾病均附有 2 张照片（有的为 4 ~ 6 张照片），其右侧记载镜下所见。请读者参照所给图片自己进行描述，并与本书中的描述进行对比。

3) 同样，右页左侧 2 栏为模式图及参考照片。

4) 右页的最右侧为疾病名称及其英文名、疾病的简单介绍以及治疗方法等。

① 疾病名称及其英文名，原则上依据日本消化内镜学会用语委员会《消化内镜用语集》(第 2 版)，有关癌的用语依据《诊疗规范》，英文同样依据上述规定，并参考原著。

② 同一疾病可能在两处以上出现，本书尽量避免重复描述。

③ 治疗方法一般为首选的治疗方法，会因不同的患者、执笔者及其所属机构等可能存在不同的治疗方法，因此仅供参考。

5) 文献中所列为基本的参考文献。

●**有关第 5 章"活检组织诊断的基本知识和诊断方法"及第 6 章"内镜诊断和治疗的基本知识"**

讲述了病理组织诊断的具体方法、内镜图片与病理组织图片的对比、内镜下诊断和治疗的主要分类及标准等，请适当参考。

内镜检查必要的局部解剖知识及内镜下正常所见

第 **1** 章

1 咽部、喉部的解剖及其内镜像

咽部分为上、中、下三部分。内镜通过的部分为中、下咽部，其分界为会厌。因为下咽部的结构比较复杂，现给出断面解剖图及内镜图片。与声带活动有关的喉返神经在右侧于锁骨下动脉，在左侧于主动脉弓处折返，沿食管旁上行（**图 1–1a、b，图 1– 2**）。

鼻腔 nasal cavity

腭垂 uvula

① ② ③

会厌 epiglottis

杓状会厌襞 aryepiglottic fold

食管 esophagus

舌 tongue

声带皱襞 vocal fold

气管 trachea

环状软骨 cricoid cartilage

图 1–1a　咽喉部的名称

杓状会厌襞 aryepiglottic fold

会厌 epiglottis

声带皱襞 vocal fold

气管 trachea

梨状隐窝 piriform recess

食管 esophagus

图 1–2　下咽部・喉部的名称

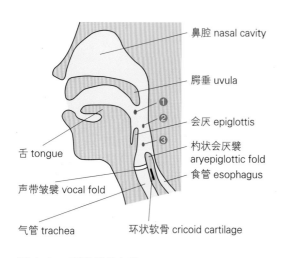
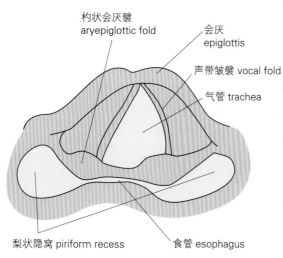
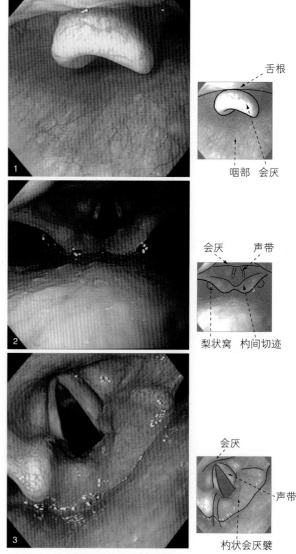

舌根

咽部　会厌

会厌　声带

梨状窝　杓间切迹

会厌

声带

杓状会厌襞

图 1–1b　下咽部的正常内镜像

2 食管的解剖及其内镜像 (图1-3，图1-4a ~ d)

◆ 食管的解剖及名称

食管是长 20~25cm 的管状器官，经过颈部、纵隔、腹部。从距门齿 15~18cm 开始至 42~46cm，直径为 15~25mm，膈肌上部最宽，在入口处、气管分叉处、膈肌裂孔处有三个生理性狭窄。颈部食管在入口处的下方与左右甲状腺相邻，食管上段前面为气管膜部，距门齿约 25cm 处的左侧有主动脉弓横跨食管，右侧为奇静脉横跨，其下方左支气管从前方向左侧走行，后面与脊椎相邻。下段的前面为左心房，后面偏左侧与降主动脉相邻。食管胃连接处被左右膈肌脚相狭。

在《食管癌的诊疗规范》中将食管分为颈部食管 (Ce)、胸部食管 (Te) [胸部食管上段 (Ut)、胸部食管中段 (Mt)、胸部食管下段 (Lt)] 及腹部食管 (Ae)。

◆ 食管壁的结构

食管壁从腔内至外由黏膜、肌层及外膜组成，与胃及肠管不同，没有浆膜。

1) 黏膜

黏膜由复层鳞状上皮、黏膜固有层、黏膜肌层（纵行肌）构成。食管胃连接处 (esophago-gastric mucosal junction; EGJ) 是复层鳞状上皮与柱状上皮的交界处，界线呈直线或锯齿状（称为 Z 线）。

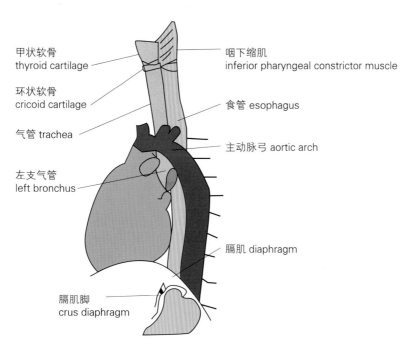

图1-3　后纵隔的名称

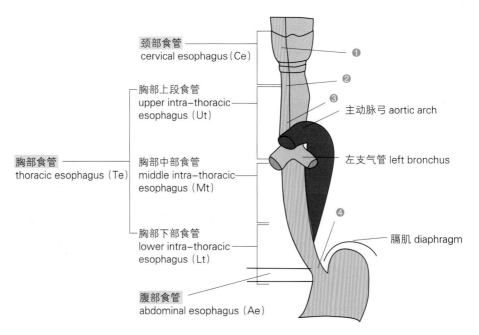

颈部食管
cervical esophagus（Ce）

① ② ③

主动脉弓 aortic arch

左支气管 left bronchus

胸部上段食管
upper intra-thoracic
esophagus（Ut）

胸部食管
thoracic esophagus（Te）

胸部中部食管
middle intra-thoracic
esophagus（Mt）

④

膈肌 diaphragm

胸部下部食管
lower intra-thoracic
esophagus（Lt）

腹部食管
abdominal esophagus（Ae）

图 1-4a　食管的解剖分段

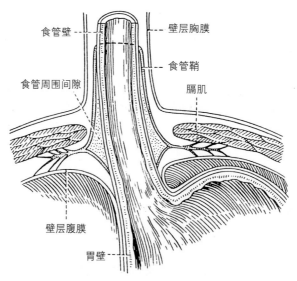

食管壁

壁层胸膜

食管鞘

食管周围间隙

膈肌

壁层腹膜

胃壁

图 1-4b　膈肌食管膜的结构
（引自文献 3）

2）黏膜下层

由弹性纤维及胶原纤维构成，散在分布食管腺。

3）固有肌层

内侧为环状肌，外侧为纵行肌。包括食管入口处的上 1/3 为横纹肌，之后逐渐增加平滑肌，食管的下半部分均为平滑肌。食管的上下均有括约肌功能，虽然有括约肌的功能，但是真正解剖学意义上的括约肌并不存在。

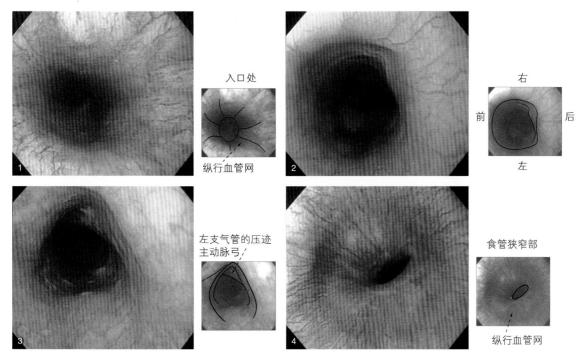

图 1-4c 食管的正常内镜像

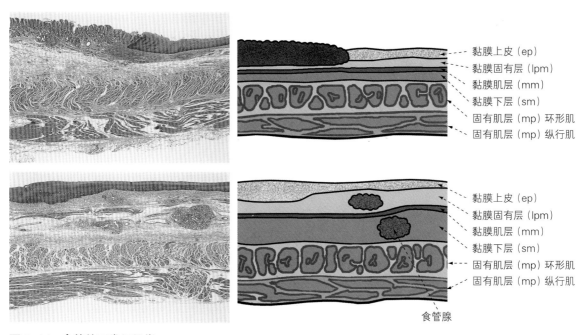

图 1-4d 食管的正常组织像

4）外膜

食管与其他的消化管不同，没有浆膜，仅有称为外膜的疏松结缔组织。

5

◆ 食管的血管

上段由甲状腺下动脉和支气管动脉、中段和下段由食管固有动脉和胃左动脉供给血运。食管上段的静脉经由奇静脉、半奇静脉汇入大循环系统，下段经由胃冠状静脉，胃短静脉汇入门静脉。

内镜下所能够观察到的血管主要位于黏膜固有层至黏膜下层。在食管入口处和食管胃连接处口侧为纵行血管网，而在其他部位为树枝状血管网。纵行血管网达食管胃连接处，也有的越过柱状上皮 1~2mm。

3 胃的解剖及其内镜像

◆ 胃的解剖及名称

胃为一个袋状器官，起于左膈下，环 1/3 脊柱，绕过脊柱向右侧移行。与周围脏器之间的位置关系如下：胃的右前壁上方是肝左叶，胃底部上方与心脏之间有左侧膈肌相隔，胃底部的左上方为脾脏，胃底部的后方为左侧肾脏，胃体部的后面为胰体部。胃窦的前面为肝右叶、胆囊，下缘与横结肠相邻（**图 1-5**）。胃的整体形状因人而异，在钡餐检查时可以呈现瀑布状胃、牛角状胃以及钩状胃等。

胃的各部名称从口侧开始依次为胃底（穹隆部）[fundus (fornix)]、胃体 [corpus(body)]、胃角 (angulus)、胃窦（幽门）[antrum]，与食管交界处为贲门 (cardia)，与十二指肠交界处为幽门 (pylorus)。连接贲门与幽门的最短距离的线称作小弯 (lesser curvature)，其对侧的最长距离的线称作大弯（greater curvature）（**图 1-6a，b**）。

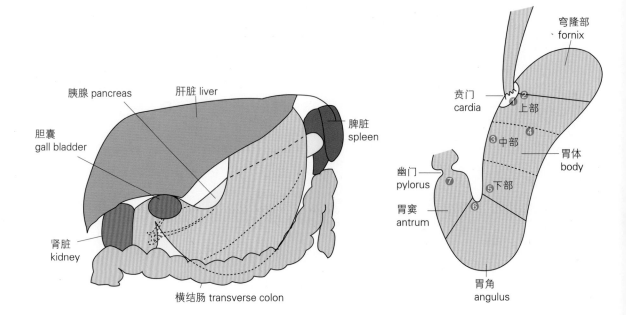

图 1-5　上腹部胃的位置及形状

图 1-6a　胃的各部分名称

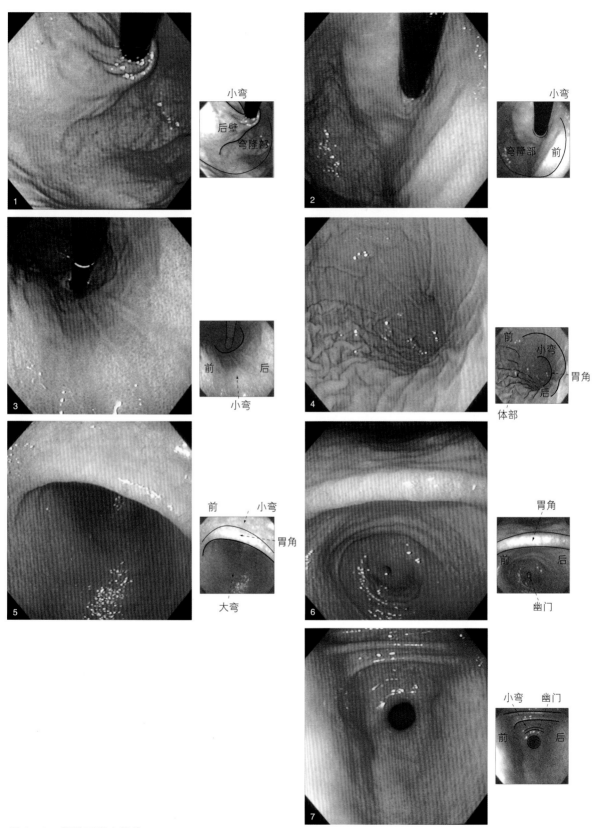

图 1-6b　胃的正常内镜像

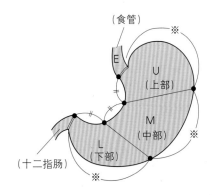

图 1-7　胃的三部分

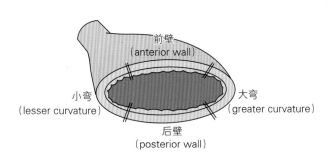

图 1-8　胃壁的横断面

　　另一方面，依据胃癌学会的《胃癌诊疗规范》，胃的各部分名称按照将胃的大弯和小弯分为三等分，分别连接两侧的对应点，将胃分为 3 部分，从口侧开始依次为上部（U）、中部（M）、下部（L）。另外，将横断面上的胃全周分为四等分，分别称为小弯（Less）、前壁（Ant）、大弯（Gre）及后壁（Post）**（图 1-7，图 1-8）**。

◆ 胃壁的结构

　　胃壁由黏膜层（mucosa）、黏膜下层（submucosa）、固有肌层（muscularis propria）、浆膜下层（subserosa）和浆膜层（serosa）构成**（图 1-9a）**。

1）黏膜层

　　黏膜层由腺窝上皮和胃固有腺、黏膜肌层组成**（图 1-9b）**。胃黏膜表面有称作腺窝上皮细胞的单层柱状上皮分泌的黏液保护胃黏膜避免遭受胃液的消化，还有无数的称作胃小凹的凹陷。开口于胃小凹的胃固有腺根据其结构分为以下 3 种腺体**（图 1-10）**。

　　①贲门腺（cardiac gland）：存在于食管胃连接处至其下方 1cm 范围内（贲门腺区域），主要分泌黏液。

　　②胃底腺（fundic gland）：见于胃的上 2/3 区域（胃底腺区域），由主细胞（chief cell）、壁细胞（parietal cell）和颈黏液细胞（mucous neck cell）3 种细胞组成，分别分泌胃蛋白酶原、盐酸和黏液。

　　③幽门腺（pyloric gland）：见于近幽门的胃下 1/3 区域（幽门腺区域），大部分为黏液细胞，一部分为分泌胃泌素的 G 细胞。黏膜固有层位于腺窝上皮与黏膜肌层之间，为疏松结缔组织。黏膜肌层（muscularis mucosae）为黏膜固有层与黏膜下层之间的很薄的平滑肌层。

2）黏膜下层

　　黏膜下层存在于黏膜肌层与固有肌层之间，由疏松结缔组织与弹性纤维组成，富含血管及淋巴管，还有 Meissner 神经丛。

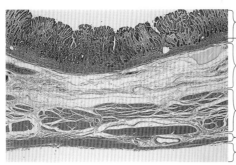

M：黏膜层 mucosa
MM：黏膜肌层 muscularis mucosae
SM：黏膜下层 submucosa
MP：固有肌层 muscularis propria
SS：浆膜下层 subserosa
S：浆膜层 serosa

图 1-9a　胃壁横断面的组织学所见

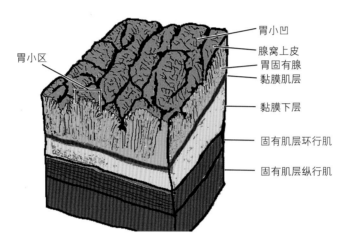

胃小凹
腺窝上皮
胃固有腺
黏膜肌层
黏膜下层
固有肌层环行肌
固有肌层纵行肌
胃小区

图 1-9b　胃壁的结构

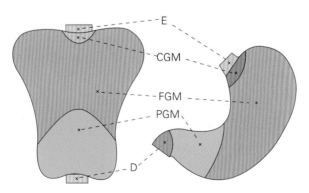

E：食管　CGM：贲门腺区域　FGM：胃底腺区域
PGM：幽门腺区域　D：十二指肠

图 1-10　胃固有腺的区域

3）固有肌层

固有肌层由内层的环形肌与外层的纵行肌两层组成，在胃体部最内层为斜行肌。幽门环的轮状肌肥厚构成幽门括约肌。肌层之间存在有 Auerbach 神经丛。

4）浆膜

浆膜被覆胃的最外侧，小弯侧移行为小网膜，大弯侧移行为大网膜。

◆ 胃的血管

供应胃营养的主要血管有 5 个，即①小弯侧的胃左动脉（从腹腔干分出，血流量最大）；②胃右动脉；③大弯侧的胃短动脉；④胃网膜左动脉；⑤胃网膜右动脉。

◆ 胃的神经

胃的神经属于自律神经系统，由促进胃酸分泌和胃蠕动的副交感神经以及抑制胃酸分泌和胃蠕动的交感神经组成。属于副交感神经的迷走神经从下丘脑发出，右支支配胃后面，左支支配胃前面，通过黏膜下层的 Meissner 神经丛调节胃液的分泌功能，通过固有肌层的 Auerbach 神经丛调节胃的蠕动功能。

4 十二指肠的解剖及其内镜像

◆ 十二指肠的解剖及名称

十二指肠起于幽门环下，止于 Treitz 韧带，分为球部、降部、水平部、升部。其前面被覆后腹膜，固定于腹后壁。内侧为胰头部、后壁与下腔静脉及右肾相邻，前面为结肠。十二指肠降部中央内侧可见隆起的十二指肠乳头（主乳头，papilla Vater），胆总管与胰管合流并开口于此处。其上方 2 ~ 3cm 可见小乳头（副乳头），大多数情况下副胰管（Santorini's canal）开口于此。十二指肠的降部、水平部以及升部有与空肠和回肠同样的 Kerckring 皱襞，球部无此 Kerckring 皱襞。

◆ 十二指肠壁的结构

十二指肠壁由黏膜层、黏膜下层、固有肌层和浆膜层（一般仅存在于前面）构成。

1）黏膜层

上皮为单层柱状上皮，密布吸收上皮细胞，黏膜表面存在绒毛，其间散在分布杯状细胞。

2）黏膜下层

从球部到乳头附近的黏膜固有层至黏膜下层中有 Brunner 腺，为复合管状腺，与幽门腺类似，分泌碱性黏液。

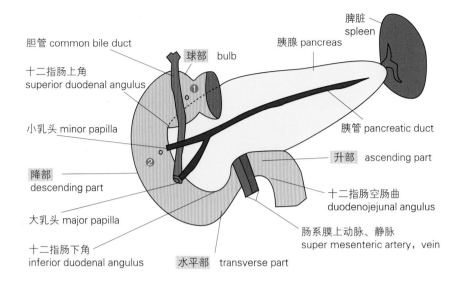

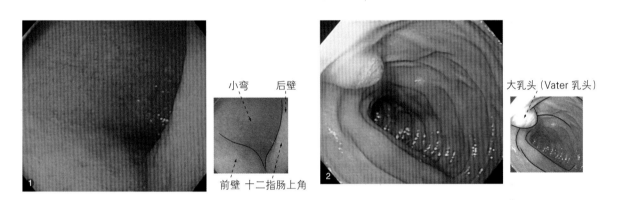

图 1-11　十二指肠的位置、解剖、名称和内镜下正常所见

3）固有肌层

内侧为环形肌，外侧为纵形肌。

◆十二指肠的血管

由肝动脉、上下胃十二指肠动脉滋养，静脉均经门静脉入肝。肠系膜上动静脉走行于水平部的前面（**图 1-11**）。

■文献

[1] 日本食管疾病研究会（编）. 临床 . 病理食管癌诊疗规范 [M]. 9 版 . 金原出版社，1999.

[2] 日本胃癌学会（编）. 胃癌诊疗规范 [M]. 13 版 . 金原出版社，1999.

[3] 佐藤达夫 . 消化道的局部解剖学 – 食管 . 胃 [M]. 金原出版社，1993.

内镜检查必知的
基本事项

第 2 章

1 内镜医生的思想准备

消化器官的内镜检查是将器械插入活体腔内的检查法，这就要求被检者作相当的忍耐，如果没有被检者的信赖与协助，就不能顺利地进行检查。因此，要以体恤的心情对被检者的心理状态予以理解，一面保持与被检者的交流，一面努力获得被检者的信赖。在此基础上轻松愉快地进行检查。事先要予以充分说明，可使被检者放心，得到充分的理解与协助。傲慢的态度不能获得被检者的信赖。

如果按顺序列举内镜检查的全部注意事项，首先是无论如何要避免事故的发生。轻度的并发症还好，重度并发症则难免造成悲剧的后果。因此必须谨慎，以避免事故的发生。其次，尽量不要给被检者带来痛苦，患者常说不想再做第二次检查，这不是我们想看到的结果。再次，就是不要漏诊。即使没有能够进行正确的诊断，因为已知病变存在，之后也可以进行处置。漏诊就会留下祸根。第四点要注意的是，最好能在正确诊断之后进行及时的治疗。最后，在磨炼本领的同时深化知识，以知识和学问为立足点，练就一双精准的眼睛 (**表 2–1**)。

表 2–1　内镜医生需要注意的问题

1. 避免引起事故
2. 不给受检者增加痛苦
3. 不要漏诊
4. 进行正确的诊断
5. 经常动手操作、磨炼本领并深化所学的知识

上消化道的内镜检查从口腔开始，经食管、胃、十二指肠球部到十二指肠降段，在各种内镜检查中使用频率最高。上消化道内镜检查是其他消化器官内镜检查的基础，要熟练掌握这种检查手技。如果能将上消化道毫无遗漏地观察到，并且能在合适的位置取活检，也就是说能够自由地运用内镜，对掌握其他高难度的手技也有帮助。另一方面，如果不具备这种基本的手技，其他检查即使有机会亲自动手做，也很难有进步。最后，关于内镜检查已经出版了许多高质量的书籍，书中以及指南中记载的关于内镜检查的事项需要熟悉以至精通。

2 上消化道内镜检查的适应证与禁忌证

◆ 适应证

只要怀疑上消化道存在病变，就是内镜检查的适应证。另外，日本的胃癌发生率高，为了早期发现，无症状的健康者也是内镜检查的适合人群。换句话说，除了禁忌证以外，其余均可作为适应证。

对于凹凸起伏少、颜色变化明显的病变以及出血病例，内镜检查比 X 线更具优越性。如果在此之前已经进行了 X 线检查，将其所见作为参考就更好了。即使没有 X 线检查，也可行内镜检查，此时因缺乏食管的信息，应该使用直视镜。

◆ 禁忌证

可以说没有绝对的禁忌证。但是应该避免不必要的内镜检查，如果被检者处于**表 2-2**所列举的状态或者患有这些疾病时，一般认为接受内镜检查或者治疗是危险的，只有在内镜检查的必要性超过危险性时，才可以在密切观察下进行。

表 2-2　内镜检查时需要注意的状态和疾病

1. **消化道疾病**
   急性腐蚀性食管炎及胃炎
   蜂窝组织炎性胃炎
   消化道穿孔
   肠梗阻
   消化道手术后短时间内
2. **基础疾病**
   全身状态极差
   严重的循环系统疾病（心律失常、心肌梗死发作后短时间内、心功能不全、胸主动脉动脉瘤等）
   严重的呼吸系统疾病
   颈部、脊椎异常的患者（佝偻病、脊柱骨疽等）
   高度的甲状腺肿
   既往有脑出血的患者
3. **其他**
   高龄
   精神病患者
   不愿意接受内镜检查的患者

3 内镜检查的并发症

虽然内镜检查很安全，但也应该警惕一些少见的并发症，在检查的整个过程以及检查后都必须密切注意。各种各样的并发症如**表 2-3** 所示。

表 2-3　上消化道内镜检查的并发症

1. 检查前处置引起的并发症
咽部麻醉药（利多卡因）
副交感神经阻滞剂及胰高血糖素
镇静剂
2. 内镜引起的并发症
消化道损伤
消化道出血
消化道穿孔
3. 其他并发症
Mallory-Weiss 综合征
肺炎
心脏骤停、呼吸停止
脑血管疾病
精神病患者不能配合引起的意外、痉挛发作
急性胃黏膜病变

◆ **检查前处置引起的并发症**

内镜检查前处置要使用咽部麻醉剂、副交感神经阻滞剂、镇静剂等，现已经发现了各种各样的副作用。

1）咽部麻醉剂

一般的咽部麻醉剂多使用以盐酸利多卡因为主要成分的黏性塞罗卡因（xylocaine viscous）（含 2% 盐酸利多卡因）和塞罗卡因喷雾剂（xylocaine spray）（含 8% 利多卡因）。其副作用有休克（血压下降，面色苍白，脉搏异常，呼吸抑制）、体温急剧上升、肌强直、过度换气、大汗、酸中毒、高钾血症、肌红蛋白尿、震颤、抽搐、嗜睡、烦躁、过敏等。另外，如果发生严重的变态反应，因声门水肿发生气道闭塞。

休克的急救药物可使用肾上腺糖皮质激素类药物。如果发生气道闭塞，根据程度不同，采取的方案也不同，严重病例必须立即进行气管切开。

预防副作用的第一步是在给药前先询问既往麻醉剂的使用情况。如果因拔牙或者皮肤外伤缝合时接受过局部麻醉，可以作为参考。使用黏性塞罗卡因的量为 5 ~ 15ml（含盐酸利多卡因 100 ~ 300mg），喷雾剂用量为 0.1 ~ 0.5ml（含利多卡因 8 ~ 40mg）。咽部麻醉剂的副作用主要是由药物被吸收引起的，因此尽量使用低浓度、低吸收率的药物（黏液剂），而且尽可能使用最低用量。另外，麻醉后嘱患者将麻醉剂吐出而不要咽下。

2）副交感神经阻滞剂与胰高血糖素

一般来说，肌注副交感神经阻滞剂（抗胆碱药）的目的是抑制胃的分泌与蠕动。这种副交感神经阻滞剂有一定的禁忌，注射之前一定要明确是否患有前列腺肥大症、青光眼、严重心脏病特别是心肌梗死、麻痹性肠梗阻、出血性结肠炎。给药后，经常出现不同程度的副作用如口渴、心悸、视力障碍、头痛、排尿困难等，需事先向被检查者说明。另外，极少的情况会出现休克，应引起注意。

禁忌使用副交感神经阻滞剂时，可使用胰高血糖素（glucagon），因胰高血糖素影响血糖值，在血糖控制不良时其使用被列为禁忌。血糖控制良好的情况下可慎重使用，但仍需密切注意。尤其是患有胰岛素瘤和心脏疾病的老年人应该慎用。患有或疑有嗜铬细胞瘤、既往有过敏史的被检查者绝对禁忌使用。

3）镇静剂

对于精神紧张及咽反射强烈的被检查者，可使用安定、氟硝西泮、咪唑安定、哌替啶等镇静剂，以达到镇静的目的。虽然镇静能使检查过程变得轻松，但却有可能发生严重的并发症。从全国范围内对并发症进行的调查来看，随着年代的推移，与镇静有关的并发症逐渐增加，死亡病例也在增加。其副作用有剂量依赖性的中枢性呼吸抑制，即呼吸次数减少、发绀，重者还会出现呼吸停止。另外还有可能出现循环抑制、血压下降、心动过缓、心律失常等。

处理上述情况，可根据被检查者的状态调节给药量，对老年人、患严重基础疾病的被检查者要慎用。另外还要进行适当的监护，常备镇静药的拮抗剂。不仅在检查的过程中，在检查结束后也要密切观察被检查者的状态。详见本章（6.镇静）所述。

◆ 内镜检查引起的并发症

内镜检查引起的并发症有消化道损伤、出血、穿孔。

1）消化道损伤

消化道损伤中的大多数是由于内镜本身或者各种各样的处置器具摩擦黏膜表面引起的。也可能在取出消化道异物时异物摩擦引起。若损伤咽部，会产生吞咽疼痛。表浅且不伴出血的损伤，一般不严重。

2）消化道出血

前述的黏膜损伤或者内镜直接接触易发生出血性病变；取活检以及行内镜治疗时，可能引起消化道出血。如果少量出血，不必要进行止血治疗时，可以喷洒凝血酶溶液。出血量较多时，可以应用局部注射无水乙醇、钳夹止血等各种常用的止血措施，可以根据自己医院的实际情况以及惯常使用的方法进行止血。还有一种情况要引起注意，就是有的时候在检查或治疗结束后经过了一段时间以后出现的出血。

3) 消化道穿孔

最严重的并发症是消化道穿孔。穿孔部位多见于食管入口处，内镜插入时，前端进入左侧梨状隐窝，如果在此处强行插入即可能引起穿孔。有时内镜前端部插入 Zenker 憩室也可能引起穿孔。无论如何，最关键的一点是及早发现穿孔。如果能够早期诊断，通过禁食水、静脉营养、给予抗生素等保守治疗，则问题不大。如果诊断延迟的话，发展到颈部皮下蜂窝组织炎、纵隔炎时，治疗就变得较为困难了。

食管的其他部位以及胃十二指肠也可能发生穿孔，近来因为使用软式内镜已很少发生。如果检查后发现内镜插入部有血液附着，则说明某处已经受到损伤，要密切观察病情变化。

◆ 其他并发症

如果被检者在检查过程中反复出现剧烈的呕吐反应时，注意可能发生贲门或食管下段的撕裂，即所谓的医源性 Mallory-Weiss 综合征，出血严重时要进行止血治疗。误将内镜插入气管或者误吸呕吐物可能发生肺炎。还有一些极少的情况，例如检查过程中发生心脏骤停、呼吸骤停、脑血管意外等严重的并发症。还需要注意精神疾病患者在检查中不配合的举动或抽搐发作。内镜检查结束后有时发生所谓的急性胃黏膜病变，多数情况下考虑为急性幽门螺杆菌感染。

上述并发症或合并症，无论怎样小心谨慎，完全避免是不可能的。关键是要尽早发现，采取适当处置措施，才不至于造成严重后果。

4 知情同意

◆ 知情同意的理念

所谓知情同意，就是在被检查者与医疗从业者之间建立起信赖关系，而不仅仅是单纯的说明后获得承诺。如果未与被检查者进行充满信赖感的交流，就不能称之为知情同意。充分与被检查者沟通，花费足够多的时间倾听被检查者的提问，在被检者充分理解与了解之后，再得到其同意，这一点很重要。

换言之，也可以概括为分享信息，共有感情。为此，医疗从业者要将病名、检查方法、治疗原则、用药内容等与医疗有关的情况向患者解释说明清楚，注意不要使用医学术语和外来语，尽量使用简明易懂的词语来表达。另外，知情同意是为了密切医疗从业者与患者之间的关系，最好在内镜检查的开始到结束均由同一位医师来说明。

◆ 知情同意的内容

在内镜检查的知情同意内容中，必要的内容有：①内镜检查的必要性和具体方法；②可以取代内镜检查的其他方法及其与内镜检查的优点的比较；③内镜检查中可能发生的并发症以及并发症发生后的处理方法。针对①，要注意在说明的过程中解除病人对内镜检查过程中可能出现的痛苦的认识。另外，在进行活检或色素染色内镜检查时，还要附加手技的说明、优点以及注意事项的说明。

在日常进行的各种检查中，消化器官内镜检查的并发症发生频率较高，因出现并发症后的纠纷以至闹上法庭的事例也日趋增多。因此针对③，要慎重进行，如内容过激，反而会增加被检查者的紧张情绪。发生率极低的并发症或发生率较高但程度较轻的并发症简单说明就足够了。

另一方面，进行内镜下硬化疗法（endoscopic injection sclerotheraphy;EIS）、内镜下曲张静脉套扎法（endoscopic variceal ligation;EVL）、内镜下止血术（endoscopic hemostasis）、息肉切除术（polypectomy）、内镜下黏膜切除术（endoscopic mucosal resection;EMR）等内镜下治疗时，需要与外科手术同等详细的知情同意书。除了治疗的具体方法以外，还要详细说明其与外科手术的比较、未能得到预期治疗效果时的处理方法以及针对并发症的非常详尽的说明等。尤其是针对近年来普遍开展的内镜下切开·剥离术（endoscopic submucosal dissection;ESD），更应该进行细心、详细的说明。由于患者医学知识匮乏，获得他们的理解以及由患者自发意志决定的同意是非常重要的。

◆ 承诺书

虽然在法律上未必对医师有利，但是还是有必要获取患者的同意书以证明医师已经履行了说明的义务。所谓承诺书是指患者接受了医疗从业者详细的说明之后，对检查予以理解的证明文书，是客观上能够起到证明作用的文件。我们要牢记单纯获得承诺书的署名并不符合知情同意的理念。这种承诺书没有法律上特定的文件格式，一般包括说明和承诺（同意）组成文件格式即可，最好避免誓约书形式的承诺书。

由于日常医疗工作比较繁忙，经常无法抽出足够的时间进行知情同意这一程序。除了口头说明与图示外，可以灵活运用 VTR、小册子、说明书等辅助手段。如果实在得不到理解同意的话，不要勉强，可以改日重新说明。

5 检查前的准备

关于检查前的准备方法，根据每个医院的不同多少有一些差别。在这里，首先简单说明一般的方法（**表 2-4**）。

表 2-4　上消化道内镜检查前的准备

1. 禁食禁水
2. 消泡、去除黏液
   聚二甲基硅氧烷 40mg：消泡灵 2ml
3. 咽部麻醉
   黏性塞罗卡因 5 ~ 15ml：1 ~ 3 匙
   必要时可用塞罗卡因气雾剂 0.2 ~ 0.3ml，喷 2 ~ 3 次
4. 检查前用药
   副交感神经阻滞剂：丁溴东莨菪碱 20mg
   或者胰高血糖素 0.5 ~ 1mg
   必要时应用镇静疗法

◆ 禁食禁水

检查前一天晚 9 时以后开始禁食，但可以饮水。检查当日起床以后保持禁食禁水状态。有幽门狭窄处容易有被检者的食物残渣残留，从检查前一日开始限制进食。检查当日尽量不要服用药物，只能服用必须服用的药物。只是服用降糖药与非甾体类抗炎药的患者，需要根据病情进行考虑。到达检查室后，根据需要事先测量血压与脉搏。

◆ 去除泡沫与黏液

为除去胃内附着的泡沫与黏液，给予被检者消泡及去除黏液剂聚二甲基硅氧烷（dimethylpolysiloxane）40mg（消泡灵 2ml）与水 10ml 口服。进行色素染色内镜检查时，还要同时服用蛋白分解酶。具体方法详见第 3 章（3. 色素染色内镜检查的活用）。

◆ 咽部麻醉

接下来施行咽部麻醉。将塞罗卡因凝胶（主要成分为盐酸利多卡因）5 ~ 15ml（相当于附带匙 1 ~ 3 匙，含盐酸利多卡因 100 ~ 300mg）含在喉头深处。尽量不要咽下，等待 10 ~ 15min。临近检查之前将麻醉剂吐出，如果麻醉效果不佳，可根据需要追加喷塞罗卡因喷雾剂 2 ~ 3 次（相当于利多卡因 16 ~ 24mg）。使用喷雾剂时，每按一下喷出 0.1ml 溶液（相当于 8mg 利多卡因）。但是如前所述，因为有副作用，所以应该尽量限制在最小量。

◆ 检查前用药

咽部麻醉前后，为抑制胃蠕动及唾液和胃液的分泌，需要进行检查前用药。一般肌注副交感神经阻滞药（抗胆碱药）。溴化丁基莨菪碱（scopolamine butylbromide）的通常给药量为 1A（20mg），根据症状适当增减。肌注副交感神经阻滞剂后 10 ~ 15min 后，嘱被检者卧于检查台上。如果被检者使用副交感神经阻滞剂有危险时，可改用胰高血糖素。应该注意的是，任何一种药物都存在禁用或慎用的情况。如果使用上述两种药物都有危险时，咽部麻醉后直接检查就可以了。

如果上述检查前处置完成后反射仍然很强，被检者精神十分紧张，检查时间可能会较长，或者行内镜治疗使用直径较粗的内镜时，应该追加下述镇静步骤。

6 镇静

◆ 镇静

所谓镇静就是使用具有减轻精神紧张和遗忘作用的药物，使患者克服精神紧张和减轻检查带来的痛苦。

◆ 镇静剂的使用现状

常规上消化道内镜检查前处置过程中，还要实施静脉给药使被检者镇静，这种方法以前在日本较少使用，但是近年来有些医疗机构为了减轻患者的痛苦已经在积极地应用这种方法，另一方面从患者自身的角度，也希望实施静脉镇静。然而，因镇静而导致呼吸抑制、呼吸停止、血压下降等并发症发生的可能性应该引起足够的重视。日本消化内镜学会并发症对策委员会第四次调查报告指出，在 12 844 551 例中与镇静剂有关的并发症为 278 例，死亡 7 例。随着年代的推移，与镇静相关的并发症在逐年增多，死亡例数也在逐渐增加。如果要使被检者接受安全无痛苦的内镜检查，首先要正确掌握如何使用镇静剂。而且，如果施行镇静，要在知情同意书中更详细地进行交代使患者更加详尽地了解。

◆ 镇静剂的特点

用于成人内镜检查时使用的镇静剂大多数为苯二氮䓬类（地西泮、咪达唑仑等）镇静剂，近年来逐渐应用静脉麻醉剂丙泊酚。与苯二氮䓬受体结合，促进大脑以及脊髓中存在的抑制性神经递质 GABA（γ-aminobutyric acid）的游离，而发挥作用。另一方面，丙泊酚也可以通过 GABA 受体的离子通道的开启与关闭而发挥作用。然而，因为应用这些药物所出现的镇静状态与通常的睡眠状态有所不同，有时会出现药物依赖、幻觉、谵妄等症状，使内镜医师感到非常麻烦，因此，必须详细了解这些药物的特性以及使用方法。

1）地西泮

①药物的特点

为苯二氮䓬类前体的代表性药物，经常使用，半衰期长，为 3.5h。

②用量

与其他的药物一样，注意观察意识状态以及生命体征，一般静脉注射 2.5 ~ 3mg（根据年龄及全身状态调节给药量），给药时可能会诱发血管痛。

③副作用

可能出现呼吸抑制、精神错乱、血压下降、心动过缓、静脉炎等副作用。如注入动脉内则有引起末梢坏死的危险，应该引起高度重视。

④拮抗剂

氟马西尼对其有拮抗作用。

2）咪达唑仑

①药物的特点

咪达唑仑在苯二氮䓬类中的半衰期最短，很少出现循环抑制作用。氟马西尼对其有拮抗作用。

②用量

初次按照 0.02 ~ 0.03mg/kg（1.0 ~ 1.5mg/50kg）的剂量给药，确定镇静的水平后，必要时可以追加给与初次剂量的一半。在观察生命体征的同时进行检查，如果需要长时间操作，可以考虑按照 0.03 ~ 0.06mg/kg·h（1.5 ~ 3mg/50kg·h）的剂量应用输液泵进行持续给药。关键点在于，设定最初较少的给药剂量，仔细观察镇静的水平来设定细化的给药量。

③副作用

在进入镇静状态后以及给药后，可能出现兴奋、不安、昏迷、幻觉、意识障碍等。如果是在进入镇静状态后，可以监测生命体征，如果比较安定，则考虑辅助给与丙泊酚。尤其是在没有达到确切的镇静效果的病例，大家倾向于逐渐增加给药量，导致意识丧失、呼吸停止的可能性非常高。这时要考虑将咪达唑仑更换为其他药物，或者终止检查。

④拮抗剂

在检查结束后，氟马西尼有使患者尽快苏醒的作用，其半衰期为 42 ~ 52min，与咪达唑仑的半衰期相比要短，在给与氟马西尼后要仔细观察患者的状态，注意咪达唑仑可能导致的二次镇静。

3）氯硝西泮

①药物的特点

作为苯二氮䓬的诱导体，其效果虽与咪达唑仑基本相同，但排泄半衰期却比咪达唑仑长 7h。局麻的情况下已经有保险，在内镜检查的时候更是使用频率较高的一种药物。

②使用量

第一次使用量为 0.01~0.03mg/kg（0.5~1.5mg/50kg），必须充分确认生命体征，而且在镇静之后注意观察镇静的水平。

③副作用

导入期可呈现兴奋或者错乱等情况，起效迅速，很容易引起呼吸抑制，高龄者需要注意呼吸抑制和舌根下沉等副作用。

④拮抗剂

与咪达唑仑一样，氟马西尼可以拮抗其镇静作用，但是其半衰期比咪达唑仑要长，需要警惕觉醒之后的再镇静。此外与地西泮相同，动脉内注入容易引起末梢坏死，应该在确保静脉通路的基础上给药。

4）丙泊酚

①药物的特点

丙泊酚是在日本、欧美各国常用的以镇静为目的的静脉麻醉药。其最大特点是效果会很快消失。排泄半衰期短，长期投与后也不会产生迁延的镇静状态，也就是说患者很容易觉醒，存在呼吸抑制作用，在导入全麻、维持麻醉的时候，需要进行气管下插管和带呼吸面罩。注意在不能确保气道通畅的情况下使用该药有上呼吸道闭塞从而导致呼吸停止的危险性。与咪达唑仑相比，其在血中浓度下降的速度更快，虽然在引起谵妄的时候其可以很快通过，但实际上引起谵妄的病例却并不少。

②使用量

使用 0.5mg/kg（25mg/50kg）缓慢静注 3~5min 达到镇静状态后，在观察呼吸状态的同时以 0.3~3mg/kg·h(15~150mg/h) 持续静脉注射。内镜检查时从小剂量开始用药比较安全。

③副作用

大部分镇静药都存在呼吸抑制的副作用，因此进行内镜检查的医师和检测生命体征的医师都要时刻加以警惕。特别是不能确保气道通畅的患者，应用监护仪容易观察患者的呼吸状态，必须使用。此外在不能获得稳定的镇静状态的情况下需要停止检查。内镜检查时常常会刺激到患者身体，虽然因为血管扩张作用引起的血压降低非常少见，但是在检查前至检查过程中对于可能出现血压下降的患者以及对本药物所致血压下降而无法追加剂量的患者，通常会选择咪达唑仑。有限制入液量的患者，以及不能做脂肪负荷的患者也应该避免使用丙泊酚。

④拮抗剂

无特殊拮抗剂。

◆ **内镜检查时的镇静水平**

　　内镜检查时使用镇静药的目标是达到没有烦躁、兴奋和肢体活动的状态，能够配合一些简单的指示并能够随时清醒过来的催眠状态。如果在患者镇静不够充分的状态下开始内镜检查 / 治疗，有时不得已追加镇静药，导致镇静药使用过量。出现呼吸系统和循环系统的抑制，危及患者的生命。

　　在使用镇静药时，需要根据 Richmond Agitation Score（**表 2-5**）来评价患者的镇静水平。患者的镇静水平最好在 0 ～ –3。检查时可以通过跟患者说话来判断患者意识状态（清醒镇静），这是防止过量使用镇静药的有效方法。

◆ **呼吸和循环动态的变化**

　　一般来说，内镜检查的时候，血氧饱和度和呼吸频率的变化不大，镇静时常见以下情况。

　　①血氧饱和度低下（拖延检查时常见）。

　　②血压低下（65 岁以上，存在循环系统疾病的患者显著）。

表 2-5　RASS 镇静程度评估表

评分		描述
+4	有攻击性	有暴力行为
+3	非常躁动	不停地试图拔出导管及引流管
+2	躁动焦虑	身体激烈移动、无法配合呼吸机
+1	不安焦虑	焦虑紧张、但身体只有轻微移动
0	清醒平静	清醒自然状态
–1	昏昏欲睡	没有完全清醒，但可维持清醒超过 10s
–2	轻度镇静	无法维持清醒超过 10s
–3	中度镇静	对声音有反应
–4	全度镇静	对身体刺激有反应
–5	昏迷	对声音及身体刺激都没有反应

–1 ～ –3 语言刺激；–4 ～ –5 物理刺激

（引自文献 8）

因此，健康人需要注意，高龄者、心律不齐、心脏瓣膜病、缺血性心脏病、高血压、阻塞性肺疾病等基础疾病的患者进行镇静的时候，更需要细心注意。

◆ 施行镇静前的注意事项

在施行内视镜检查前，首先需要把握被检查者的全身状况，详细询问既往是否患有循环和呼吸疾病，是否有药物过敏史和现在用药状况。此外，还需要检测患者的脉搏、血压和血样饱和度等生命体征。另外，需要确保还有实施医师以外的人手。

◆ 施行镇静时需要准备的器具

检查中需要观察呼吸状态以及是否出现发绀，不断跟患者说话判断其意识是否存在，给被检查者带来安全感，以防患者陷入睡眠状态。

为了防止呼吸循环系统的突发危险状况需要准备以下器具：

①监测设备（心电图，动态血压计，脉搏血氧饱和度测定仪，二氧化碳检测计）。

②吸引器。

③供氧的准备。

④插管装置。

⑤除颤装置。

◆ 突发情况的紧急处理

确保静脉通路，留置部位为测血压对侧的上肢，留置针不能使用金属，并且包括镇静药的拮抗药在内的紧急药品和插管装置等救急药品要准备好，必须确保可以立刻找到。

进入过度睡眠状态时，常因为舌根下沉导致呼吸抑制。这时使用下颌抬高法比较有效。血氧饱和度低的时候，首先令其深呼吸，然后给与氧气，如果仍旧没有得到改善，则静脉注射镇静药的拮抗药使其苏醒。

在进行镇静的时候随时都有可能出现突发的情况，所以要准备好急救用品（**表2-6**）。

表 2-6 内镜检查室常备急救器材和药品

[器械]
氧气装置：吸氧管及氧气瓶，氧气湿化装置，插管，面罩，急救袋
插管组套：喉镜，导气管，气管插管导芯，气管
点滴组套：留置针，输液器，三通活塞，延长管
缝合组套：刀，剪刀，钳子，持针器，缝合针，缝合线，无菌手套
吸引器，血压计，心电图机，脉搏血氧饱和度监测仪，除颤装置
[药物]
补液剂：生理盐水，乳酸钠林格液，葡萄糖液
循环剂：肾上腺素，去甲肾上腺素，碳酸氢钠
抗心律失常：利多卡因，硫酸阿托品，普鲁卡因胺，异丙肾上腺素
升压剂：多巴胺，多巴酚丁胺
支气管扩张制剂：茶碱类制剂
激素：琥珀酸钠，氢化可的松

(引自文献《消化内镜指南》)

◆ 内镜结束后的注意事项

内视镜结束后，需要根据检查状况和被检者的状态来确定检查者该做什么。当出现觉醒迁延的病例时，在恢复室休息，需要使用拮抗药。即使内镜检查顺利结束后，也会发生再度镇静、再度睡眠、注意力低下、反射运动能力低下及记忆力减退等不良反应。不论如何，都要避免在使用了镇静的检查后让患者立即回家。要充分确认患者已经清醒，要向患者说明上述事项，并且告诉患者禁止开车。

7 检查后处置

◆ 关于被检查者

取出口垫，嘱其吐出口中残留的唾液。这时，要注意观察唾液中是否混有血液，如果混有血液的话，说明某个部位已经发生损伤，需要提高警惕。确认被检查者全身状态没有异常后，嘱其从检查台上面下来，如果口腔或者咽喉部存在不适感觉的时候，需令其用自来水漱口，需要警惕患者因为咽喉麻醉的原因导致误咽水的危险。

被检查者恢复平稳后，可向其说明内视镜检查的结果。在需要进行治疗的情况下，再度向其说明可能存在的风险以及针对这些突发情况的处理方法。最后，令其安静0.5~1h，禁食1~2h，并且短时间内禁止驾驶。进行活检的时候，检查当日不能吃有刺激性的食物，不能喝酒，进行镇静的时候需要注意刚才提及的注意事项。

◆ 内镜机器的清洁和消毒

1）内镜机器引起的感染

由于内镜而导致的被检查者之间的疾病传播非常罕见，但是仍有报道，最主要的原因是内镜机器的清洁和消毒不够彻底。可以分为两类：一类是附着在内镜上的血液介导的感染，另一类是消化管内容物（黏液，胃液，粪便等）和消化管组织为媒介引起的感染。前者以内镜管道内外表面附着血液为媒介感染下一位被检者，主要是肝炎病毒和艾滋病病毒等。后者多为气道、口腔内细菌及幽门螺杆菌等。预防感染的第一步是确定被检查者是否患有感染，在内视镜检查前化验是否存在 HBV、HCV 以及梅毒感染。

2）内镜机器的清洁

检查结束后需要立即清洁机器。即使使用自动清洁仪，也要事先用手清洁一遍。清洁指的是要除去仪器表面的血液和消化管内容物，实际上，使用流水、中性洗洁剂、酶洗液、酸性电解水等清洁外表面，使用海绵和专用刷子清洁吸引孔道·活检锥孔道以及送水·送气孔道。

3）内镜机器的消毒

下面进入到消毒这一环节。一般使用戊二醛（Glutaraldehyde）进行消毒。市场上的戊二醛通常为 2.0%~3.5%，浓度为 2.0% 的情况下需要至少浸泡 10min。戊二醛具有刺激性和过敏性，可以引起皮炎和呼吸系统症状，使用时需要准备手袋、口罩、护目镜，也要充分注意室内通风换气。几年前市场上出现了过乙酸性消毒剂，刺激性小，不需要过多抵抗即可使用。使用自动洗净器的时候，洗净时混入水分，消毒液就会自然蒸发，其浓度自然会变低。因此，必须要频繁补充药剂。

对活检钳子等处置器械需要进行灭菌处理。这些器械比内镜机器耐久性好，一般使用环氧乙烷气（ethyleneoxide gas）和高压蒸气灭菌器进行灭菌。

以上详细介绍了日本消化器内镜学会消毒委员会发表的消化器内镜机器消毒和清洁的指南，希望大家能参照这份指南开展今后的临床工作。以后追求合适并设立最好的清洁和消毒，预防内镜检查引起的二次感染。并且进行最适合的灭菌检查，不要忽略清洁和消毒的确认。

■ **文献**

[1] 川口 实，青木 诚孝 . 上消化道内镜指导手册，日本消化道内镜学会继续教育委员会（编）. 消化内镜指导手册 [M]. 医学书院，1999.

[2] 铃木 茂 . 上消化道内镜的发展方向，竹本忠良 . 长延 炫 . 消化内镜诊断教科书 I 食管 . 胃 . 十二指肠 [M]. 文光堂，1997.

[3] 原口 要 . 无麻醉下简单、迅速、安全、痛苦少的胃镜插入手技 [J]. Gastroenterological Endoscopy，1999，41（4）：986.

[4] 小越 和荣，赤松 泰次，饭石 浩康，等 . 消化器官内镜洗净 . 消毒法指导手册 [J]. Gastroenterological Endoscopy，1998，40（11）：2022.

[5] 内田 善仁，原田 俊则，沼 义则，等 . 老年人实施内镜检查时的心功能变化 [J]. Gastroenterological Endoscopy，1979，21（11）：1281.

[6] 神津 照雄，芳野 纯治 . 超声内镜指导手册，日本消化器官内镜学会继续教育委员会（编）：消化内镜指导手册 [M]. 医学书院，1999.

[7] 金子榮蔵，原田英雄，春日井達三，他：消化器内視鏡関連の偶発症に関する第4回全国調査報告 ―1994 年より 2002 年までの 5 年間． Gastroenterol Endosc 46：54-61．2004

[8] Sessier CN，Gosnell M，Grap MJ，et al：The Richmond Agitation Sedation Score，validity and reliability in adult intensive care patients. Am J Respir J Crit Med 166：1338–1344，2002.

内镜的插入法与观察法

第 **3** 章

1 插入的实际操作与技巧

◆ 被检者的体位

　　首先，嘱被检者取下假牙，解开上半身的衣服，松弛腹部腰带，全身尽量不要用力。在检查台上被检者的体位为左侧卧位 (left lateral position)，两肩连线与床面恰好垂直。然后，调节枕头的高度，头颈部不要倾斜，与躯干成一条直线，而且脖子不要左右扭动。若某处倾斜或扭动，内镜的插入就会变得困难，最初阶段一定要注意这一点。其次，头部的姿势如果过度前屈或后仰，内镜也难以插入。若稍微前屈，轻轻将下颌抬起，嘴张开，内镜就很容易插入。另外，解除颈部紧张也很重要。

　　嘱被检者在检查台上轻轻伸展左下肢，右下肢在左下肢的前方屈曲膝关节。右上肢伸展置于右侧腰部，左上肢以比较舒适的姿势向上身的前下方伸展 (**图 3-1**)。采取上述姿势可使全身平稳而且避免紧张。若因种种条件所限，不能取左侧卧位时，可取仰卧位进行检查。

◆ 内镜的持握方法

　　内镜的持握方法是左手持操作部 (control unit)，右手持软管部 (flexible body section)。左拇指置于控制上下方向操作的大螺旋 (angle knob) 上，左示指置于吸引按钮 (suction button)，左中指置于送气送水按钮 (air/water supply button)，使各指端能自由操作。即用拇指和食指之间的虎口部分支撑住内镜，仅用无名指和小指持握内镜 (**图 3-2**)。不要过度用力，否则其他手指不能自由活动。如果要向左右方向转向，可暂时用右手旋转。

　　右手持握软性部的位置，最好距内镜前端 20 ～ 30cm。即使口腔和咽部存在未能预料的抵抗，内镜自身具有弯曲度和弹性，也能防止给被检者带来痛苦和危险的发生。另外，内镜插入食管之前，没有必要将持握软性部的右手更换位置。软性部的持握方法有握手式和执笔式，任何一种持握方法都很方便。持握时绝对不能像单纯执棒时那样，应用右手拇指和中指轻轻把持，附带用食指轻轻搭上 (**图 3-3**)。

　　推动内镜前进的力量，最好是手指与内镜软性部之间的摩擦力。这样可以很容易感觉到前端部的抵抗，还要注意不能过度用力推动。插入时不必固定螺旋，有的内镜只能固定左右方向转动的小螺旋。

　　口垫的使用方法有两种，一种是事先将口垫嵌入内镜软性部，当内镜插入食管之后，再含咬住口垫的方法；另一种是事先让被检者含咬住口垫，从口垫的空穴中插入内镜 (**图 3-2**)。咽部反射敏感的患者，要在吞咽的瞬间插入内镜。此时，因前一种方法可关闭口唇，所以吞咽动作较容易。如果咽部不紧张，那么使用后一种方法即可顺利插入，还能防止咬住内镜。牙齿不好的被检者以及容易咬住内镜的被检者，最好预先嘱其咬住口垫。

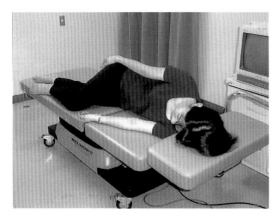

图 3-1　受检者的体位

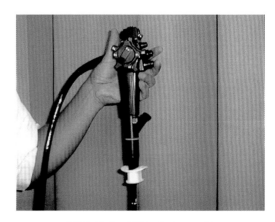

图 3-2　内镜操作部的持握方法及口垫

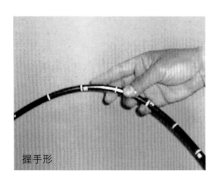

握手形

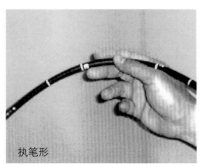

执笔形

图 3-3　内镜软性部的持握方法

◆经口腔插入至咽部

嘱被检者自然张开嘴，如前所述两手持握内镜，使左侧卧位的被检者躯干纵轴与内镜软性部平行。转动大螺旋，使镜身弯曲部指向被检者，此时如果躯干纵轴与内镜方向不一致，内镜插入就变得很困难，所以最初的位置非常重要。换句话说，只要方向合适，以后的过程就会非常顺利 (**图 3-4**)。

内镜插入有很强的技术性，而且最重要的过程是从口腔、咽部 (pharynx) 到食管这一段。弯曲部与舌的表面轻微成角，内镜前端沿正中线通过硬腭 (hard palate) 插至舌根部。从悬雍垂 (uvula) 处的软腭 (soft palate) 开始，尽量沿解剖曲线轻微转动大螺旋，推进到咽部。通过口腔时需要注意的是，如果被检者紧张，舌过于用力，舌根部就会妨碍前端部的插入，在舌放松的同时令其向前略伸，舌与悬雍垂之间产生空隙，内镜就容易插入。

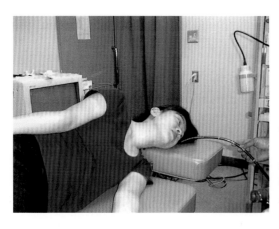

图 3-4　受检者的躯干轴与内镜的方向关系

受检者的躯干纵轴与内镜的软性部相平行，使内镜前端的屈曲与从口到咽部的假想屈曲相一致，轻轻向上转动大螺旋。

沿咽部的曲度通过悬雍垂后，可在画面上方见到会厌（epiglottis），画面下方见到声带（vocal cord）（**图 3-5**）。通过这部分时，注意不要接触会厌，也不要插入气管，轻微调节大螺旋，沿后壁前进。如果插入操作熟练后，不用看见会厌和声带就可轻松插入。如果在此部位调节螺旋的幅度过大而插入，会刺激喉部，引起咳嗽反射（cough reflex）。如果内镜插入气管，可以看见黏膜覆盖的气管环状软骨（cricoid cartilage）构成的宽大的筒状管腔，引起剧烈的咳嗽反射。

◆ 从咽部插入至颈部食管

喉部（larynx）因环咽肌（crico pharyngeal muscle）向后方强力牵引，从下咽部到食管入口处被喉部向左右压迫，左右侧分别扩展成梨状隐窝（piriform recess）。因此，下咽部中央狭窄，内镜没有推进的余地，必须避免从中间插入。因被检者取左侧卧位，内镜前端多数情况下自然从下咽部左侧进入。于是，右侧可见喉部的同时，以左侧梨状隐窝为目标推动内镜前端，从左侧楔状结节（left cuneiform tubercle）的背侧间隙开始向中央方向（顺时针方向），边旋转边轻轻插入，在不紧张状态下很容易达到颈部食管（cervical esophagus）（**图 3-6**）。

因咽部紧张有较强的抵抗感时，轻送内镜的同时，嘱被检者做吞咽动作（swallowing）。因吞咽动作引起下咽部肌肉收缩，内镜自然被导向正确的方向，同时食管入口部瞬间开启，咽部抵抗消失，内镜像被吸入一样进入颈部食管。这里需要注意的是，轻轻按压住内镜后，如果握住内镜不动，即使开启也很难进入食管。因梨状隐窝壁薄弱，容易引起损伤或穿孔，所以不要用力推进。另外，直接向前推进很危险，应在前推的同时轻轻向右旋转（顺时针方向旋转）。使用侧视内镜（side-viewing endoscope）时这种插入操作会变得盲目，要特别注意。

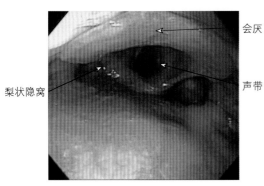

图 3-5　会厌与声带

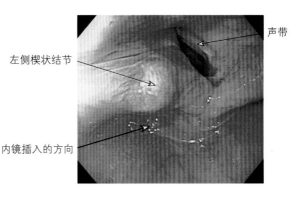

图 3-6　内镜在下咽部的进入方向

很多情况下，被检者做吞咽动作后内镜仍未前进，虽配合吞咽动作，仍不能被引入梨状隐窝。这种情况下直接向前推进是非常危险的。需要后退 2～3cm，再次插入。吞咽动作反复次数过多会损伤咽部黏膜，最多重复 2～3 次。内镜前端的刺激引起呕吐反射时食管入口部开启，可在开启瞬间插入。

如果进行以上操作后内镜仍不能插入，就要重新考虑头部姿势是否正确、咽部是否过于紧张、该部位结构有无异常。因为是通过最敏感的部位，所以始终要从容镇静地操作内镜。动作快时一定要谨慎，一旦引起强烈反射，在以后的操作过程不易消除，以至于内镜检查不能顺利地进行。还需要说明的是，通过咽部时即使在直视下插入也只是一瞬间通过，无法仔细观察，在退出内镜时一边送气一边观察此部位与颈部食管。插入时只专心插入即可。

◆ 胸部食管与腹部食管

胸部食管起自胸骨上缘，止于膈肌裂孔，占食管的大部分。口侧约 1/3 处由于主动脉弓从左侧挤压，加之左主支气管从前方挤压形成右上至左下的堤状隆起。此处形成食管的第二个生理性狭窄，距切齿（incisor）26～27cm。另外，上部胸部食管被后方的椎骨压迫，显示出规律的高低起伏。胸部食管被心脏特别是左心房压迫，有心脏疾病时可见被肥大心脏压迫、搏动明显。

内镜到达食管后，可以一边通过调节螺旋及旋转镜身将食管内腔中央部置于视野的中央，一边以一定的速度匀速地持续插入。如果遇到异常抵抗，立即中止前进。如果黏膜面没有异常，而只有狭窄时，在操作熟练的情况下，可以凭借指尖的感觉就可以鉴别是器质性狭窄还是痉挛所致。

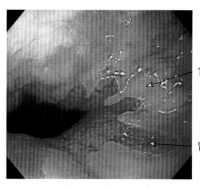

食管黏膜

胃黏膜

图 3-7　食管胃连接处

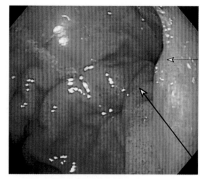

嵴

内镜的插入
方向

图 3-8　胃体上段后壁的嵴

　　如果取立位，还存在 2 ~ 3cm 的腹腔内食管，可见食管裂孔处随呼吸开大和闭合。但是多数情况下靠内镜观察识别比较困难，如果食管下段屈曲明显、很难进入，可沿食管下段的屈曲一边调节旋钮一边插入，多数情况下指向左侧腹部即可通过。

　　食管黏膜与胃黏膜交界处称为食管胃连接处，位于距门齿 38 ~ 43cm 处，通常处于收缩状态。在此部位，发白的食管黏膜与带有红色的胃黏膜形成清晰但不规则的界限，称为 Z 线。有时可见两种黏膜间的高低差别，通常发白的食管黏膜上皮略隆起，有时看起来像窗帘下摆一样的白色肥厚镶边（**图 3-7**）。

◆ **胃**

　　通常只要进入贲门后稍微给气，就可见到将胃底与胃体分开的嵴。而且，因为前进方向是指向右侧的，如果以胃大弯黏膜皱襞和胃液潴留部为目标，内镜的前进就变得容易了（**图 3-8**）。

　　但是，在瀑布胃的情况下，在贲门下方，胃底与胃体后壁形成较大角度向背侧弯曲，没有经验的操作者会发现内镜的前进变得很困难。内镜前端部进入胃底或到达嵴后，如果直接向前推进，很容易导致翻转镜身。当然，这样就会给被检者造成痛苦。此时，稍微退镜，将端部指向腹侧向上弯曲，同时一边向右旋转（顺时针方向）一边慢慢插入，就可以轻松插入并导向胃体部。另外，确定前进方向是很重要的，可根据需要并用小螺旋向右弯曲先端部。

　　胃体上部大弯如果有含有黏液的胃液潴留，因不透明会妨碍观察。如果为了充分观察这部位，在检查开始时就将此部分充气，会增加被检者的痛苦。另外，如果充分吸引胃液，不可避免要损伤黏膜表面。所以从一开始就应避免过度充气和吸引胃液，而在观察的最后阶段进行比较合适。最重要的一点是，如果在此部位发现重要病变，就要先观察，并记录下来。

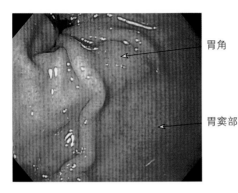

图 3-9 胃角下方的观察

胃角

胃窦部

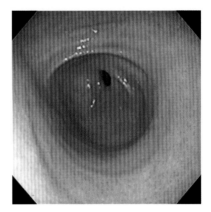

图 3-10 幽门胃窦部

将胃部中等度充气后，内镜可推进到胃体下段至胃角对侧大弯。此部位也是胃内观察的最后一步，这时充分送气，使皱襞展开，就可以无一遗漏地观察。如果内镜端部角度向上，就能从正面观察胃角。如果充气量少无法观察时，可以留在最后进行。进一步向内进镜，向上最大限度地转动大螺旋，就可以观察胃角及胃窦部的小弯。如果充气使胃伸展开，该部位容易成为盲点，应该在检查开始时，胃内气体量少时事先观察一下（**图 3-9**）。

将旋钮稍微回转就到达胃窦部，胃窦部使用直视镜很容易观察。因被检者取左侧卧位，胃窦部处于最高位置，与胃体相比有少量空气进入便可以充分伸展开。另外，因胃液潴留在胃底的大弯处，所以不妨碍观察（**图 3-10**）。

胃窦部变形或胃下垂的被检者，内镜插入比较困难，如果按照走行缓缓进镜就可到达幽门。胃下垂明显时，推动胃镜反而使幽门环远离，如果胃被上下过度伸展，反而给被检者带来痛苦。这时，如果将大旋钮稍微回转，与胃角部对侧大弯成钝角，就能平滑地插入。

因为胃内腔很宽阔，时刻把握住内镜与周围的位置关系很重要。应该以作为定位指标的胃角、幽门环、黏液池、贲门为参考，进一步注意大弯侧的黏膜皱襞特征与走行状态，综合判断内镜的插入深度及镜头方向。

◆ 十二指肠

将前视－直视镜插入十二指肠球部时，一定要使幽门环位于镜头的正前方，缓慢轻柔地插入。如果用力插入，内镜前端部就会损伤十二指肠黏膜。当幽门环紧张、内镜难于通过时，最好不要勉强推进。将幽门环置于视野中央，上下左右调节旋钮并轻轻旋转内镜，使内镜前端轻轻按压住幽门环，可轻松地通过。另外，可以配合呼吸运动进镜。过度送气使胃过度伸展，进入球部就变得困难，因此在插入时稍送气即可。

将侧视镜插入十二指肠球部时，沿胃窦部大弯的中央推进内镜，到达幽门环时，轻微向上方转动旋钮，就可以见到球部的黏膜。十二指肠球部的定位以十二指肠上角为基准（**图 3-11**）。

插入降段时首先要确认十二指肠上角，通过时向右向上方转动旋钮，某些情况下可以同时顺时针方向旋转镜身，即可插入降段。如果弯曲度很大、进镜较困难时，可以慢慢地一边确认方向一边插入。使用侧视镜时，要点基本相同，顺时针方向转动镜身，使镜头面指向十二指肠上角方向，进一步向上转动大旋钮，使内镜前端与降段方向一致后即可插入。

越过十二指肠上角后，能够观察到管状的降段（**图 3-12**）。之后向上方转动旋钮，尽量使内镜方向与十二指肠走行方向一致，插入内镜。因十二指肠壁很薄，应注意防止穿孔。十二指肠降段的定位以十二指肠乳头为参考。

2 观察法

上消化道的观察及摄影顺序，因各种设备的特点和使用技巧不同，多少有些差别。重要的是明确操作方法，不能有遗漏的部位，并养成按顺序进行的习惯。必须避免将内镜反复推进退出以免给被检者带来痛苦。以下是笔者操作时的观察顺序，仅供参考。

原则上，内镜插入十二指肠之前，限制送气，只专心插入内镜，退镜时再详细观察。插入时要事先意识到，内镜穿过狭窄的贲门与幽门部时，随时需拍照，与前述观察胃角下方时的注意事项相同。插入时发现存在病变时，根据病变的性状不同，随机应变地进行处理。

◆ 十二指肠的观察

内镜到达十二指肠降段后，一边将其向口侧牵引退镜，一边观察，在适宜的时机照相。事先应了解采用直视镜详细观察十二指肠降部有一定困难，在这里不要花费过多时间。从常规的上消化道内镜检查的目的来看，十二指肠球部的观察与其相比更为重要（**图 3-13a～c**）。

前壁作为十二指肠溃疡的好发部位自不必说，刚刚越过幽门环的部位以及后壁容易成为盲点，也应该注意观察。一边观察十二指肠一边退镜时，因胃内的胃镜有一定弯曲，有时会出现球部一下子退到胃内。退镜时动作一定要缓慢，要做到在退镜的瞬间能够灵活地进镜。

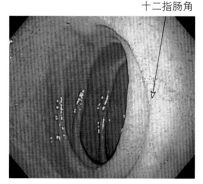

图 3-11　十二指肠角

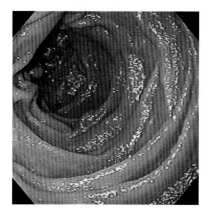

图 3-12　十二指肠降段

◆胃的观察

内镜退到胃的时候，充气使胃展开，按小弯、后壁、大弯、前壁的顺序无遗漏地观察胃窦部的全周（**图 3-13d ~ h**）。然后，使劲向上转动大旋钮，使内镜的前端部反转，从肛侧开始，镜头仰视，观察胃角和前后壁（**图 3-13i ~ l**）。观察到胃体上部后，保持内镜的反转状态，顺时针旋转，进一步退镜可观察胃底（**图 3-13m**）。

现在将镜头回转到原来的状态，同时大旋钮也恢复原来的状态，从口侧开始俯视观察。胃角部大部分尚不能充分显示，将内镜重新插入少许，重点放在这里，还要再次观察小弯和前后壁（**图 3-13n**）。然后，一边退镜，一边按小弯、后壁、大弯、前壁的顺序无遗漏地观察胃体部的全周（**图 3-13o ~ r**）。如果胃体部特别是大弯侧的皱襞未充分展开，可采用送气、变换体位、腹式呼吸（abdominal repiration）等方式使其充分伸展，皱襞之间也要仔细观察，胃体后壁是直视镜的盲点，一定要集中注意力仔细观察。而侧视镜观察胃角部、胃体部后壁在性能上较优越。

◆食管的观察

内镜退至食管之前充分吸引胃内气体，确定旋钮已经恢复到自然的状态。食管特别是颈部食管以及咽部和喉部，在插入时几乎无法看到，应该一边缓慢退镜一边仔细观察（**图 3-13s，t**）。最后，吸引口腔内分泌物后拔出内镜，结束检查。拔出内镜后，用酒精纱布擦拭插入部，确定表面是否有血液附着。如果发现有血液附着，一定是某部位有损伤，必须慎重观察被检者。

图 3-13　十二指肠·胃·食管的内镜照片

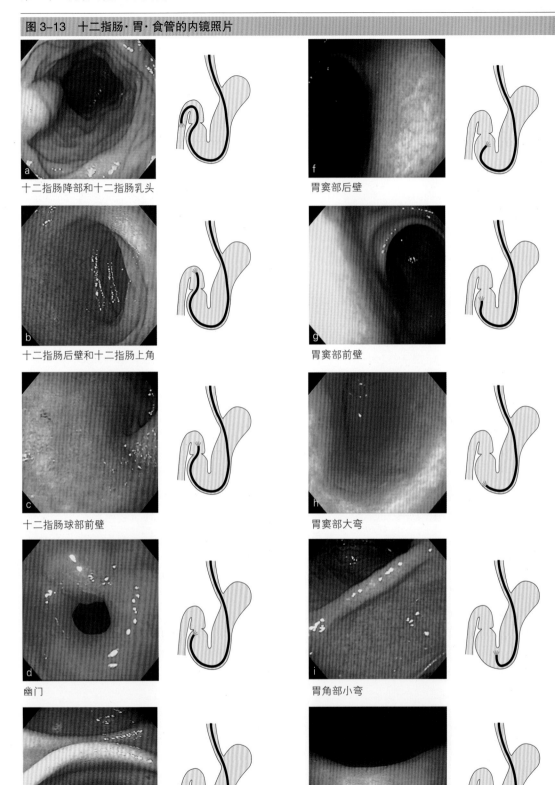

十二指肠降部和十二指肠乳头

十二指肠后壁和十二指肠上角

十二指肠球部前壁

幽门

胃窦部小弯

胃窦部后壁

胃窦部前壁

胃窦部大弯

胃角部小弯

胃角部后壁

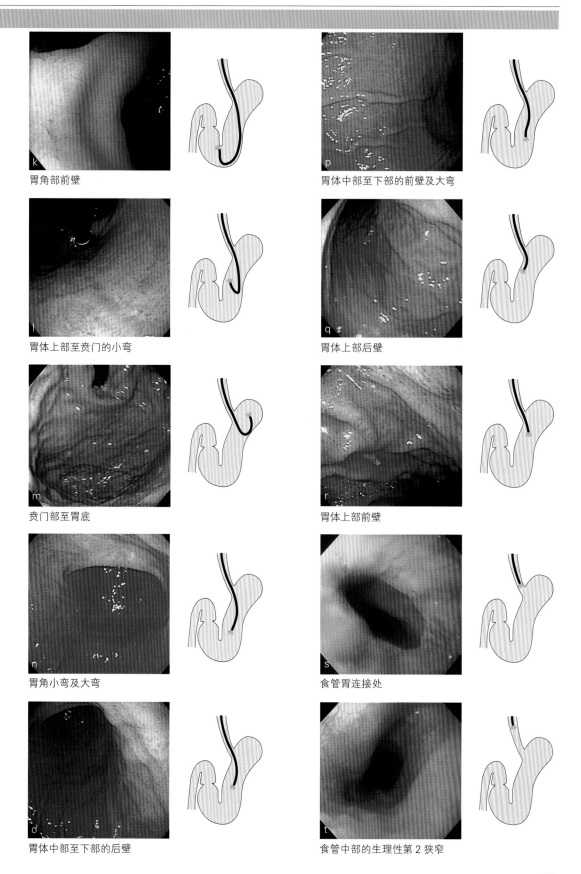

胃角部前壁

胃体中部至下部的前壁及大弯

胃体上部至贲门的小弯

胃体上部后壁

贲门部至胃底

胃体上部前壁

胃角小弯及大弯

食管胃连接处

胃体中部至下部的后壁

食管中部的生理性第 2 狭窄

3　灵活应用色素染色内镜检查

　　色素染色内镜检查法是将各种色素呈喷雾状喷洒在消化道黏膜表面后，很容易捕捉到黏膜的细微凹凸及色调变化，进一步利用黏膜与色调间的关系，能够观察到普通内镜难以观察到的病变。能够进行普通消化道内镜检查的被检者几乎都能适应色素染色内镜检查。但是如果无明确目的而选择色素染色内镜检查法，不但没有意义，反而使重要所见变得不明了。

　　必须注意的是，在很少的情况下会出现因使用色素产生过敏的现象。事先要获得患者的知情同意，有时需要请被检者在承诺书上签字。内容为色素染色内镜检查的必要性、优点、方法、并发症等。使用色素溶液可能引起粪便和尿的颜色改变，不属于副作用，也要事先说明。

◆ 检查前处置

　　进行色素染色内镜检查时，黏膜表面的黏液会成为障碍，在检查前处置时要将黏液溶解除去。主要使用蛋白分解酶（proteolytic enzyme）（脯氨酸肽酶）、消泡剂（聚二甲基硅氧烷：去泡剂）及碳酸氢钠（重曹）。具体方法是将去泡剂 8ml 用水溶解，使总量为 40ml，再加温水 40ml 溶解成 40℃左右的溶液 80ml。再加脯氨酸肽酶 2 万 U 以及重曹 1g，充分搅拌后口服。

　　嘱被检者服药后，从仰卧位转至俯卧位，再转至仰卧位，这个过程如果时间过长，溶液可能从十二指肠流出或者新的黏液被分泌出来，则此措施就无效了，因此应限定在 10 ~ 15min。色素染色内镜多数情况下比普通内镜要花费更多时间，一定要事先做好咽部麻醉。另外，使用蛋白分解酶溶解除去黏液时，如果患者本身患有出血性疾病则会使出血加重，所以不用或慎用。

◆ 色素的给药方法

　　在内镜直视下，向病变部位及其周围喷洒色素，首先将喷洒管（sprayer）从钳道插入，这样色素溶液就可以从前端部呈同心圆状均一喷洒。因此，这种喷洒管必须在能插入的机种上才能使用。有时可在内镜检查之前预先口服色素，另外，要想获得黏膜下层信息，可用局部注射针向黏膜下注射色素溶液。

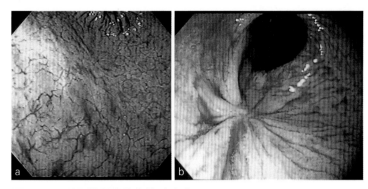

图 3-14　利用靛胭脂染色的对比法
a：通常很难观察的不规则的胃小区变得很明显
b：可以详细地观察到集中的黏膜皱襞的前端

◆ 对比法

对比法是利用喷洒在消化道黏膜表面的色素可潴留在凹陷处这一特点，进一步强调凸凹、强调色调的变化，使病变易于观察。通过详细观察集中的黏膜皱襞的性状、凹陷性病变以及隆起性病变表面的性状，更准确地鉴别良恶性病变。还可以对所见特征较少的病变进行筛选，或明确癌的浸润范围，便于选择活检部位。另外，可用来观察胃小区像以诊断胃炎、识别萎缩的界限、观察十二指肠绒毛等。

对比法使用的色素颜色最好是与黏膜色调比较相差悬殊的色调。现在专门使用青色系的色素。青色不但不会消除红色，反而会使之增强。靛胭脂、伊文思蓝、煌蓝等是有代表性的色素。其中，最常使用的是靛胭脂，溶液浓度为 0.15％～0.3％。现在市场上销售的有用于肾功能检查的，浓度为 0.4％，每安瓿为 5ml，将其稀释后使用起来十分方便（**图 3-14**）。伊文思蓝浓度为 0.1％～0.2％，煌蓝为 0.5％～1.0％。这些色素如果在未除去黏液的情况下使用，使黏液着色，反而很难观察，所以必须进行检查前处置。

◆ 染色方法

染色方法是通过色素溶液的吸收以及浸润来观察活体组织的方法，可以同时通过黏膜的着色性了解黏膜的吸收功能。即正常黏膜不被染色，而具有吸收功能的肠上皮化生可被浓染，因此可在内镜下准确地观察肠上皮化生的存在和分布。

染色法使用的色素要求是色调与黏膜相差悬殊的色素，而且具有染色性。目前使用的色素是美蓝（methylene blue）和甲苯胺蓝（toluidine blue）。美蓝染色是将美蓝调制成 0.05％～0.5％ 的溶液，在内镜直视下喷洒，数分钟后用水洗去多余的色素后观察（**图 3-15**）。有时可以在检查之前，口服胃溶美蓝胶囊。甲苯胺蓝的使用浓度为 0.2％～1.0％。

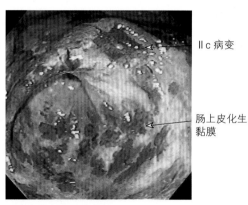

Ⅱc 病变

肠上皮化生
黏膜

图 3-15　美蓝染色法
散在地图样的肠上皮化生黏膜。
可见小弯后壁的 Ⅱc 病变

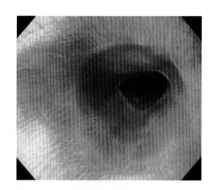

图 3-16　碘染色反应法
可见碘染色后变色的细横纹

◆反应法

所谓反应法是利用色素在特定的环境下发生特异反应的方法。代表性的方法有诊断食管癌时使用的碘染色法、观察胃酸分泌范围的刚果红法。

1）碘染色法（卢戈氏液法）

碘染色法是利用喷洒在黏膜表面的碘与鳞状上皮内的糖原反应后变色的方法。上消化道黏膜中，正常口腔、咽喉部、食管黏膜都覆盖有鳞状上皮，与碘反应后变成褐色。但是在癌的情况下，黏膜上皮糖原含量下降，不发生碘反应。另外，食管溃疡等黏膜上皮缺损部分或再生上皮菲薄部分也不变色。因此，可以筛出普通观察方法识别困难以及变化较少的病变，另外还能在内镜下正确观察病变的范围。

与其他的色素内镜染色方法相同，在除去黏液后，直接使用市售的3%喷洒用卢氏碘液的原液，或者用水适当稀释，使用喷洒管喷洒于食管。如果判断为正常黏膜的部分也变色，则应该充分水洗后观察。

正常的鳞状上皮在染色阳性时变成褐色，呈现浓淡细致的条纹。未染色部分大多为含有上皮内癌的癌组织（**图3-16**）。染色淡的区域多数为轻度至中度的异型上皮。另一方面，与正常黏膜相比染色较浓的部分，是增生导致的白色隆起或肥厚，或者是成熟的再生上皮等。

◆其他方法

也有为了达到不同的目的，在一次检查过程中将上述几种方法联合起来的并用法。具有代表性的就是碘－甲苯胺蓝双重染色法，对于食管癌的诊断非常有效。另外，还有观察幽门螺杆菌在胃内分布的酚红法，利用黏膜的自发荧光以及给予丫啶橙、血卟啉、四环素、荧光素等敏感性色素观察其荧光的荧光内镜等。

目前关于色素内镜所使用的色素还未发现有严重副作用的报道，但尽量将色素使用量限定在最小需要量内。检查结束后，尽量将消化道内残留的色素溶液吸引出去。

表 3-1　上消化道 X 线检查的优点

1. 把握解剖位置以及与周围脏器的位置关系
2. 观察脏器的外形以及各种变形
3. 正确掌握病变的大小以及所处的位置
4. 把握大的病变以及有狭窄的病变的全貌
5. 很容易确定恶性病变的浸润范围
6. 是诊断癌的浸润深度的指标

4 X 线检查法的活用

随着内镜器械以及内镜检查的迅速普及，在临床实践中发挥出越来越重要的作用。与此相反，进行 X 线诊断的设备在逐年减少，医师的 X 线检查技术和阅片的能力低到令人忧虑的程度。进行内镜检查还是 X 线检查，要考虑部位、形态、病变自身的因素，医师的检查技术以及所使用的机器等也是不可忽视的。X 线检查对拟行内镜检查或者已行内镜检查而需要掌握整体影像资料的时候有意义。在这里，试述 X 线检查的优越性 (**表 3-1**)。

对观察上消化道的解剖学位置以及与骨骼、膈肌等周围脏器的位置关系十分有利。另外，还可以客观地评价食管、胃、十二指肠的形态及各种各样的变形，例如胃下垂、狭窄以及扩张程度、小弯缩短甚至革囊胃的状态、胃角及十二指肠球部的变形等。

如果是局限性病变，可以正确地把握其大小和存在的部位。为确定其所处的位置，可以从与周围脏器的位置关系，例如，可以用距食管胃连接处及幽门环的距离等表示。对于必须手术的病变，通过 X 线检查确定其所处的部位非常重要。

病变范围较大时，仅用内镜来掌握病变的全貌很困难，可用 X 线检查以弥补不足。在伴有狭窄的进展期癌的诊断上，X 线检查的优点也较多。另外还可以从体外观察生理性或病理性运动状态，这也是优点之一。

诊断进展期癌的浸润范围在临床上非常重要，特别是未分化癌，在黏膜下层深部多向侧方浸润，只靠内镜检查不能诊断这种壁内浸润范围。在这种情况下，借助 X 线检查所见的壁僵硬像就非常重要，充盈像对这种僵硬的判断非常有用。变换摄影体位和角度，可以从侧面观察到深层胃壁的质的变化，所以应该从各种角度摄影。有时内镜检查诊断为Ⅱc 型早期胃癌而 X 线检查却发现是硬癌、内镜检查遗漏的多发性病变偶然在 X 线片上被发现。这些信息对决定手术时的切除范围是很重要的，作为术前检查是必需的。另外，上消化道 X 线检查以及小肠透视或大肠透视，可以通过不规整的外壁判断浆膜侧有无向其他脏器的浸润。

超声内镜的出现，的确对诊断癌的浸润深度十分有利，但有时 X 线检查观察到的消化管壁伸展的异常也可以提示壁的质和量的变化。黏膜下层以下深部管壁硬度和厚度如果有异常，从侧面像上可以观察到伸展不良像及充盈缺损，是诊断浸润深度的很重要的指标。特别是对诊断范围大的表层浸润型胃癌、MP 癌、大弯及小弯病变的浸润深度有帮助。

综上所述，X 线检查与内镜检查相互补充，可以增加诊断的精确度。因此，把获得优质图像作为前提条件，必须提高 X 线检查和诊断的技能。然而，近几年不断强调要加强消化道的 X 线诊断学的教学，但是检查需要量却急剧减少。在胃 X 线检查上不愿花费时间，而且对形态学感兴趣的医师越来越少。从临床现状看，注意力转向治疗，诊断总是要依赖活检等检查。似乎 X 线片的摄影技术的教育体制也存在问题，有必要尽早改善。

5 超声内镜的活用

超声内镜检查（endoscopic ultrasonography；EUS）就是将超声探头插入内镜所能够插入的消化管（包括胆管和胰管）中，在此处进行超声检查。不但可以协助诊断癌的浸润深度、有无淋巴结转移、有无消化管壁肥厚、黏膜下肿物的性状，还可以明确与周围脏器的关系、周围脏器病变的有无以及与周围血管的关系。

在内径宽阔的食管、胃、十二指肠、大肠等脏器，可以使用将内镜功能与超声探头一体化的超声内镜。内腔狭窄的胆管和胰管则使用能从内镜钳道插入的细径超声探头。当然，内腔宽阔的消化道也可以使用细径超声探头，这种检查法称为内镜下超声检查。

超声内镜检查的适应证与禁忌证在原则上与普通内镜检查相同。但是这种检查归根结底是一种精密检查，最好预先对病变部位、大小、性状有所把握，将病变的诊断在某种程度上集中在一定范围内。

事先的知情同意还是必需的，有时根据情况需要让患者在知情同意书上签字。知情同意书的内容为超声内镜检查的必要性、优点、方法、并发症等。另外，有时需要大量使用脱气水（de-aerated water），有可能在检查后出现腹泻，需要事先向患者说明。检查前的处置等基本相同，使用脱气水充满法检查时，预先嘱被检者饮水 500ml 左右。

与此前所述的内镜检查方法不同，操作此项检查的术者，不仅要精通普通消化器官内镜检查的方法，还必须具备熟练的体外腹部超声检查技术。而且，体外腹部超声检查图像与内镜下超声相比多少有些不同，因此需要掌握从消化管内腔观察周围脏器解剖位置和关系的方法。助手的作用是很重要的，能够熟练操作作为观测装置的超声诊断仪器，而且能够熟练阅读超声影像，并帮助术者准确纪录最佳图像。

超声内镜的机种按扫描方式大致区分为放射型、直线扫描型、凸面型三种，根据不同的目的选择机种。超声探头依频率分为 7.5MHz、12MHz、20MHz 三种。检查方法有两种，一种是用球囊包住探头，在球囊中注入脱气水的球囊法；另一种是使病变完全处于水中的脱气水充满法。一般取左侧卧位进行检查，也可以根据病灶位置的不同适当地变换体位。进行脱气水充满法检查时，为使病变被脱气水充满，体位的变换就更重要了。另外，

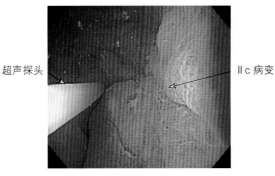

图 3–17　超声探头插入充满脱气水的胃
与活检时的画面相同，因为已经适应了，比
较容易操作。探头的右侧可见Ⅱc病变。

如果有残渣妨碍观察图像，可以反复进行吸引和注水的操作。

钳道插入型的超声探头，实际应用的频率为7.5MHz、12MHz、15MHz、20MHz、30MHz，扫描方式也分为放射型和直线型。一般情况下使用脱气水充满法。应注意如果诱发呕吐反射，可能会误咽脱气水。检查过程中可能会出现下意识给气的情况，最好在脱气水充满以后，切断内镜光源的送气电源。将超声探头贴近病变可以得到图像，与取活检时的动作相似（**图 3–17**）。如果使用高频率的超声探头，可以描记出更加细微的消化管的构造。但是，从超声的特性来看，衰减显著，而且观察范围狭窄，所以限于检查范围小而表浅的病变。

另外，彩色多普勒法（color doppler）及超声内镜下穿刺法也开展起来，并逐渐普及。上述关于超声内镜检查及内镜下超声检查，有各种各样的检查手技。而且还出版了许多优秀的书籍，可作为参考。

■**文献**

[1] 丹羽寛文：検査法，2. 胃，芦沢真六・春日井達造(編)：消化器内視鏡診断学大系第 1 巻　内視鏡総論，p118，医学書院，1974.

[2] 川口実，青木誠孝：7. 上部消化管内視鏡ガイドライン，日本消化器内視鏡学会卒後教育委員会 (編)：消化器内視鏡ガイドライン，pp58-72，医学書院，1999.

[3] 小黒八七郎：スコープ挿入の実際，出月康夫・市岡四象・石井裕正・神保勝一(編)：消化管内視鏡の ABC，p63，日本医師会，1996.

[4] 鈴木茂：上部消化管内視鏡の進め方，竹本忠良・長廻紘(編)：消化器内視鏡診断テキスト I　食道・胃・十二指腸，p14，文光堂，1997.

[5] 原口要：無麻酔でも容易・迅速・安全に行える苦痛の少ない胃内視鏡挿入手技，Gastroenterol Endosc 41：986，1999.

[6] 佐藤彰：胃疾患の色素内視鏡検査と治療における有用性，小原勝敏・狩野敦・棟方昭博・樋渡信夫・山形倫(編)：消化管内視鏡の診断，p32，医薬ジャーナル社，1989.

[7] 神津照雄，芳野純治：17. 超音波内視鏡ガイドライン，日本消化器内視鏡学会卒後教育委員会 (編)：消化器内視鏡ガイドライン，pp158-168，医学書院，1999.

[8] 村田洋子：検査の実際，鈴木茂・村田洋子(編)：消化器超音波内視鏡診断テキスト，p25，文光堂，1993.

从镜下所见到诊断

第 **4** 章

❶ 咽部、喉部的病变

从所见到诊断

①如果患者有慢性的咽部及喉部的不适（不包括急性病毒感染、鱼骨、药物等异物引起的、急性发病的异物感）时，大多数首先到耳鼻咽喉科就诊。

②首先，患者会接受喉镜的检查，其中大约 1/3 患有耳鼻咽喉科的疾病。慢性喉炎的发病率最高，其次为喉息肉、囊肿、喉癌等，这些疾病在男性中的发病率较高，考虑其病因大多数与吸烟、饮酒等对黏膜的慢性刺激有关。

③有的患有甲状腺的疾病（亚急性甲状腺炎、单纯性甲状腺肿等），通过颈部的望诊及触诊可以诊断。如果不伴有咳嗽或者咳痰，则气管或者肺部的疾病很难发现。

④其余的 2/3，如果未发现耳鼻喉科的疾病，就需要考虑可能患有其他的疾病了。首先进行的一个步骤是，为了明确有无消化道的疾病而进行的上消化道内镜检查，因为是有创性的检查，所以检查前的知情同意是非常有必要的，需要明确说明检查的必要性。在所发现的疾病中，最常见的是反流性食管炎，其次是霉菌性食管炎、Zenker 憩室、食管上段癌以及下咽癌等。

⑤耳鼻喉科常见的各种症状（咽喉部异物感、咽喉部疼痛、声嘶等）与胃食管反流病（gastroesophageal reflux disease；GERD）有一定的关系，称为咽喉部反流病（laryngopharyngeal reflux disease；LPRD）。

⑥如果经过耳鼻喉科的诊查以及上消化道内镜检查而未见异常，但是患者仍感到喉部有异物或者阻塞，则可以诊断癔病球（以前称作梅核气），大多数见于中年女性，考虑为心因性因素所致。

下咽部·声带的疾病（参照 ICD10）

发生率高的疾病	发生率低的疾病
· 良性	**· 良性**
慢性喉炎（chronic laryngitis）	水肿性声带炎（edematous chorditis）
喉返神经麻痹（recurrent laryngeal nerve paralysis）	萎缩性声带炎（atrophic chorditis）
会咽囊肿（cyst of epiglottis）	声带上皮增生（epithelial hyperplasia of vocal fold）
声带息肉（vocal folds polyp）	声带肉芽肿（vocal fold granuloma）
声带囊肿（cyst of vocal fold） [5]	喉痉挛（laryngospasm）
声带炎（chorditis） [6]	喉过敏（laryngeal allergy）
声带沟症（sulcus vocalis）	喉溃疡（laryngeal ulcer）
声带白斑病（leukoplakia of vocal fold）	硬腭的隆起（protruded lesion of hard palate） [7]
喉头水肿（laryngeal edema）	
· 恶性	
下咽癌（hypopharyngeal cancer） [1] [2]	
喉癌（carcinoma of the larynx） [3]	

咽部·喉部的正常内镜像

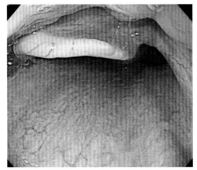

中咽部后壁及会厌

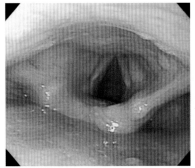

喉及中·下咽

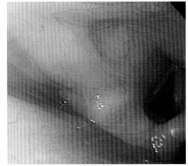

左侧梨状隐窝

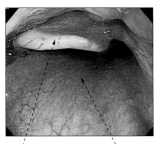

会厌　　　　　中咽部后壁

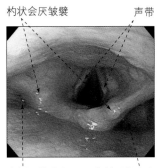

杓状会厌皱襞　　　声带

左侧梨状隐窝　　右侧梨状隐窝

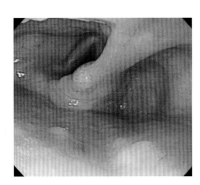

右侧梨状隐窝

从耳鼻喉科医生的角度看待上消化道内镜检查所应该检查的项目

①舌根以及会厌是否有囊肿性病变→因为是囊肿的好发部位。

②左、右侧声带的差别→因为有可能发生声带息肉以及声带癌等。

③确认插入食管的前后,声带的可动性→因为有时可能会出现由于内镜的插入而引起的下颌关节脱臼,以及胸主动脉瘤等各种疾病导致的喉返神经麻痹。

④食管入口部是否有唾液的残留→因为在唾液残留的部位有时会隐藏有下咽癌以及颈部食管癌。

⑤下咽部有无病变→因为是喉镜检查比较困难、容易漏诊的部位,而且在经常饮酒的患者中,下咽癌、颈部食管癌可能与食管癌并发。

❶ 咽部、喉部的病变

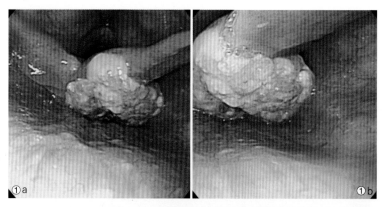

①右侧杓状会厌可见菜花样隆起性病变（0–1型食管癌样改变）。

①a ①b

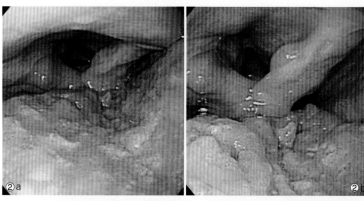

②下咽部中心可见不规则的凹陷性病变，凹陷的底部呈颗粒状 – 结节状。类似0–IIC型食管癌。

②a ②b

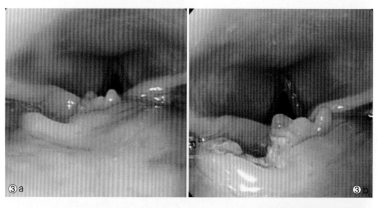

③下咽部可见一处深的溃疡形成，并伴有环周的堤样隆起，呈2型进展期食管癌样改变。

③a ③b

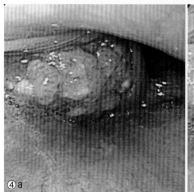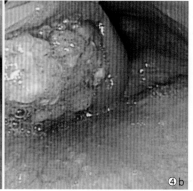

④左侧梨状隐窝见一隆起性病变，表面凹凸不平，呈1型进展期食管癌样改变。

④a ④b

菜花样隆起

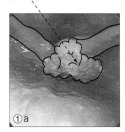

①a

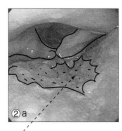

②a

形状不规则的凹陷

环堤状隆起

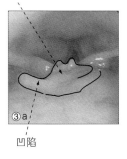

③a

凹陷

结节状隆起

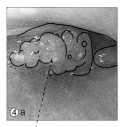

④a

结节状隆起

下咽癌 1

hypopharyngeal cancer

　　下咽癌分为梨状隐窝型、后壁型和环状后部型。组织学上大多数为高分化型管状腺癌，而且大多数为隆起型，多见于老年人以及男性。

　　因为饮酒和吸烟是下咽癌的诱发因素，所以男性的发病率在不断增加。当患者出现自觉症状的时候，疾病已经进展到了一定程度。所以为了做到早期诊断，有必要在进行上消化道内镜检查的时候注意观察。

①环状后部型
②③后壁型
④梨状隐窝型

治疗　对于进展期癌，主要的治疗方法是联合应用手术治疗、放射治疗和化学疗法。对于表浅性癌，最近开展了内镜下治疗的方法。

❶ 咽部、喉部的病变

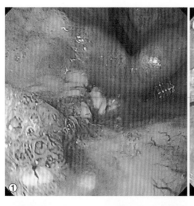 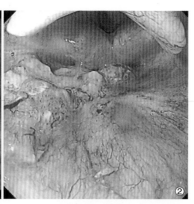

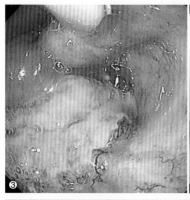 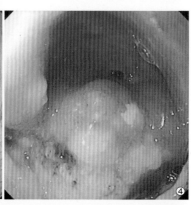

①下咽部左侧至食管入口可见一不规则隆起性病变，表面覆白苔，活检结果为鳞状上皮癌。

②2个月后的内镜像。与前一次比较，肿物向侧向浸润，肿瘤的中心位于下咽部左侧，但是已经越过了声带的中央，左侧声带略呈水肿样。

③1个月后（第一次内镜检查3个月后）的内镜像。肿瘤进一步增大，浸润至下咽部右侧，双侧声带均呈水肿样，因肿瘤的压迫致气管狭窄，临床症状上出现严重的呼吸困难，因吸入性肺炎而施行了气管切开。

④1个月后（第一次内镜检查4个月后）的内镜像。肿瘤进一步增大，表面覆厚白苔，声带浸润明显，可见声带明显肿大，气管完全闭塞。侧向浸润至右侧梨状隐窝，向口侧浸润悬雍垂至口腔内。

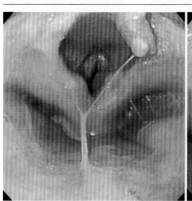 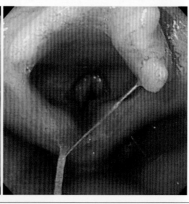

声门上部可见一虫蛹样的隆起性病变，呈0–I型食管癌样。

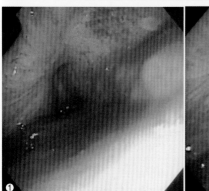 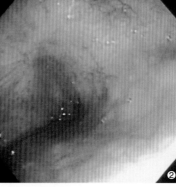

①从右侧杓状会厌背侧至梨状窝可见黏膜集中像。

②近观见瘢痕呈线状，该部位的血管透见所见变得不规则。既往该部位曾因上皮内癌而行EMR治疗，考虑为EMR治疗后的瘢痕。

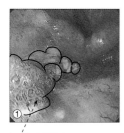

不规则的隆起

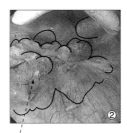

进一步浸润的肿瘤

下咽癌（随诊观察例） 2

hypopharyngeal cancer

　　下咽癌在得出诊断的时候，实际上疾病已经进展到了一定程度，而且癌的恶性度非常高，一般预后不良（5 年生存率为 37%）。

　　该病例仅经过了 4 个月就快速地进展至占据整个下咽部，治疗因诊断时期不同而不同。

治疗　如果是上皮内癌，可以进行内镜下切除。如果是进展期癌，联合应用放射治疗、化学疗法和手术治疗。

肿物

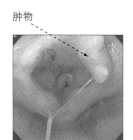

喉癌（声门上部癌） 3

laryngeal cancer

　　声门上部癌的患者常出现咽喉部和颈部的不适、咽下痛以及放散至耳部的放射性疼痛。随着疾病进展，出现吞咽困难及呼吸困难。与声门癌相比，多出现淋巴结转移，有的因颈部淋巴结肿胀而就诊。

治疗　喉癌的基本治疗方法是放射治疗。对于位于声带上的早期癌，可以施行 EMR 治疗。对于进展期癌，需要外科手术切除。

黏膜集中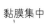

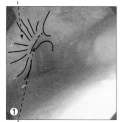

线状瘢痕

EMR 后瘢痕 4

scar due to endoscopic mucosal resection

　　中·下咽部的表浅性癌可以在内镜下进行切除，所以 EMR 治疗后的瘢痕越来越多见。因为是复层鳞状上皮，所以内镜下所见与食管的 EMR 或者 ESD 后的瘢痕相同。

　　该部位不能进行卢戈氏液染色，所以内镜检查时，应该注意血管透见像的消失以及轻微的发红。

治疗　随诊观察

❶ 咽部、喉部的病变

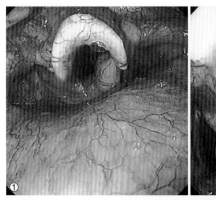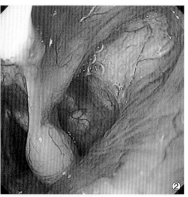

右侧声带上可见一伴有血管透见的光滑隆起。隆起呈明显的膨胀感，根据观察的不同角度，有时可见呈下垂样。虽然不是确定诊断，但是首先考虑诊断为囊肿。

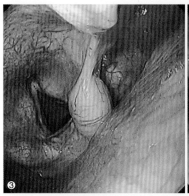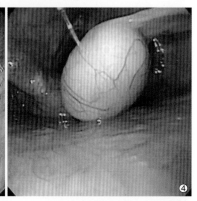

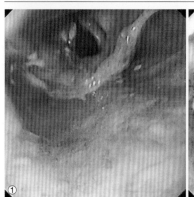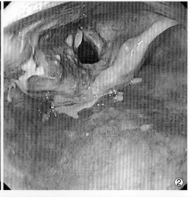

颈部食管的0-ⅡC样病变施行EMR后第7天的内镜像。可见左侧下咽部、左侧声带以及气管附着薄白苔，左侧声带明显发红、肿胀，考虑是施行EMR时喷洒的卢戈氏液流入气管所致的化学性炎症。症状表现为明显的声音嘶哑，仅仅禁食后症状就明显缓解。

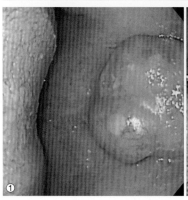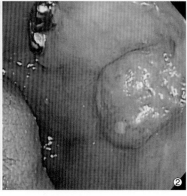

硬腭上可见一隆起性改变。表面略微的不规整，未见糜烂或者溃疡形成。无明确的病理性意义。

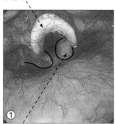

会厌

① 囊肿

声带囊肿   5

vocal cold cyst

　　声带好发息肉，有时也可见囊肿。表面光滑、柔软的隆起，呈半透明状，可见血管透见像。因观察条件的不同，其形状也可能各异。

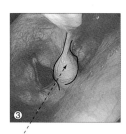

❸ 囊肿

治疗 随诊观察

声带炎   6

chorditis

　　声带的炎症包括细菌感染、病毒感染以及物理性·化学性刺激。本例考虑为颈部食管癌在进行内镜下切除时喷洒卢戈氏液所导致的炎症。临床症状大多数表现为声音嘶哑和疼痛。

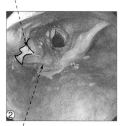

白苔

② 肿大的杓状会厌皱襞

治疗 禁食，静脉应用抗生素

硬腭的隆起   7

protruded lesion of hard palate

　　硬腭可以见到各种各样的隆起，大多数在临床上都没有问题。
　　存在于硬腭的中央、左右对称的隆起，一般临床上都没有问题。然而，如果有偏离中央、凹凸不平的情况，就要考虑肿瘤的可能，应引起注意。

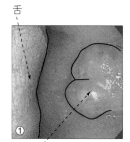

舌

① 硬腭的隆起

治疗 随诊观察

❶ 隆起性病变

从所见到诊断

①表现为隆起性病变可以是来源于上皮的肿瘤、非上皮性肿瘤、壁外脏器的压迫等。

②表面是否覆盖正常黏膜，不能明确时，使用碘染色。

③如果表面为正常黏膜，考虑为黏膜下肿瘤、壁外性肿瘤、壁外脏器的压迫。偶有深部浸润型食管癌，超声内镜检查有助于诊断。

④隆起表面覆盖非正常黏膜，碘染色不着色者疑为恶性；如果为淡染至浓染，则考虑为良性。极少见的情况是，隆起的部分与其表面的上皮成分为不同种类的肿瘤：黏膜下肿瘤表面有表浅癌并存。

⑤隆起的性状：观察是否有蒂、有无凹陷、有无糜烂以及颜色、蠕动、呼吸时的相对移动的关系。

⑥隆起周围的状态：观察有无上皮内伸展、有无 Barrett 上皮。

发生率高的病变	发生率低的病变
·良性 糖原棘皮症（glycogenic acanthosis）[8] 食管乳头状瘤（papilloma of the esophagus）[9] 脊椎引起的食管外压性改变（extrinsic compression of the esophagus from the spine）[12] 食管静脉曲张（esophageal varices）[15] 食管血管瘤（hemangioma of the esophagus）[16] 食管平滑肌瘤（leiomyoma of the esophagus）[18] **·恶性** 壁内转移灶（intramural metastasis）[20] 浅表型食管癌（superficial type esophageal carcinoma）（0-Ⅰ，0-Ⅱa）[21] [22] [23] 1 型食管癌（Type 1 esophageal carcinoma）	**·良性** 食管异位性皮脂腺（ectopic sebaceous glands in the esophagus）[10] 食管炎性息肉（inflammatory polyp of the esophagus）[11] 食管壁外压性改变（extrinsic compression of the esophagus）〔伴随主动脉的蛇行（kinking of the aorta）、血管走行异常的所见〕[13] 食管淋巴管瘤（lymphangioma of the esophagus）[14] 食管炎症性纤维性息肉（inflammatory fibroid polyp of the esophagus） 食管海绵状血管瘤（cavernous hemangioma of the esophagus） 食管脂肪瘤（lipoma of the esophagus） 支气管囊肿（bronchial cyst） **·交界性病变** 食管颗粒细胞瘤（granular cell tumor of the esophagus）[17] **·恶性** 食管平滑肌肉瘤（leiomyosarcoma of the esophagus）[19] 食管基底细胞癌（basaliod carcinoma of the esophagus）[24] 特殊的组织型〔癌肉瘤、囊腺癌等（carcinosarcoma of the esophagus，cystadenocarcinoma of the esophagus，et al）[25] Barrett 上皮内的食管腺癌（adenocarcinoma in Barrett's esophagus）[26] 食管恶性黑色素瘤（malignant melanoma of the esophagus） 食管恶性淋巴瘤（malignant lymphoma of the esophagus） 贲门癌（carcinoma of the esophagogastric junction）[27] 转移性食管肿瘤（metastatic tumor of the esophagus） 食管 GIST（gastrointestinal stromal tumor of the esophagus）

基本病变的鉴别诊断

1）0 – Ⅰ型食管癌与乳头状瘤

	0 – Ⅰ型食管癌	食管乳头状瘤
内镜像		
形态	亚蒂、无蒂，周围发红、糜烂	有蒂，颗粒状
颜色	混浊的白色、混合存在	白色
碘染色所见	不染	淡染 ~ 浓染

2）0 – Ⅱa型食管癌与糖原棘皮症

	0–Ⅱa 型食管癌	糖原棘皮症
内镜像		
形态	地图样、不规则	类圆形、平板状
颜色	混浊的白色	有透明感的白色
碘染色所见	不染	浓染

❶ 隆起性病变

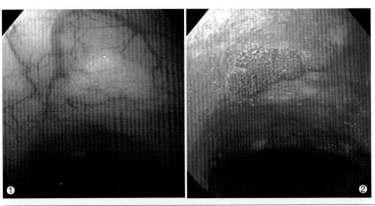

①食管中段可见白色扁平隆起。该部位血管网消失。隆起的表面呈细微的颗粒状。

②碘染色可见浓染。

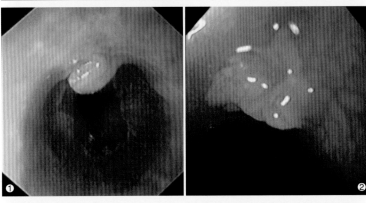

①可见白色有光泽的有蒂隆起。

②可见白色绒毛状有光泽的有蒂隆起。

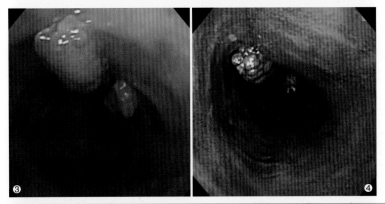

③食管下段可见 30mm 大小的隆起，界限清晰，为褪色的隆起性病变，表面可见光泽，呈小结节状。

④喷洒卢戈氏液，未见不染区域，显示与正常黏膜一致的良好着色。

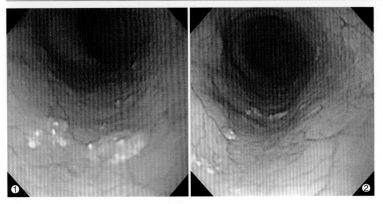

①、②大小在 5mm 以下，呈黄白色的斑状病变。

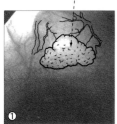

表面呈细微的颗粒状

①

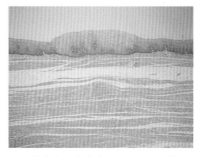

肥厚性病变：含丰富的细胞质的棘细胞增生。

糖原棘皮症 〔8〕

glycogenic acanthosis

白色的扁平隆起，呈多发性。

不伴有糜烂、溃疡。

为良性疾病，其病因不明，似乎与食管胃反流病（GERD）有关。

治疗 随诊观察

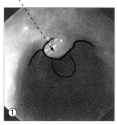

白色有蒂隆起

①

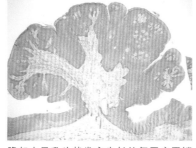

隆起由呈乳头状发育生长的复层扁平鳞状上皮形成。

食管乳头状瘤 〔9〕

papilloma of the esophagus

多数为 10mm 左右的带蒂息肉，也有数厘米亚蒂的。

组织学所见为有血管的间质和过度增生的复层鳞状上皮的乳头状增生。有报道为人乳头状瘤病毒感染。

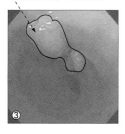

褐色的小结节状隆起

③

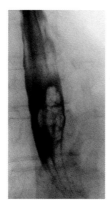

X 线下呈小结节状的隆起，表面光滑，界限清晰。

治疗 随诊观察

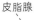皮脂腺

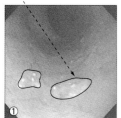

①

食管异位性皮脂腺 〔10〕

ectopic sebaceous glands in the esophagus

发生率为 0.1%，大多数无症状，多发生于中年男性。一般发生于食管中段，呈多发性。

治疗 随诊观察

❶ 隆起性病变

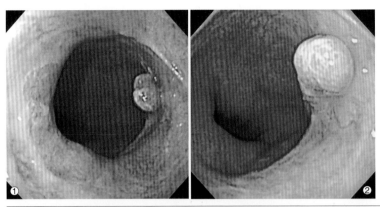

食管胃连接处可见两处亚蒂性隆起。食管胃连接处宽，可见滑脱型疝。

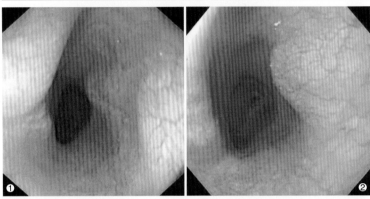

上段食管于气管对侧可见半球形隆起。表面树枝状血管网清晰可见，被覆正常的上皮。

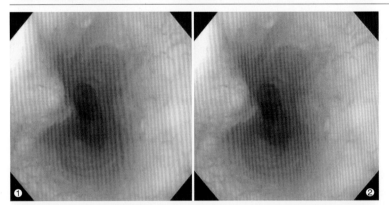

上段食管，可见似小虫状的隆起。表面树枝状血管网清晰可见，被覆正常的上皮。

随着呼吸仅可见上皮的移动。随着腔内气体量的减少，隆起变得不明显。考虑为壁外的病变压迫。

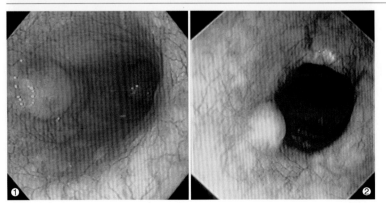

①透明的半球形隆起，软。随着腔内气体量的增加，隆起变平坦。表面树枝状血管网清晰可见，被覆正常的黏膜。
②半球形隆起，软。

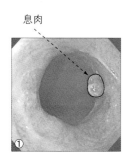

息肉

食管炎性息肉 [11]

inflammatory polyp of the esophagus

　　发生于食管胃连接处上，考虑为反流刺激所致。亚蒂性隆起，被覆白浊的黏膜，表面光滑。周围黏膜白浊，息肉表面光滑。有时伴有白苔。黏膜面发红及凹凸不平时，与恶性病变的鉴别比较困难。

治疗　应用放大内镜仔细观察周围黏膜后，可以考虑行内镜下息肉切除。为预防再发，给予 PPI。

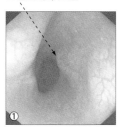

白色的有蒂隆起

脊椎引起的食管外压性改变 [12]

extrinsic compression of the esophagus from the spine

　　仅隆起表面的上皮随着呼吸移动，腔内压下降时隆起变得不明显。考虑为壁外压迫。通过 EUS 检查可以与黏膜下肿物进行鉴别。

治疗　随诊观察

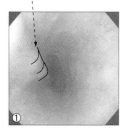

小虫状隆起

气管引起的食管壁外压性改变 [13]

extrinsic compression of the esophagus

　　上段食管由正常脏器所致者包括脊椎和气管等，中段为心脏，下段可以是迂曲的主动脉。另外，上段食管还可以由血管走行异常所致。通过 EUS 检查可以确定。

治疗　随诊观察

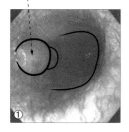

柔软的隆起

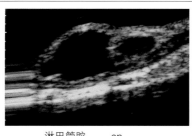

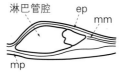

淋巴管腔　　ep
mm
mp

食管淋巴管瘤 [14]

lymphangioma of the esophagus

　　10mm 左右的半球形隆起，有透明感，被覆正常的黏膜。
　　EUS 下于黏膜下层可见有分隔的低回声肿物。

治疗　随诊观察

❶ 隆起性病变

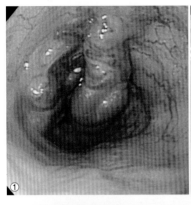 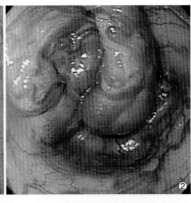

①、②食管下段至中段可见连续的隆起性病变，呈柔软的结节状，下段食管的隆起呈串珠状。而且隆起的表面可见发红的蚯蚓状隆起。静脉曲张的内镜所见为 Lm F_3 Cb RC_2 (RWM)。

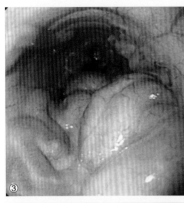 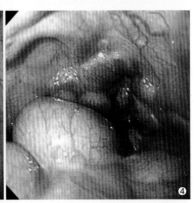

③、④食管下段至上段可见1条结节状的曲张静脉和3条串珠状的曲张静脉。为出血的危险性很高的曲张静脉。记为 Ls F_3 Cb RC_2 (RWM)。

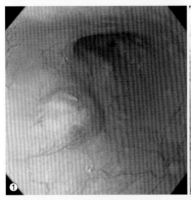 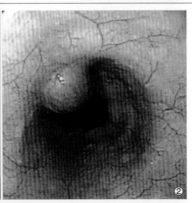

①半球形隆起，被覆蓝色的正常黏膜，质软。

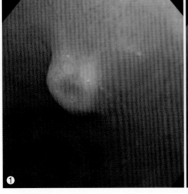 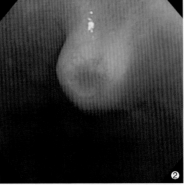

①可见大小为 10mm 的白色隆起性病变，中心呈白齿状凹陷。
②隆起明显，推测肿块的发育增殖是以黏膜下为中心。

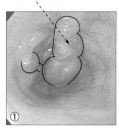

柔软的串珠状隆起

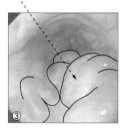

肿大的串珠状曲张静脉

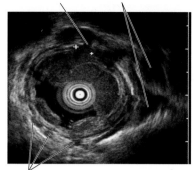

静脉支　　　　　并行的食管旁静脉
(perforating vein)　(paraesophageal vein)

壁内的食管旁静脉（peri-esophageal vein）

食管静脉曲张 [15]

esophageal varices

　　从食管下段至食管中段可见 1 条结节状的曲张静脉，隆起的表面可见发红的蚯蚓状隆起。为出血危险性很高的曲张静脉。出血危险性很高的曲张静脉应该积极进行治疗以预防曲张静脉出血。

EUS 非常有助于了解食管静脉曲张的血行状态。可以观察食管壁内外的血行通路（壁内的食管旁静脉、并行的食管旁静脉、静脉支），并对内镜下治疗食管静脉曲张的安全性及有效性进行评估。

治疗　内镜下治疗（EIS，EVL）

食管血管瘤 [16]

hemangioma of the esophagus

　　大小不定、较软的蓝色~蓝紫色的半球形肿瘤，有的多发，超声内镜下为存在于黏膜下方~黏膜下层的高回声肿块，有时内部有低回声部分。出血的情况极其少见。

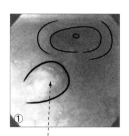

蓝色的半球形隆起

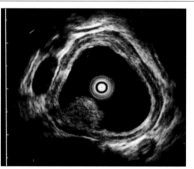

EUS 下，黏膜下层可见低回声肿块。

治疗　随诊观察

食管颗粒细胞瘤 [17]

granular cell tumor of the esophagus

　　多见于男性，略呈黄色的臼齿状，肿瘤从黏膜固有层至黏膜下层，有时侵及固有肌层。活检大多可以做出诊断。组织学上细胞核较小，S-100 蛋白染色阳性。

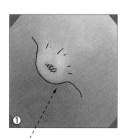

白色的臼齿状隆起

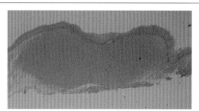

EMR 标本。可见以黏膜下层为中心的颗粒细胞的增殖。

治疗　EUS 下限于 sm 的可行 EMR，深者需要外科手术切除。

❶ 隆起性病变

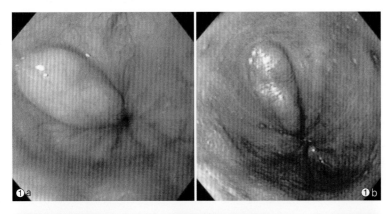

①可见被覆正常黏膜的白色隆起 (a)，碘染色 (b)。

①a ①b

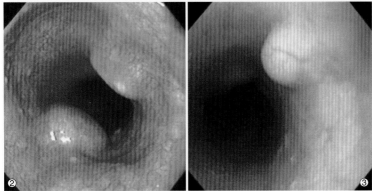

②左右均可见半球状隆起，用钳子压迫也不能移动。
③白色半球状小隆起，用钳子压迫可移动。

❷ ❸

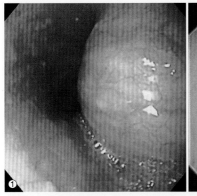

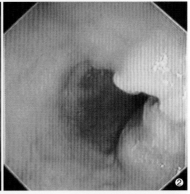

①可见被覆正常黏膜的半球状肿瘤。
②病变隆起中央有深凹陷。

❶ ❷

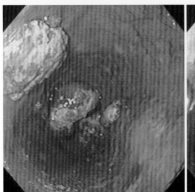

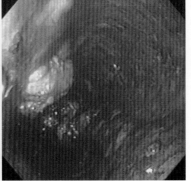

食管下段环形病变，口侧半球状隆起呈纵状排列。

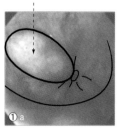

隆起的表面为正常黏膜

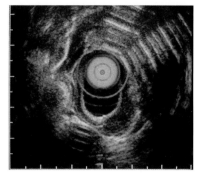

食管平滑肌瘤 [18]

leiomyoma of the esophagus

在食管黏膜下肿瘤中最多见，为半球形肿瘤，质硬，被覆正常黏膜，来源于黏膜肌层及固有肌层。来源于黏膜肌层的，用活检钳可以推动，超声内镜下为与黏膜肌层、固有肌层相连的低回声性肿瘤，其内可有淡淡的点状回声或伴有声影的点状高回声。有的为多发。

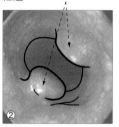

被覆正常黏膜的半球形隆起

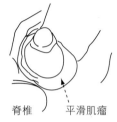

脊椎   平滑肌瘤

与第 4 层相连的低回声肿瘤。

治疗 较大的或者怀疑为恶性的，外科手术切除。达黏膜肌层者可行 EMR 治疗，达固有肌层者可行核出术（镜下）。

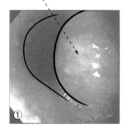

表面光滑的隆起

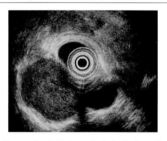

在第 4 层与连续低回声内部存在不均一斑点的低回声肿瘤。

食管平滑肌肉瘤 [19]

Leiomyosarcoma of the esophagus

占食管恶性肿瘤 2% 以下，多发病于食管下段，60 岁左右男性居多。影像呈黏膜下肿瘤，但也可伴肿瘤顶部溃疡形成。

EUS 有效。通过对溃疡部活检或者不伴溃疡肿瘤的 EUS 下穿刺细胞学检查来确诊。

治疗 外科手术切除

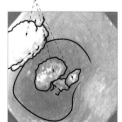

多发性隆起

壁内转移灶 [20]

Intramural metastasis

食管癌可向食管壁内以及胃壁内转移。据报道转移的概率为 7%~14%。确诊壁内转移的病例经血行转移能力强，预后差。

治疗 化学疗法或外科手术切除

食管 ①

❶ 隆起性病变

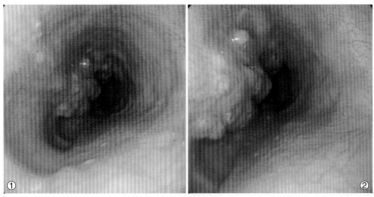

①、②可见高度在 2mm 以上的蕈伞状隆起，考虑向黏膜下层浸润。

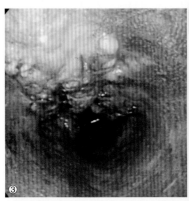
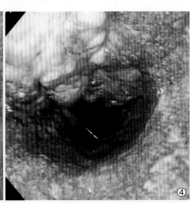

③、④碘染色下，蕈伞状隆起上大致呈现一致性碘不染色。

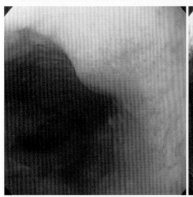
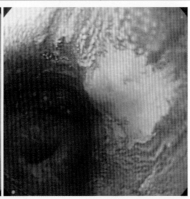

可见略呈红色的 1~2mm 的小隆起。碘染色未着色。

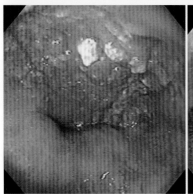
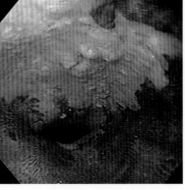

可见大小不等的颗粒状隆起。碘染色未着色。

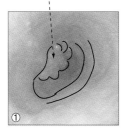

葶伞状隆起

0–I 型食管癌 [21]

Type 0–I esophageal carcinoma

息肉状蒂部细，浸润深度达黏膜的肿瘤多为 sm 癌。

混合型的 0-Ip+ Ⅱb 以及 0-Ip+ Ⅱc，多考虑为癌肉瘤等特殊组织类型。

食管 ❶

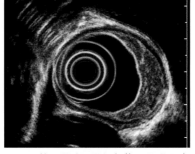

EUS 下第 4 层（肌层）完整，呈现巨大的黏膜下层浸润（sm3）。

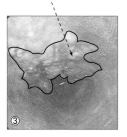

碘不着色的隆起

治疗 外科手术切除

1~2mm 的小隆起

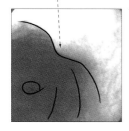

隆起性食管癌

根据隆起型浸润癌的高度、浸润深度可分为 1 型、0-I 型以及 0-Ⅱa 型。高度在 2mm 以下时，为 0-Ⅱa 型，浸润深度在黏膜内，高度在 2mm 以上时，为 0-I 型，考虑浸润深度达黏膜下层。在大肿瘤中，被认为无可动性向固有肌层更深处浸润的肿瘤为 1 型。隆起型食管癌与凹陷性相比，虽然是大肿瘤，但是浸润深度浅的情况较多，并且组织型也以鳞癌以外的组织型居多。

0–Ⅱa 型食管癌 [22]

Type 0–Ⅱa esophageal carcinoma

如果肿瘤为高度在 1mm 以下的平坦的隆起，则为 m1 癌；如果为 1~2mm 的颗粒状隆起，考虑向黏膜固有层浸润（m2）。

治疗 深度为 m1、m2 的可以内镜下切除。

0–Ⅱa +Ⅱc 型食管癌 [23]

Type 0– Ⅱa+ Ⅱc esophageal carcinoma

0-Ⅱa 型的混合型中，有 0- Ⅱa+ Ⅱ，0- Ⅱa+ Ⅱc 型。0- Ⅱa+ Ⅱc 应考虑向黏膜肌层和黏膜下层浸润。

0–I	2 mm 以上		
	I pl	I sep	I p
0–Ⅱa	高度 2mm 以下		
1			

根据形态可分为息肉型、葶伞型、丘疹型、上皮下肿瘤型等。

颗粒状隆起

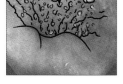

治疗 如果向 sm 更深处浸润则外科手术切除治疗

① 隆起性病变

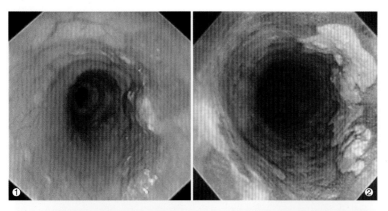

①、②可见红色的颗粒状凹陷及其中央的 3 ~ 4mm 白色隆起。

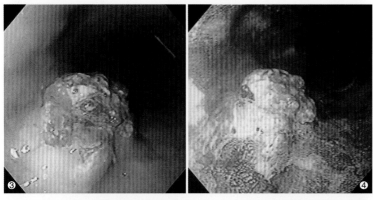

③、④可见凸凹不平、易出血的隆起性病变。

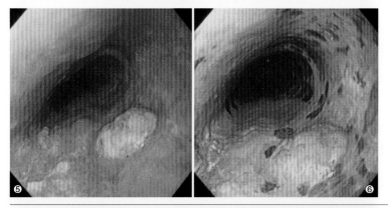

⑤浅凹陷的中央有一略呈白色、4 ~ 5mm 的隆起性病变。
⑥碘染色时全周不着色。

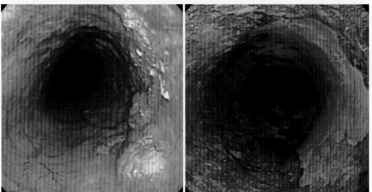

可观察到具有大小不等隆起的颗粒状隆起。

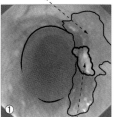

红色凹陷

结节状隆起

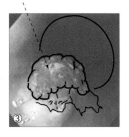

隆起的顶端凸凹不平

③

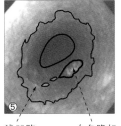

⑤

浅凹陷　　　白色隆起

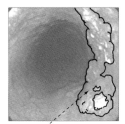

颗粒状隆起

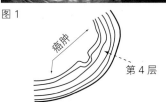

8 7
6
9
5
2 1
3
4

图 1

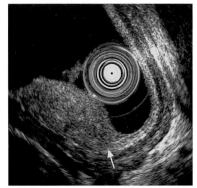

图 2

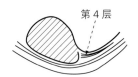

癌肿

第 4 层

第 4 层

1 型的鉴别

因为 1 型浸润到固有肌层，蠕动中断，可见伸展变形。

超声内镜下深度的诊断

内镜下表浅型食管癌使用细探头（20 ~ 30MHz）比较容易分辨，使用 20~30 MHz 的探头时食管壁分为 9 层，第 1、第 2 层相当于黏膜上皮，第 3 层为黏膜固有层，第 4 层为黏膜肌层，第 5 层为黏膜下层，第 6 层是环行肌，第 7 层为结缔组织，第 8 层为纵行肌，第 9 层相当于外膜（图 1）。

低回声的癌肿根据其所破坏的最外层进行诊断。

M1（Tis）：食管壁分为 9 层时，限于 1、2 层，癌肿下第 3 层完整。

M2（lpm）：第 3 层可见浸润像，其下的第 4 层完整（图 1）。

m3 ~ sm1（mm ~ 侵及部分 sm）：癌肿下第 4 层断裂，第 5 层完整。

sm2 ~ sm3（T1b）：癌肿下第 4 层断裂，第 5 层变窄，或者第 5 层完全断裂但第 6 层完整（图 2）。

治疗

①② 0–Isep+ Ⅱc，sm，手术切除

③④ 0–Isep+sm，手术切除

⑤⑥ 0–Isep+ Ⅱc，sm，手术切除

食管基底细胞癌 [24]

basaloid carcinoma of the esophagus

　　与一般的鳞癌相比预后差，有时一部分表现为鳞癌，表浅的多为隆起型。进展期为不规则的溃疡型，多侵袭静脉，亦称为类基底细胞癌。

治疗 外科手术切除

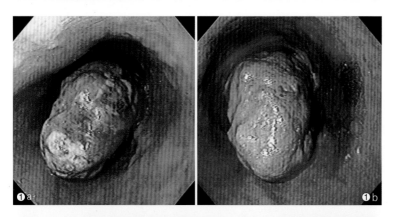

①有蒂的隆起，蒂周围可见红色绒毛状的黏膜。

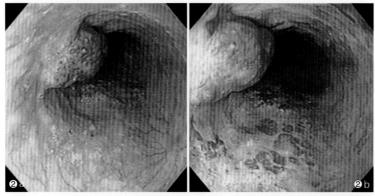

②亚蒂性隆起及周围的浅凹陷。

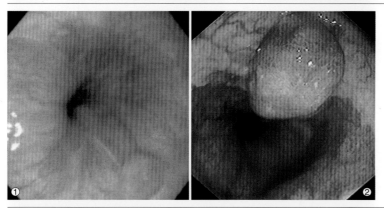

①黏膜呈红色、舌状，先端可见1～2mm 的隆起。
②周围黏膜发红，可见亚蒂性病变。

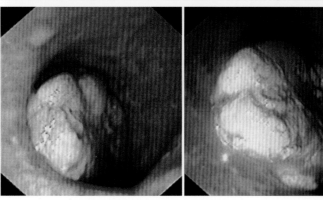

从食管胃连接处至胃，凸凹不平的隆起性病变，碘染色不着色。

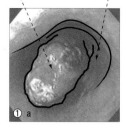

有蒂性隆起　　发红

① a

亚蒂隆起

② a

浅凹陷

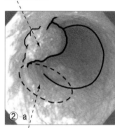

食管癌肉瘤 [25]

carcinosarcoma of the esophagus

　　1864 年，Virchow 提出癌肉瘤（carcinosarcoma）的概念。日本自从 1929 年杳挂报道第一例以来，已报道了 150 例以上，癌肉瘤分为由上皮成分变为纺锤形细胞的所谓癌肉瘤、间叶系细胞反应性增殖的假肉瘤、间叶系部分为真正的间叶系肿瘤由来的真性癌肉瘤三种。真性癌肉瘤较少，多认为肉瘤样成分是癌细胞的异型、炎症引起的变性。

　　癌肉瘤的肉眼特征：93% 为息肉样肿瘤，伴有向周围上皮内伸展。

　　深度较浅，sm 最多，脉管侵袭率很高，半数有淋巴结转移。

治疗　外科手术切除

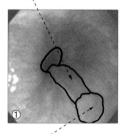

Barrett 上皮　　　　　　　癌

①

1~2mm 的隆起　　　　　Barrett 上皮

②

Barrett 上皮内的食管 [26] 腺癌

adenocarcinoma in Barrett's esophagus

　　发生于 Barrett 食管的腺癌，发生于约 5% 的 Barrett 食管，早期诊断困难，应注意颜色的变化、黏膜面的小的凸凹变化，谨慎地活检。

治疗　外科手术切除

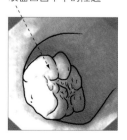

表面凹凸不平的隆起

贲门癌 [27]

Carcinoma of the esophagogastric junction

　　此部位的腺癌发生于胃贲门腺、Barrett 上皮以及食管腺。

治疗　外科手术切除

食管 ❶

❷ 平坦性病变 （1）有颜色变化的病变

从所见到诊断

①要注意发红、白色混浊、黏膜失去光泽、黏膜无透明感、正常的血管网消失等色调的变化。

②发红可见于各种原因（反流性、药物性、感染性、物理因素、全身性疾病等）引起的食管炎、Barrett 上皮及 Barrett 食管、食管异型增生（dysplasia）、食管癌等。

③呈白色~灰白色、白色混浊可见于糖原棘皮症、局限性食管炎、食管癌等。

④呈褐色以及黑褐色的病变可见于食道黑色素沉着症。

（1）发红的病变

发生率高的病变	发生率低的病变
·良性	·良性
·交界性	Barrett 食管（Barrett's esophagus）[29]
食管异型增生（dysplasia of the esophagus）[28]	·恶性
	0–Ⅱb 型食管癌（Type 0–Ⅱb esophageal carcinoma）[32]

（2）呈褐色或其他色调变化的病变

发生率高的病变	发生率低的病变
·良性	·良性
糖原棘皮症（glycogenic acanthosis）	食管黑色素沉着症（melanosis of the esophagus）[30]
	各种原因所致的局限性食管炎（localized esophagitis）[31]
	·恶性
	0–Ⅱb 型食管癌（Type 0–Ⅱb esophageal carcinoma）[32]

基本病变的鉴别诊断

1）糖原棘皮症与局限性食管炎

	糖原棘皮症	局限性食管炎
内镜像 （碘染色）		
肉眼所见	灰白色的扁平隆起，边界清楚，表面凸凹不平	白色的扁平病变，边界不清，表面比较平坦光滑
碘染色所见	浓染，表面呈微细的颗粒状	碘染色有的区域不着色

2）食管异型增生与 0-IIb 型食管癌

	食管异型增生（dysplasia）	0-IIb 型食管癌
内镜像 （碘染色）		
肉眼所见	一般无法观察	无凸凹的病变
大小	多为 5mm 以下	多为 10mm 以上
颜色	有时仅有点发红，有时可见有白苔样的附着物	黏膜的光泽消失，失去正常的黏膜血管透见，黏膜呈不透明感以及粗糙，可有发红
碘染色所见	根据 dysplasia 的程度可以淡染至不染	不染，多见与正常黏膜同样的环状走行的皱襞

❷ 平坦性病变 （1）有颜色变化的病变

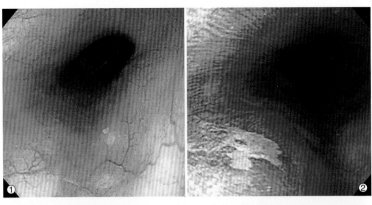

①通常的内镜检查可见在血管透见像中有不透明感，但是无明确所见。

②碘染色可见轻度的淡染。

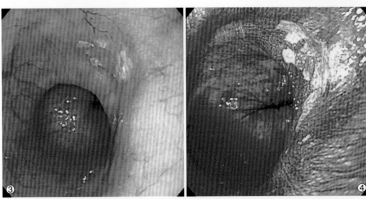

③通常的内镜检查可见白苔样物附着，无血管透见。

④碘染色可见淡染。

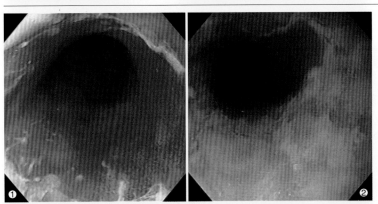

①食管下部～中部可见黏膜面呈发红的绒毛状，与食管黏膜（鳞状上皮）的界线清楚，与肛侧的贲门上皮的界线不清，碘染色不着色。

②在 Barrett 食管的口侧食管黏膜（鳞状上皮）可见反流性食管炎。

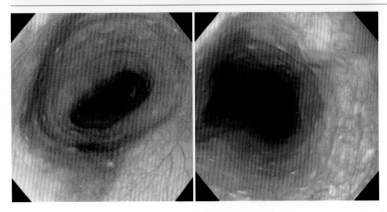

通常的内镜检查可见呈黑褐色或者褐色。

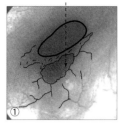

轻微的不透明感

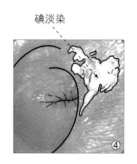

碘淡染

食管异型增生 28

dysplasia of the esophagus

通常的内镜检查无法诊断。有时仅有少许发红。部分可见白苔样附着物。

碘染色时轻度异型增生与癌的明显不着色不同，可见淡染，有时与癌鉴别困难，需取活检。

食管 ❷ (1)

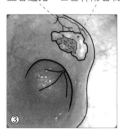

血管透见　白苔样附着物

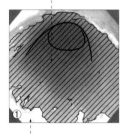

碘淡染

治疗 活检诊断为轻度～中度异生时需每隔 1 年随诊观察，重度异生时需行内镜切除。

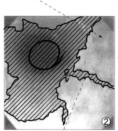

发红的黏膜

食管黏膜

Barrett 食管 29

Barrett's esophagus

与反流性食管炎相关，因为炎症使食管黏膜柱状上皮化，这种变化是指累及食管胃连接处口侧全周 3cm 以上。多伴有食管裂孔疝，与脱出的贲门黏膜的界线不清。

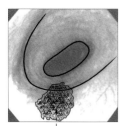

食道黏膜

反流性食管炎

治疗 随诊观察

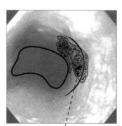

界限不明的茶褐色区域

界限不明的茶褐色区域

食管黑色素沉着症 30

melanosis of the esophagus

食管黏膜有黑色素以及类黑色素物质沉着，肉眼见黏膜呈褐色至黑褐色，碘染色时与正常黏膜着色相同。多为小的、颜色较淡的色素斑，如果不注意，很容易漏诊。

治疗 随诊观察

❷ 平坦性病变 （1）有颜色变化的病变

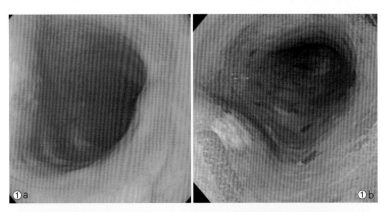

①可见局限性发红的区域 (a)。碘染色呈淡染区域 (b)。

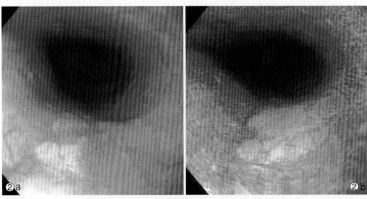

②可观察到食管中段白色的扁平隆起病变 (a)。碘染色呈现轻度的淡染 (b)。

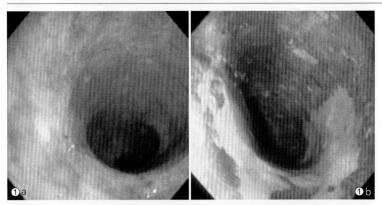

①在一般内镜检查下，可见稍白色不透明感的区域 (a)。血管透见像中一部分不明了，未见凹凸改变。

在碘染色中，可见约半周的未着色带 (b)。

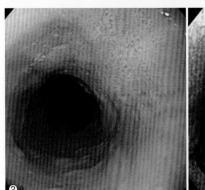
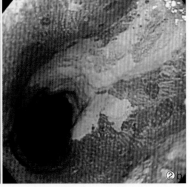

② (a) 病变部位全部呈现为发红与褐色的混杂区域，其中可见异常血管像，即树枝状血管网构造紊乱、血管扩张、蛇行、不整、血管粗细不同等特征。

(b) 碘染色呈现不染色区域。

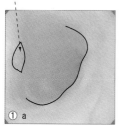

发红黏膜

① a

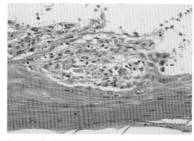

仅可见轻度炎症细胞浸润，未见恶性变化。

局限性食管炎 [31]

localized esophagitis

以食管黏膜的颜色变化为主（白色混浊型和红色型），白色混浊型可见黏膜增厚，白色，不透明。无血管透见。碘染色不着色，边缘平滑，较少见癌样的不着色地图形。

红色型因黏膜弥漫性发红，很难观察到血管透见。

①原因不明的食管炎。

②感染性食管炎。

食管 ❷ (1)

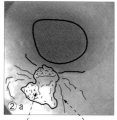

② a

白色隆起　血管透见

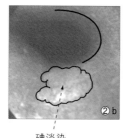

② b

碘淡染

治疗 因为①或②与 dysplasia 以及癌的鉴别困难，需行 EMR。如果能够诊断为良性（食管炎），则可以随诊观察。

0-Ⅱb 型食管癌 [32]

Type 0 ~ Ⅱb esophageal carcinoma

本型癌的浸润深度一般达 ml（鳞癌），碘染色时可见与正常黏膜相同的环状走行的皱襞。

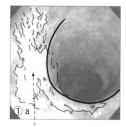

① a

稍白色不透明感黏膜

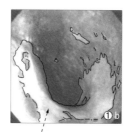

① b

大约半周的碘未着色区域

褐色黏膜内可见异常血管

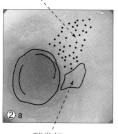

② a

稍发红

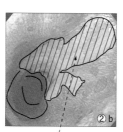

② b

碘未着色区域

治疗 内镜切除

❷ 平坦性病变　　（2）有糜烂表现的病变

从所见到诊断

①根据病变的部位（如果为反流性，则在食管下段中心；如果为药物性及物理因素，则在生理狭窄部），周围食管黏膜的状态（有无白色浑浊、发红等），可预测食管炎。

②根据糜烂的形态是单发还是多发，凹陷面的形态（圆形、椭圆形、不规则形状），边缘的状态（图），凹陷面的状态（有无上皮缺损，是平滑还是呈颗粒状），可以判断良恶性和浸润深度。

③呈糜烂状态的病变，食管炎（反流性、药物性、物理因素）、食管癌多见。

④根据色素内镜下碘未着色的有无及其状态，比甲苯胺蓝染色的染色状态（浓染、淡染、染色模样）更能鉴别良恶性。

⑤超声波内镜可检查病灶的厚度以及浸润程度。

⑥此外，与特异性呈糜烂改变的病变，不仅要考虑其内镜所见，还要从其病史、既往史出发，更确切地进行诊断。

（1）仔细询问既往史（胃十二指肠溃疡、幽门螺杆菌杀菌治疗、哮喘、外伤、药物服用情况：高血压药物、钙剂等）。

（2）多伴自觉症状（胸痛、胸部烧灼感、异物感、狭窄感等）。

发生率高的病变	发病率低的病变
· 良性	· 良性
食管异位胃黏膜岛（ectopic gastric mucosa of the esophagus）[33]	腐蚀性食管炎（corrosive esophagitis）[36]
反流性食管炎（reflux esophagitis）[34]	外伤性食管炎（traumatic esophagitis）[37]
· 恶性	药物性食管炎（drug-induced esophagitis）[38]
浅表型食管癌（Type 0-Ⅱc esophageal carcinoma）[35]	剥脱性食管炎（esophagitis caused by dissection）[39]
	感染性食管炎（病毒、细菌）（infectious esophagitis）
	Barrett 上皮（Barrett's epithelium）[40]
	· 交界性
	食管异型增生（dysplasia of the esophagus）

Grade 0-N

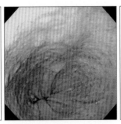

Grade 0-M
微白浊、发红

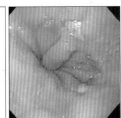

Grade A
长径 5mm 以下的黏膜异常

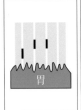
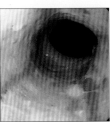

Grade B
长径 5mm 以上的黏膜异常、不连续

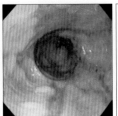

Grade C
1 处黏膜异常连接 2 条以上的黏膜皱襞，
病变范围较广但未累及全周

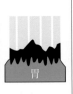
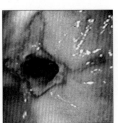

Grade D
全周性黏膜异常

反流性食管炎的分类

基本病变的鉴别诊断

1）表浅型食管癌与食管炎

	表浅型食管癌	食管炎
内镜像		
部位	各种各样	EGJ、多发生于食管下段
肉眼形态	发红	线状、三角形、中央发白
伴随表现	各种各样	在同一部位多发、周围黏膜呈白色线状
碘染色所见	边界清楚的不染区域 	中央不着色，边缘呈羽毛样浓染

2）0-IIc 型食管癌与异位胃黏膜岛

	0-IIc 型食管癌	异位胃黏膜岛
内镜像		
部位	各种各样	食管入口处
肉眼所见	地图样、不规则形状	圆形～椭圆形，有时有两处
颜色	发红	棕褐色
凹面	平坦～颗粒状	凹面平坦～绒毛状
碘染色所见	边界清楚的不着色区域 	不着色

❷ 平坦性病变 （2）有糜烂表现的病变

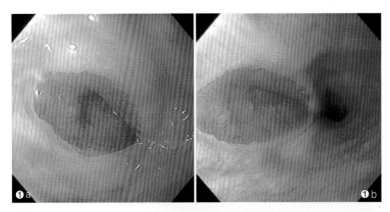

①食管入口附近橘红色呈绒毛状的椭圆形病变，边缘为白色。

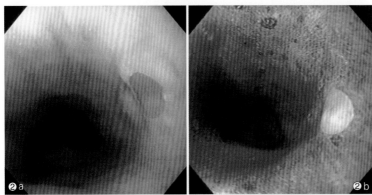

②食管上段可见一发红的椭圆形病变，碘染色不着色。

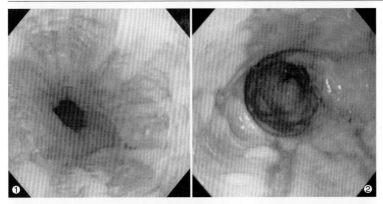

①食管胃连结处上见一直径 5mm 以下的纵行糜烂，LA 分类 Grade A。

②食管胃连结处上 3 ~ 4cm 可见一纵行糜烂，右侧壁已愈合，Grade C。下方可见红色的 Barrett 上皮 Grade C。

③胃全切术后，碱反流性食管炎。中间的食管黏膜呈白浊状。

全周性食管炎。Grade D 的全周性糜烂。

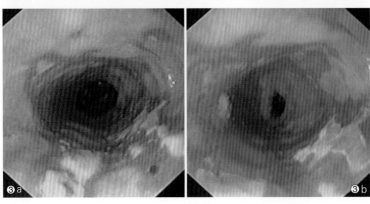

绒毛状发红

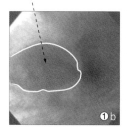

①b

食管异位胃黏膜岛 [33]

ectopic gastric mucosa of the esophagus

多为食管入口处及食管胃连结处上方呈岛状的柱状上皮，形状可呈类圆形、椭圆形、不规则形状等多种多样。颜色为橘红色至绒毛状发红，边缘清楚，大小多种多样，偶有合并腺癌。

食管❷ (2)

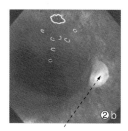

②b

呈白色，碘染色不着色

治疗 随诊观察

糜烂

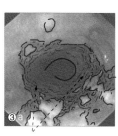

①

反流性食管炎 [34]

reflux esophagitis

食管下段可见细长纵行的椭圆形发红、中央为线状白苔，一般为多发。碘染色时可见周围深染，进行碘染色时患者可伴有剧烈的胸痛。在食管胃连接处取活检后，有时止血困难。

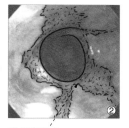

②

浅凹陷融合

食管胃连接处

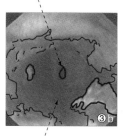

③a   ③b

糜烂   Barrett 上皮

治疗 药物疗法

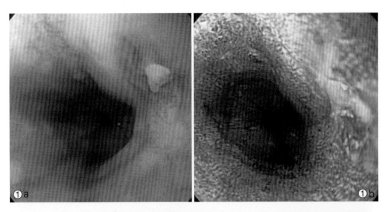

①在食管中段的中央处可见伴白浊肉芽的糜烂。碘染色未着色。

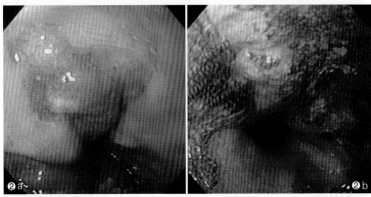

②在食管胃连接处上部，可见界限明确的红色绒毛状浅表凹陷性病变。碘染色未着色。

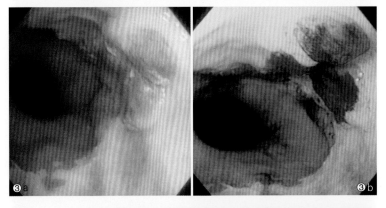

③在食管胃连接处上部中央区，可见伴白苔并粗大凹凸不平的凹陷。甲苯胺蓝染色下相同部位被染成蓝色浓染。

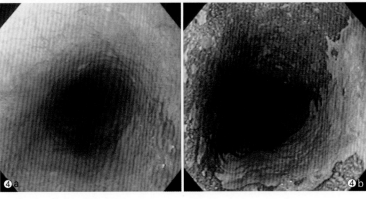

④在食管中段界限分明的红色绒毛状浅凹陷内，可见颗粒状凹凸不平的病变。碘染色未着色。

充血，中央白浊肉芽

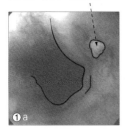

①a

白浊绒毛状凹陷

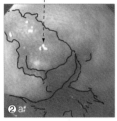

②a

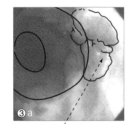

③a

粗大的凹凸不平的凹陷

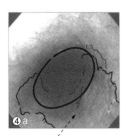

④a

表浅发红黏膜

早期食管癌是指浸润深度达黏膜层，不伴有淋巴结转移的食管癌。表浅型食管癌指癌浸润至黏膜下层而不考虑有无淋巴结转移。表浅癌的浸润深度分类：m1: 仅限于黏膜上皮；m2: 浸润至黏膜固有层；m3: 浸润至黏膜肌层或部分浸润至黏膜肌层；sm1: 浸润略超过黏膜肌层；sm3: 浸润达固有肌层；sm2: 浸润深度在 sm1 与 sm3 之间。表现为糜烂的属于 0- Ⅱc（轻度凹陷型）。这种型在表浅型癌中最多见。如果周围伴平坦型病变，为 0- Ⅱc+ Ⅱb；浅凹陷内可见隆起型成分为 0- Ⅱc+ Ⅱa；要先记下明显的所见。一般这种型浸润至黏膜层，但有 20% ~ 30% 为 sm 癌，很难对浸润深度进行诊断。

① 0- Ⅱc 型食管癌，m1
② 0- Ⅱc 型食管癌，m2
③ 0- Ⅲ 型食管癌，sm2
④ 0- Ⅱc 型食管癌，m3

碘染色

用喷洒管在食管黏膜全程喷洒 1% ~ 3% 的碘，碘化钾溶液 10 ~ 20ml。染色的原理是复层鳞状上皮内（颗粒层内）含有丰富的糖原颗粒，可与碘反应呈茶褐色 ~ 黑色，是一种化学反应。不染色的黏膜缺少或没有糖原颗粒，为上皮恶性变化（食管癌、异型增生）、黏膜缺损、再生上皮、糜烂、溃疡等病变。不染区域在 5mm 以下，呈圆形，或淡染时是正常的。

甲苯胺蓝染色

在黏膜上皮缺损的糜烂面上，噻嗪类碱性色素染色呈蓝紫色；有白苔的溃疡面、厚的癌灶呈蓝色。所以凹陷面不染时或轻微淡染成蓝色时提示病变累及 m1，凹陷面部分蓝色浓染的地方为累及 m2，蓝色浓染的部分较广较浓则怀疑浸润至 sm。通常用 2% 的溶液，充分用水冲洗后，用喷洒管仅在病变处少量喷洒，然后再用水冲洗。双重染色是指用水冲洗后再用碘染色。

治疗 m1、m2 用 EMR。m3、sm1 外科切除或 EMR。sm2 以上外科切除。

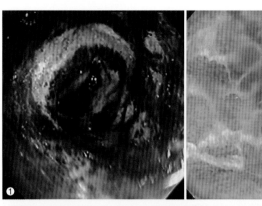

①食管全部变成黑褐色，黏膜有脱落。为药物误饮后立即镜检所见。

②误饮百草枯（除草剂）后第5天镜检所见，食管所有的部分见广范围的糜烂。本例口腔内也见腐蚀性变化。

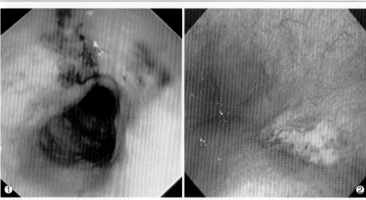

①颈部食管可见伴有纵行血痂的糜烂。

②食管下段的糜烂。

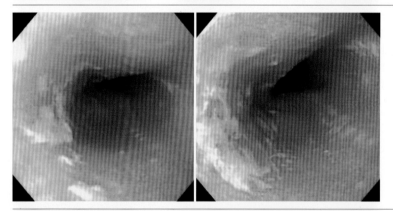

服用药物后，因胸痛来院治疗。

可见白苔，洗净后露出发红的糜烂面。

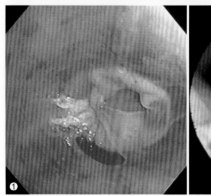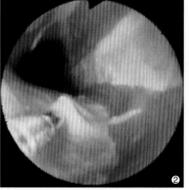

①进食酥饼后突然胸痛、吐血来诊。可见食管黏膜上皮层中间广泛的剥离。食管黏膜的一部分受损，可见从受损部位剥脱的膜样黏膜表皮。

②可见剥脱的黏膜上皮，呈薄膜状。

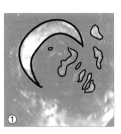

食管全部变为黑褐色，
黏膜脱落

腐蚀性食管炎的分类
根据程度分类
①充血及黏膜表层脱落
②食管壁全层受损
③累及食管周围组织
根据时间分类
①急性坏死期
②溃疡肉芽肿期
③瘢痕形成期

腐蚀性食管炎　　36

corrosive esophagitis

　　因自杀或误饮强酸、碱等腐蚀性化学物质，导致广泛的食管、胃黏膜的全层受损。急性期行内镜检查可能导致穿孔，内镜所见因时间及程度而不同。

治疗　药物疗法

伴有血痂的糜烂

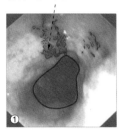

呈白浊糜烂

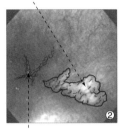

糜烂

外伤性食管炎　　37

Traumatic esophagitis

　　物理性刺激引起的糜烂溃疡。见于进食烤鱿鱼、年糕等热的食物后以及放射线治疗的照射范围内等。

治疗　药物疗法

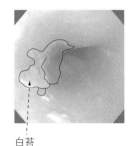

白苔

药物性食管炎　　38

Drug-induced esophagitis

　　抗生素、镇痛药、KCl 制剂等以少量水服下，或不伴水服下时可引起药物性食管炎。
　　发病部位多为生理性狭窄部。10 日左右可治愈。

治疗　药物治疗

剥离的食管黏膜上皮

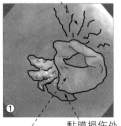

黏膜损伤处
白色的膜样圆筒状物
（剥离的上皮）

剥脱性食管炎　　39

esophagitis caused by dissection

　　食管黏膜仅上皮有广泛的剥离，可见白色的圆筒状的膜样物，黏膜较弱的部分可见龟裂、剥离。有呕血、咽下痛、呕吐、食管堵闷感等症状。

治疗　禁食、药物疗法

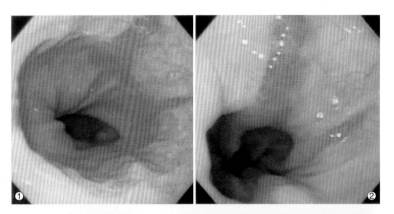

在食管下段纵行血管网下段口侧部，可见腺上皮呈星状、舌状。①黏膜面平坦；②黏膜面发红增厚。这种情况有可能为绒毛状黏膜。

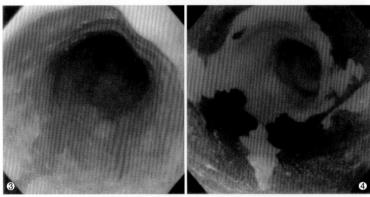

通过碘染色，Barrett 上皮与食管黏膜界限分明。全周可见 1~3cm 的 Barrett 上皮。

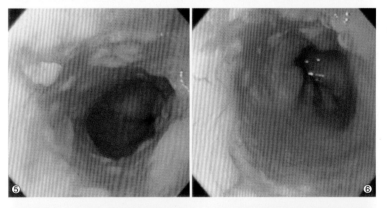

Barrett 上皮达到 3cm 以上者，即 Barrett 食管。口侧可见糜烂。

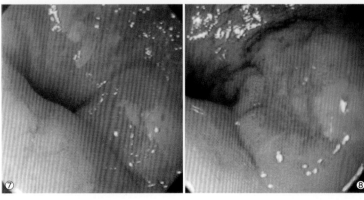

Barrett 上皮下端可见白色糜烂，周围发红。用靛胭脂染色，可见糜烂周围发红黏膜与正常黏膜的界线。

Barrett 上皮

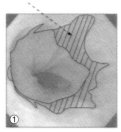

①

Barrett 上皮

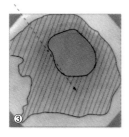

③

Barrett 上皮

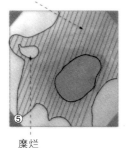

⑤

糜烂

m 癌

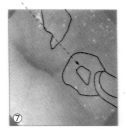

⑦

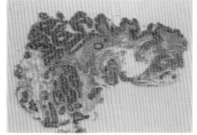

可见柱状上皮下固有食管腺。

色素内镜（也用于监测目的）

用龙胆紫（crystal violet，CV）染柱状上皮，适用于观察腺管开口类型。绒毛类型可提示肠上皮化生，不规则类型癌的可能性高。用亚甲基蓝（MB）染肠上皮化生，异型增生及癌的部分为非着色部。内镜窄带成像术（NBI）可观察血管类型，粗大、异常的血管癌的可能性高，可用于癌的范围诊断。

Barrett 腺癌

起源于特殊柱状上皮（SIM）。除了 Barrett 上皮口侧多发的、充血、隆起、凹凸不平的黏膜等病变表现，使用 MB 以及 CV 的色素内镜，使用喷洒醋酸的扩大内镜，与 NBI 联合的扩大内镜等也有助于诊断。

Barrett 上皮 [40]

Barrett's epithelium

也称作柱状上皮化食管 columnar-lined esophagus（CLE）with specialized intestinal metaplasia（SIM）。

病理学上，伴随肠上皮化生的黏膜，固有食管腺的存在，黏膜肌板呈现出二重构造。

在内镜下，食管下部栅状血管网下段以及胃体部皱襞上段成为食管胃连接处，其口侧可见柱状上皮。栅状血管网不明显时，残存的鳞状上皮岛的口侧碘剂不着色。

此外，3cm 以下的称为 short segment Barrett's esophagus（SSBE），3cm 以上的称为 long segment Barrett's esophagus（LSBE），食管胃连接处的确定对于 SSBE 的诊断很重要。

食管 ❷ (2)

m 癌

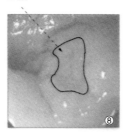

⑧

治疗 随诊观察

87

❸ 凹陷性病变

从所见到诊断

①食管的凹陷性病变分为良性溃疡与恶性溃疡。

②良性溃疡为伴有食管黏膜缺损较深的炎症变化，临床上区别食管溃疡与食管炎较困难。若内镜所见为深凹陷，或有厚白苔者为溃疡，食管炎表现多种多样。

③作为食管溃疡的发生原因，大多数与反流性食管炎发生机制相同。由胃食管反流病（gastroesophageal reflux disease;GERD）引起（溃疡伴反流性食管炎），多合并滑脱疝。

④与反流性食管炎密切关联的 Barrett 食管为距胃食管连接处 3cm 全周性的柱状上皮爬行，Barrett 食管内形成的溃疡称为 Barrett 溃疡。

⑤其他原因还有误服酸碱制剂，内服 NSAIDS 或抗生素引起的药物性食管溃疡，食管异物压迫引起的溃疡，疱疹及 AIDS 引起的病毒性溃疡，Behcet 病，结核，Crohn 病引起的食管溃疡以及原因不明的特发性食管溃疡。

⑥特别是误咽 PTP 包装的东西引起的溃疡，若异物长期放置，有穿孔的危险。

⑦恶性溃疡，发生频率低，多数为 0- Ⅲ 食管癌。

发生率高的病变	发生率低的病变
· 良性 各种原因引起的食管溃疡（esophageal ulcer） ⟦41⟧ ⟦42⟧ ⟦43⟧ ⟦44⟧ ⟦45⟧	· 良性 Zenker 憩室（Zenker diverticulum）⟦46⟧ · 恶性 食管恶性淋巴瘤（malignant lymphoma of the esophagus）⟦47⟧ 0- Ⅲ型食管癌（Type 0- Ⅲ esophageal carcinoma）⟦48⟧

食管溃疡的内镜分类

以胃溃疡的 UI 分类为基准对食管溃疡分类，即远藤等制订的非特异性食管糜烂溃疡性病变的病型分类（1976）：对食管糜烂、溃疡的内镜所见进行分类，结合发生机制，分为以下四型：

Ⅰ型：以下部食管为中心，沿食管长轴成点状，线状，有时成树枝状，相互愈合。

Ⅱ型：存在于食管胃连接处的线状或圆形溃疡，有时横向走行，环绕食管全周。

Ⅲ型：发生于 Barrett 食管的柱状上皮或鳞状上皮与柱状上皮的混合区域内。与胃溃疡相似的圆形或长圆形深溃疡（所谓 Barrett 溃疡）。

Ⅳ型：食管上中部孤立，单发或多发的溃疡性病变。

Ⅰ型为糜烂性病变，Ⅱ~Ⅳ型为溃疡性病变，Ⅰ、Ⅱ型多合并食管裂孔疝。发生机制认为是胃食管反流病（GERD）。Ⅲ、Ⅳ型为食管中上部的孤立性溃疡性病变，周围黏膜若为 Barrett 上皮，则称为 Barrett 溃疡。如果不是 Barrett 上皮则发生机制考虑为 GERD 以外的因素（食物，内服药，咽下物等的刺激），原因不明者也不少。

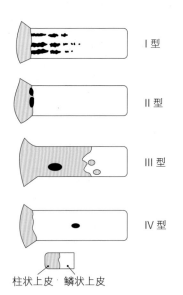

非特异性食管糜烂、溃疡性病变的分类

（远藤，1976）

基本病变的鉴别诊断

	食管溃疡（CMV 引发的溃疡）	反流性食管炎	0- Ⅲ型食管癌
内镜像			
形态			
断面图			
周边隆起	(−)	(−)	(+)
凹陷性状	白苔 (−) 稍深，椭圆形	白苔 (+) 浅 ~ 稍深，地图形	白苔 (+) 深，类圆形
凹陷界线	完整（pouched out） 蚕食 (−)	不完整 蚕食 (−)	不完整 蚕食 (+)
多发性	(+)	(+)	(−)
碘剂分布	仅凹陷部未着色	仅凹陷部未着色	凹陷部及周边隆起的一部分未着色

❸ 凹陷性病变

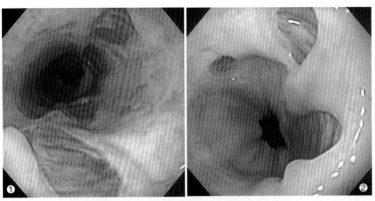

①在食管下段可见多发性凹陷病变。突出疡部未见白苔，周围不见水肿样改变。

②因为无白苔，溃疡底部可见肌层显露。

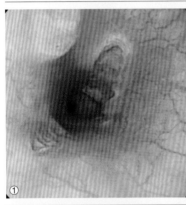
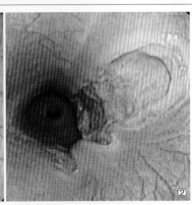

①、②从咽部食管开始在囊状处可见凹陷的憩室。憩室入口部与食管腔的界限壁非常清晰。憩室黏膜上可见蓝色斑点。

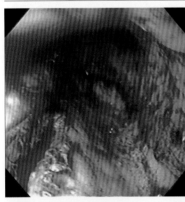
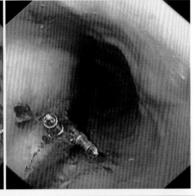

以突然呕血来诊。食管下段至食管中段的纵行溃疡，其中一部分可见喷射性出血，行钛夹止血。

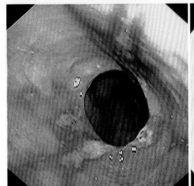
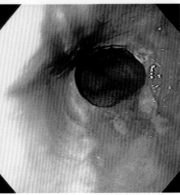

可见食管胃连接处向上纵行的溃疡，2~3条溃疡已愈合，为洛杉矶分类 Grade C。

伴有溃疡复发所致瘢痕狭窄。

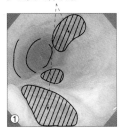

多发突出样溃疡

①

源于巨细胞病毒的 [41] 食管溃疡

esophageal ulcer due to CMV

多为真菌、病毒尤其是巨细胞病毒（CMV）的二重感染，CMV 感染是 AIDS 最重的机会感染，多合并有白色念珠菌性食管炎，内镜下为大小不等的多发性溃疡。

治疗 改善全身状态及抗病毒药的药物疗法

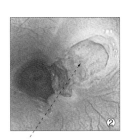

②

穿凿样溃疡黏膜未见变化

源于疱疹病毒的 [42] 食管溃疡

esophageal ulcer due to Herpes virus

因疱疹单纯病毒感染，患者免疫功能不全，易发此病。内镜检查时可见食管中段多发性溃疡形成，活检于细胞核内可见 Cawdry A 型包涵体（Cawdry-type A inclusion body）。

治疗 保守治疗，抗病毒药（acyclovir）

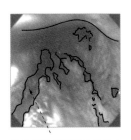

纵行的溃疡及明显的出血

特发性食管溃疡 [43]

idiopathic esophageal ulcer

所谓的 submucosal dissection，多原因不明，食管壁大范围的剥离、溃疡形成，以黏膜下层的剥离为主，有的可见内环型肌层。

治疗 禁食，药物疗法。如有明显的出血，可行钛夹止血等内镜下止血治疗。

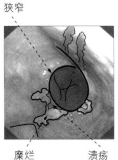

狭窄

糜烂　　　溃疡

伴有反流性食管炎的 [44] 食管溃疡

esophageal ucler due to reflux esophagitis

多伴有食管裂孔疝，发生于食管胃连接处的口侧。反流性食管炎严重者可形成各种各样的溃疡，累及全周时可致食管狭窄。

治疗 PPI 等药物疗法

❸ 凹陷性病变

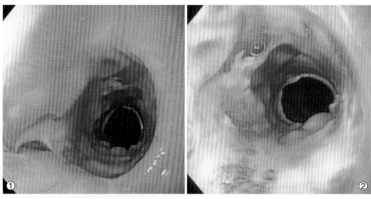

因咽下困难，进行内镜检查，可见食管中段黏膜不规则剥落。其近端及远端界限非常清晰锐利。此外，黏膜脱落部相对较为平坦。其原因为不饮水服用抗生素，之后立即卧床。

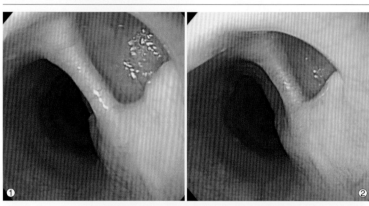

①、②从咽部食管开始在囊状处可见凹陷的憩室。憩室入口部与食管腔的界限壁非常清晰。憩室黏膜上可见蓝色斑点。

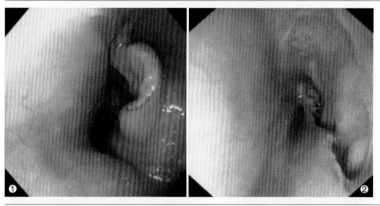

①口侧的远景图片，可见伴随溃疡的耳廓状环堤形隆起，白苔与周围正常黏膜的界线平缓移行。
②病变部可见范围达半周的穿凿样溃疡，白苔厚、污秽，比较平滑。与病变的大小相比，伸展性完整。

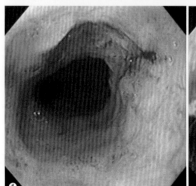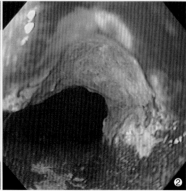

①在食管中段有深凹陷，凹陷周围可见轻度隆起。
②碘染色，凹陷部与周围隆起的一部分不着色。

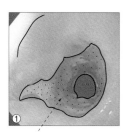

边界清楚的凹陷

药物性食管溃疡 ⑤

drug-induced esophageal ulcer

　　抗生素等药物在食管内停留所致食管炎、食管溃疡。

　　多发生于不饮水服药、就寝前以及卧床时服药，最好发于食管中部，服后有咽下痛及胸骨后烧灼感。

治疗　药物疗法

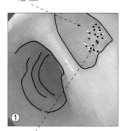

憩室

蓝色斑点

Zenker 憩室 ⑥

Zenker diverticulum

　　也叫咽部食管憩室，是在咽部食管界限附近产生的压迫性憩室。由咽头肌的收缩与食管上段括约肌迟缓的不协调导致。症状为咽下困难、咽头部不适感、咳嗽等，憩室变大可导致声音嘶哑、吸入性肺炎、食管狭窄等。

治疗　无症状者随诊观察，有症状者考虑外科切除。

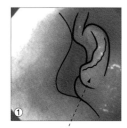

耳廓样的环堤隆起

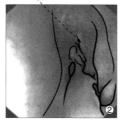

下挖式溃疡

食管恶性淋巴瘤 ⑦

malignant lymphoma of the esophagus

　　非常少见，可见呈黏膜下肿瘤（肿瘤型）及如本例的局限性溃疡型。肿瘤细胞密集增殖于上皮下至黏膜下组织内，纤维组织少，形成伸展性良好的肿瘤。

治疗　根据 stage 分类，应用手术切除、放射治疗、化学疗法的综合治疗。

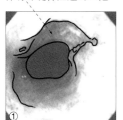

伴有环堤样隆起的凹陷

0-Ⅲ 型食管癌 ⑧

Type 0-Ⅲ esophageal carcinoma

　　高 2mm 以上的隆起（0-Ⅰ型）、深凹陷（0-Ⅲ型），一般为 sm2 以上的表浅性癌。

　　0-Ⅲ型癌定义为"比 0-Ⅱc 深的凹陷性病变，凹陷的底部超过黏膜肌层的癌"。

治疗　外科手术切除

❹ 呈特殊形态的病变

从所见到诊断

①食管的上段、下段附着细颗粒状～块状、呈集簇样的白苔，用水冲洗后不易脱落，考虑为霉菌性食管炎，用活检钳将白苔刮取并行显微镜下检查或者培养，可以明确诊断。还应该观察有无发红、糜烂。

②Crohn病的患者，如果食管出现弥漫性的小圆形凹陷、纵行溃疡、假息肉，考虑为Crohn病。活检结果如果无恶性所见，而可见肉芽肿，则可以确诊。

③少见的感染性疾病，如结核、单纯疱疹、巨细胞病毒感染等。

④功能性病变，食管黏膜正常，如果应用抗胆碱药物，则形态变为正常，所以检查前不给药物，直接进行检查。如果结合食管造影及食管测压，可以做出诊断。

⑤在伴随食管受累的全身性疾病及皮肤病中，有进行性系统性硬化症（PSS）伴发的反流性食管炎等。根据病期的不同，其食管改变也各种各样。

⑥食管气管瘘，于憩室样凹陷的底部可见瘘孔。哮喘反复发作的食管憩室患者，于憩室底部注入泛影葡胺，根据瘘孔造影可以确诊。

发生率高的疾病	发生率低的病变
·良性	·良性
食管静脉曲张（esophageal varices）[49] [50] [51]	食管 Crohn 病（Crohn's disease of the esophagus）[53]
霉菌性（白色念珠菌性）食管炎	食管气管瘘（esophagotracheal fistula）[54]
（candidiasis of the esophagus）[52]	胡桃夹食管（nutcracker esophagus）
食管憩室（diverticulum of the esophagus）[55]	巨细胞病毒引起的食管病变（esophagus cytomegalovirus；CMV）
	食管单纯疱疹〔herpes simplex virus（HSV）of the esophagus〕
	食管结核（esophageal tuberculosis）
	进行性系统性硬化症（硬皮病）
	（progressive systemic sclerosis；PSS）（scleroderma）[56]
	弥漫性食管痉挛症（diffuse esophageal spasm；DES）[57]

食管主要的呈特殊形态的病变

	霉菌性食管炎	食管 Crohn 病	进行性系统性硬化症
内镜像			
X 线像			
黏膜面	附着白苔 偶可见发红、糜烂	阿弗他纵行溃疡 假息肉	糜烂 ~ 溃疡 瘢痕挛缩
其他全身所见	糖尿病 免疫功能低下	既往患有大肠 Crohn 病	既往患有 PSS
其他检查	镜检或者培养	活检	食管测压 蠕动波消失

食管 ❹

❹ 呈特殊形态的病变

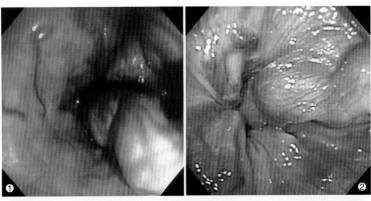

食管下段可见蛇行的曲张静脉，①为红色条纹征（red wale marking），②为血泡样红斑（hematocystic spot）。

内镜所见诊断为 Lm，F₃，Cb，RC（＋）。

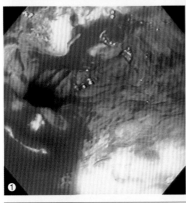
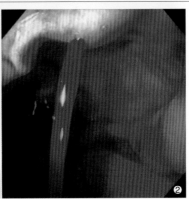

①食管下段可见 2 处 F₁ 曲张静脉渗血（oozing bleeding）。

②食管下段可见 F₂ 曲张静脉喷射性出血（spurting bleeding）。

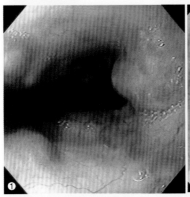
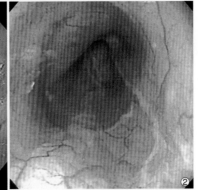

①曲张静脉的血栓形成，呈青铜色（bronze varices）。

②血栓化的曲张静脉纤维化，呈白色条带状（white cord）。

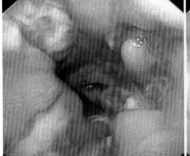
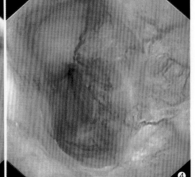

③硬化疗法后形成的溃疡。

④溃疡治疗后的瘢痕。

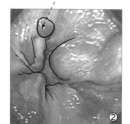

血泡样红斑

食管静脉曲张　49

esophageal varices

　　食管内可见曲张的静脉，根据程度有直行至怒张蛇行。可见提示出血危险的红色条带状（red color sign）。

① 红色条纹征

治疗　硬化疗法或 EVL

F_1 曲张静脉渗血

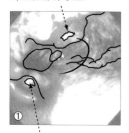

① F_1 曲张静脉渗血

F_2 曲张静脉

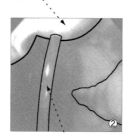

② 喷射性出血

食管静脉曲张出血　50

variceal bleeding of the esophagus

　　出血时可为喷射性出血及渗血。
　　出血危险性很高的曲张静脉为 F_2 以上的曲张静脉，或者与 F 因子无关、有发红等所见的曲张静脉。

治疗　硬化疗法、EVL 止血

淡蓝色曲张静脉

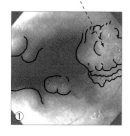

①

白色条带

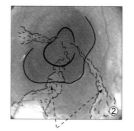

②

食管静脉曲张治疗后所见　51

endoscopic findings after endoscopic injection sclerotherapy for esophageal varices

　　血管内注入硬化剂后形成血栓（bronze varices），血栓纤维化（white cord）。
　　可见硬化剂注至血管外形成的溃疡及治愈后的溃疡瘢痕。

白苔（+）溃疡

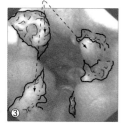

③

毛细血管扩张

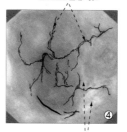

④

白色瘢痕

④ 呈特殊形态的病变

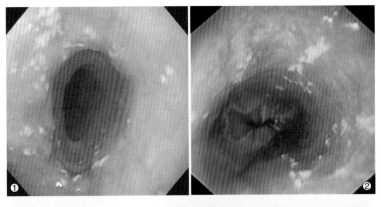

①（Grade Ⅰ）。

②纵行密集的白色小隆起，冲洗后仍不脱落（Grade Ⅱ）。

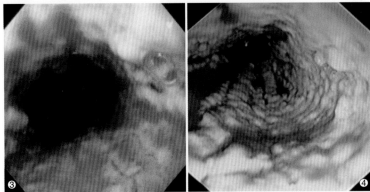

①可见食管全周密集纵行的白苔样隆起（Grade Ⅲ）。

本例为肝硬化病人，主诉有吞咽困难。

②食管全周附着白色的隆起，提示免疫机能低下（Grade Ⅳ）。

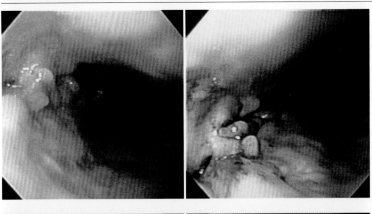

食管中段至下段左侧可见黏膜桥及纵行的多发假息肉。

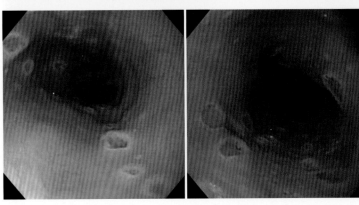

食管全程可见多发小圆形阿弗他样溃疡。一部分呈纵行排列，有愈合的倾向。

Kodsi's 内镜分类

Grade O 正常
Grade I 2mm 以下的白斑，散在分布
Grade II 2mm 以上的白斑，散在分布
Grade III 愈合 溃疡（+）
Grade IV 狭窄

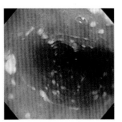

可见密集的颗粒状隆起

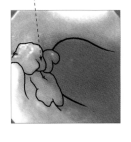

应用抗真菌药后好转

霉菌性（白色念珠菌性）食管炎 52

candidiasis of the esophagus

多发生于高龄、糖尿病、免疫功能低下的患者，严重者可能伴有 HIV 感染。

散在粟粒 – 米粒样的白苔，呈纵行的带状。有时可见于食管全周。培养、涂片可以诊断。

食管

④

治疗 应用抗真菌药

纵行排列的假息肉

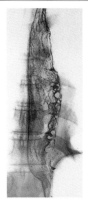

食管左侧可见纵行排列的假息肉

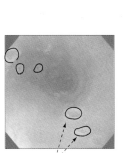

小圆形阿弗他样溃疡

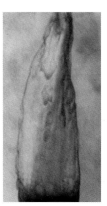

X 线片可见多发大小不等的小凹陷

食管 Crohn 病 53

Crohn's disease of the esophagus

Crohn 病伴随食管病变的非常少，为百分之几～百分之十几。

大多数随着下消化道病变的加重而出现。食管病变作为首发症状出现的，仅占20%。症状主要有吞咽困难、吞咽痛、胸痛等，有时也伴有发热等全身症状。

早期可见多发的小糜烂、阿弗他样溃疡，随着疾病的进展可以出现纵行排列的深溃疡及铺路石样改变。

美沙拉秦、PPI 及糖皮质激素治疗有效。

治疗 药物疗法

❹ 呈特殊形态的病变

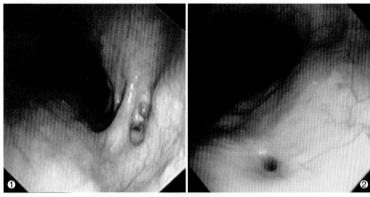

①食管中段可见黏膜桥形成，其底部可见瘘孔。
②食管中段可见，周围黏膜未见异常。

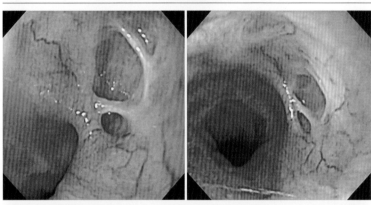

食管下段可见伴有黏膜桥的凹陷，表面被覆正常黏膜。

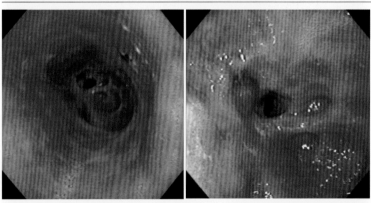

食管全长蠕动消失，食管下段见溃疡愈合后的瘢痕挛缩。

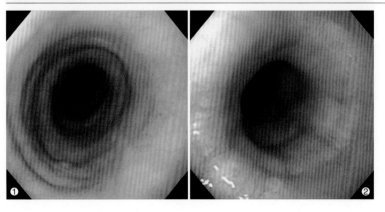

以吞咽困难为主诉来诊。未使用抗胆碱药物而行内镜检查。可见非蠕动性同时性收缩。

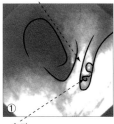

黏膜桥

① 瘘孔

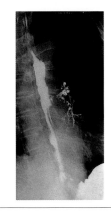

食管造影见钡剂流入左主支气管

食管气管瘘 54

esophagotracheal fistula

①为误吞服异物后形成的食管溃疡，合并气管瘘。

②为先天性、原因不明的气管瘘。

治疗 外科手术切除

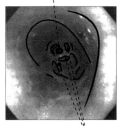

憩室

食管憩室 55

diverticulum of the esophagus

食管壁的局部呈囊状向管腔外突出。

单发或者多发，可以是真性也可以是假性憩室，好发于生理性狭窄的附近。

分类根据发生机制分为压出（真性）、牵拉（假性）、压出、牵拉。

气管分叉处憩室占 70%~80%，大多数为牵拉所致。

治疗 随诊观察

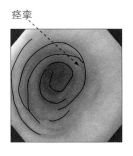

食管胃连接处

黏膜牵拉

进行性系统性硬化症 56

progressive systemic sclerosis；PSS

全消化道可见黏膜下层的纤维化、固有肌层的纤维化及萎缩，尤其在食管下段更明显，因此合并反流性食管炎。

治疗 药物疗法

痉挛

弥漫性食管痉挛症 57

diffuse esophageal spasm

有吞咽困难及咽下时疼痛等自觉症状，可因冷水及精神因素等诱发，不产生第1蠕动运动，因非蠕动性同时收缩产生通过障碍。黏膜正常，食管X线显示软木塞型食管。

治疗 抗胆碱药，钙离子拮抗剂

❺ 导致狭窄的病变

从所见到诊断

①一般来说，如果患者有固体物质咽下困难的临床症状，推测可能存在食管狭窄性病变。

②根据病史，怀疑有腐蚀性食管狭窄时，在注意患者全身状态的同时慎重地施行内镜检查。

③检查时，在观察食管狭窄像时，首先必须判断是食管黏膜变化（功能异常、肿瘤、炎症等）引起的，还是食管外病变（纵隔肿瘤、淋巴结和血管等）引起的。

④碘染色是有效的检查方法，有时也需要参考 EUS 和 CT 图像。

⑤判断狭窄部的位置，需要测定病变距门齿的距离，以判定狭窄位于食管的哪一个部位。

⑥谨慎尝试内镜能否通过狭窄部，确定狭窄部的范围。

⑦进行 X 线检查，概括性地观察，从整体上判断狭窄的位置、范围、程度、与周围组织关系也很重要。

⑧当主诉有吞咽困难，而内镜下未见狭窄，则高度怀疑功能障碍（多发性肌炎）。

发生率高的疾病	发生率低的疾病
·良性	·良性
贲门失弛缓症（achalasia of the esophagus）[58]	食管璞（web of the esophagus）[60]
Zenker 憩室（Zenker diverticulum）[59]	食管结核（esophageal tuberculosis）
·恶性	腐蚀性食管狭窄（corrosive esophagitis）[65]
贲门部癌（carcinoma of the esophagogastric junction）[61]	吻合口术后狭窄（postoperative narrowing of the anastomosis）[66]
食管癌（esophageal carcinoma）[62] [63] [64]	剥脱性食管炎（exfoliative esophagitis）[67]
	血管走行异常引起的吞咽困难（dysphagia lusoria）
	先天性食管闭锁症（congenital esophageal atresia）
	Plummer–Vinson 综合征（Plummer–Vinson syndrome）
	食管黏膜下肿物（submucosal tumor of the esophagus）
	·恶性
	肺癌的食管浸润（esophageal infiltration by lung cancer）[68]
	食管外压性病变（extrinsic compression of the esophagus）[69]
	淋巴结转移癌（lymph node metastasis）

导致食管狭窄的主要疾病

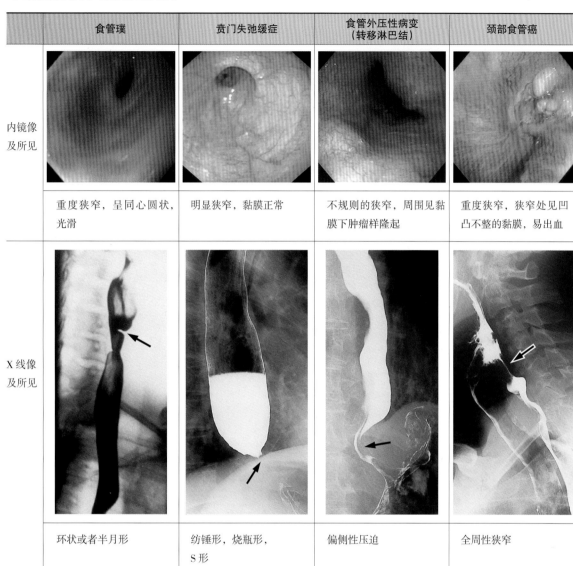

	食管璞	贲门失弛缓症	食管外压性病变 （转移淋巴结）	颈部食管癌
内镜像 及所见	重度狭窄，呈同心圆状，光滑	明显狭窄，黏膜正常	不规则的狭窄，周围见黏膜下肿瘤样隆起	重度狭窄，狭窄处见凹凸不整的黏膜，易出血
X线像 及所见	环状或者半月形	纺锤形，烧瓶形，S形	偏侧性压迫	全周性狭窄

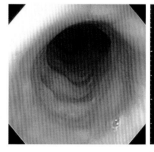
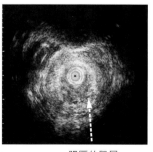

多发性肌炎 polymyositis（参考病例）
高度怀疑功能性障碍的病例，超声内镜检查有助于诊断。本例可见肌层的肥厚及肌层内不均匀的点状回声。

肥厚的肌层

❺ 导致狭窄的病变

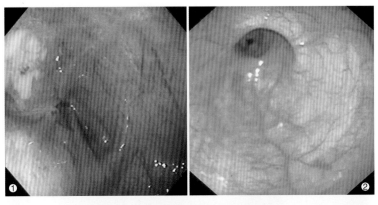

①、②可见食管明显扩张、屈曲，食管黏膜呈白色、肥厚。

可见食物残渣。

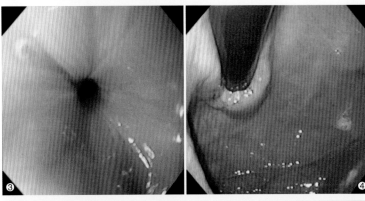

③狭窄处被覆正常黏膜，进镜略有阻力，镜身可以通过。

④贲门部紧箍镜身（翻转观察）。

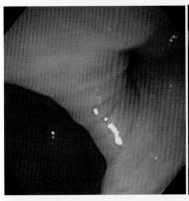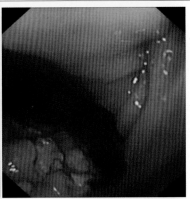

从下咽部至食管入口左侧可见较大的憩室，内镜极易进入憩室内，致使向肛侧插入困难。食管本身狭窄，憩室的旁边仅见少许的内腔，如果小心谨慎地进行，内镜可以插入。

为同一患者另一日检查所摄图片，憩室内潴留食物，此时食管口紧闭，内镜插入困难。

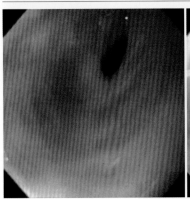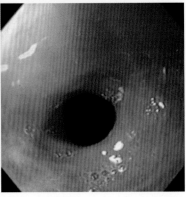

青年女性，食管上段可见明显的狭窄，范围不长（比较短），呈同心圆状，狭窄处呈光滑的圆形。

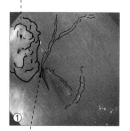

食物残渣

明显狭窄的入口

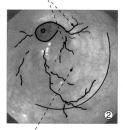

可见壁内的血管伸展

扩张屈曲的食管内腔

贲门失弛缓症 [58]

achalasia of the esophagus

可见食管内腔明显扩张，潴留大量的食物残渣及液体。食管下段至胃食管连接处可见狭窄。

食管黏膜肥厚、水肿、呈白色，因食管癌的发生率很高，当有黏膜发红、发白时应行碘染色。

食管 ❺

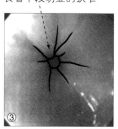

食管下段明显的狭窄

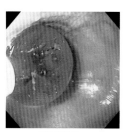

球囊扩张

治疗 球囊扩张术，钙离子拮抗剂，难治者应用 Heller's 法

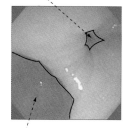

食管入口

大憩室

钡造影有助于明确诊断，咽下时进行造影，于左侧可以观察到大憩室。

Zenker 憩室 [59]

Zenker diverticulum

于下咽部至食管入口所见憩室。多见于男性。

主诉进食后有食物反流及吞咽困难。

如果盲目插入内镜，有造成憩室穿孔的危险。

治疗 随诊观察

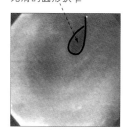

光滑的圆形狭窄

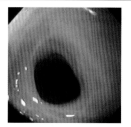

蹼多为很薄的隔膜，极少数形成坚固的分隔。

食管蹼 [60]

web of the esophagus

上段食管蹼发生于咽部及颈部食管，中段食管蹼多为后天原因所致，下段食管蹼多为反流性食管炎所致。

治疗 如有咽下困难，可用活检钳撕开蹼的边或行内镜下切开术

❺ 导致狭窄的病变

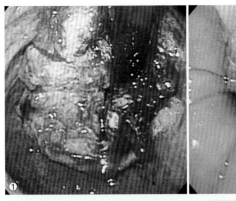 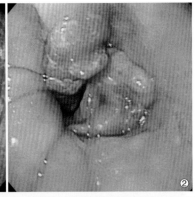

①贲门部可见 3 型胃癌（贲门癌），食管胃连接处狭窄，易出血。

②可见从食管胃连接处向食管浸润的肿物，食管狭窄。

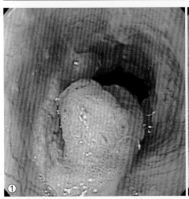 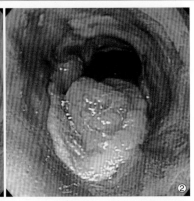

①息肉样癌肿，基底部缩窄，在大的隆起的周围平稳的隆起性病变（0- Ⅱa 病变），伴有发红的凹陷的病变（0- Ⅱc 病变）。

②应用碘染色，各个病变的范围清晰可见，为不染区。

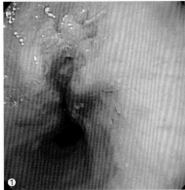 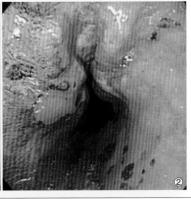

①食管下段见伴有全周性环堤的深凹陷性病变，食管狭窄。

②碘染色可见凹陷、环堤的局部以及 1~6 点方向碘不着色区（0- Ⅱb 病变）。

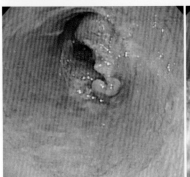 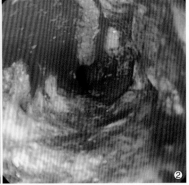

①食管中段至下段可见近乎环周的凹陷，附着污秽苔，明显狭窄，病变口侧的局部可见隆起。

②病变内易出血，因狭窄明显，内镜无法通过。

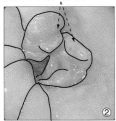
向食管浸润的病变

贲门部癌（食管浸润例）61
carcinoma of the esophagogastric junction

　　如果癌的中心位于食管胃的界限的上下 20mm 范围内，按照食管·胃连接部癌或者贲门癌处理。3 型多见，其次为 2 型，两者占大约 90%，大多数为分化型腺癌，浸润至食管壁内很深的病例并不少见。

治疗 外科手术切除

食管 ❺

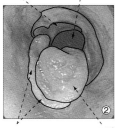
0-IIc　　食管内腔
0-IIa　　I 型

食管癌（1 型）62
Type 1 esophageal carcinoma

　　1 型为息肉样隆起性病变，广基，伴有食管壁的僵硬，表面可见糜烂，局部可见不规则的破溃，易出血。

治疗 外科手术切除，放射疗法·化学疗法

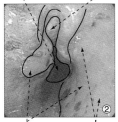
食管内腔　　2 型
碘染色不染区　　0-IIb

食管癌（2 型）63
Type 2 esophageal carcinoma

　　2 型为伴有全周性明显环堤的深凹陷（crater）性病变，随着病变的进展可以出现狭窄，因为大多数在主病变的周围伴有表浅的病变，所以有必要应用碘染色进一步明确病变的范围。

治疗 外科手术切除，放射疗法·化学疗法

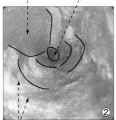
易出血　　食管内腔
环周的凹陷（3 型）

食管癌（3 型）64
Type 3 esophageal carcinoma

　　3 型的病变主体为凹陷，环堤的界限不清晰，局部表现为平缓的隆起，随着病变的增大表现为易出血及重度狭窄。

治疗 外科手术切除，放射疗法·化学疗法

❺ 导致狭窄的病变

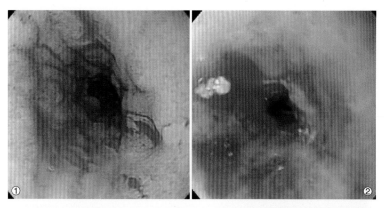

①、②因误服农药导致瘢痕性狭窄的病例。

③球囊扩张术。
④球囊扩张术后。

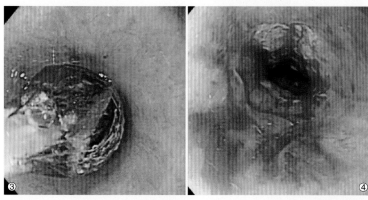

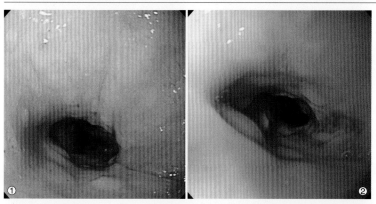

①、②食管癌术后吻合口狭窄的病例。食管次全切除，颈部食管胃吻合术后出现吞咽困难。

③应用球囊施行强制性扩张术。
④狭窄解除。

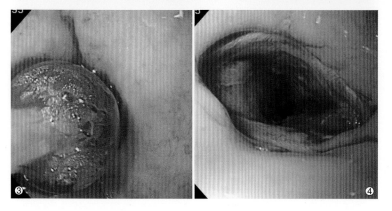

内腔狭小

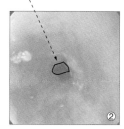

有裂隙

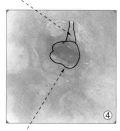

轻度扩张后的内腔

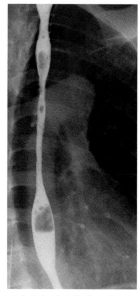

从食管上段至食管中段中心可见范围较广的狭窄。

腐蚀性食管狭窄 65

corrosive esophagitis

因为误服酸、碱等组织损害性强的化学制剂以及重金属、农药、甲酚等芳香族有机化合物而导致腐蚀性食管炎，处于慢性期的食管狭窄称为腐蚀性瘢痕性食管狭窄，发生于成人者，大多数是为了自杀而服用。

治疗　内镜下食管扩张术，外科手术治疗

内腔狭小

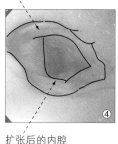

有裂隙

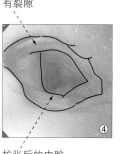

扩张后的内腔

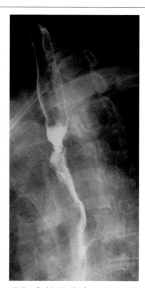

颈部食管胃吻合口可见狭窄。

吻合口术后狭窄 66

postoperative narrowing of the anastomosis

吸入性肺炎是术后远期最应该引起注意的并发症，其原因之一是吻合口狭窄。从术后早期就施行 Murcury bougie，则可以防范于未然，定期进行内镜检查观察吻合口，内镜插入困难的时候，可以反复进行球囊扩张治疗。

治疗　内镜下食管扩张术

⑤ 导致狭窄的病变

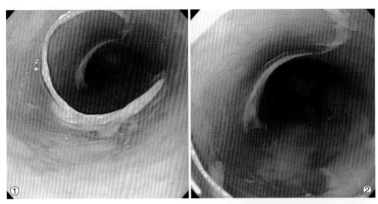

①、②、③从食管中段至下段可见近 4/5 周的黏膜剥脱，局部黏膜可见渗出出血（oozing bleeding），食管内腔略窄。

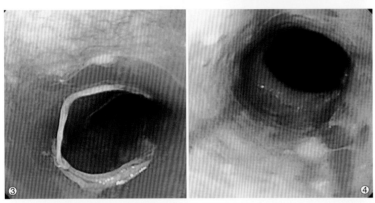

④观察食管胃连接处，可见食管裂孔疝和反流性食管炎（LA 分类 grade B）。

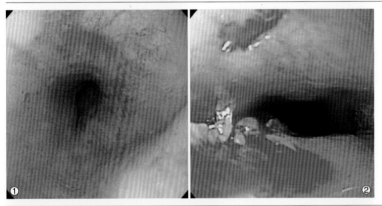

①食管中段可见来自食管壁外的压迫。

②接近狭窄处黏膜呈颗粒状，易出血，为肺癌的直接浸润所见。

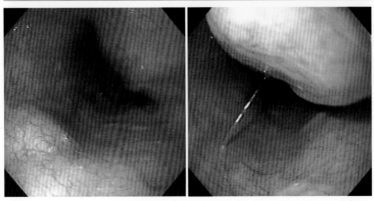

食管下段可见 2 处黏膜下肿瘤样的隆起，隆起的表面被覆正常黏膜，贲门部明显狭窄。

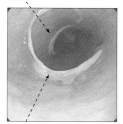

剥脱面

剥脱黏膜的断端

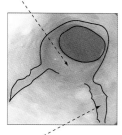

食管裂孔疝

反流性食管炎

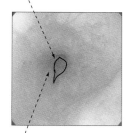

内腔狭小

壁外性压迫

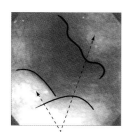

表面光滑的缓坡样隆起

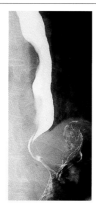

贲门部可见很大的肿瘤阴影，压迫致食管下段至贲门部明显的狭窄。本例为肺癌转移。

剥脱性食管炎 [67]

exfoliative esophagitis

是指各种因素所致食管黏膜损伤，黏膜下组织内出血，黏膜层因为血肿从内环肌层剥离开来的病理状态。主要症状表现为逐渐增强的胸骨后疼痛、前胸痛、吞咽困难等，必须与心肌梗死及动脉夹层相鉴别。

治疗 保守治疗

肺癌的食管浸润 [68]

esophageal infiltration by lung cancer

随着与食管邻近的肺癌的不断增大，食管壁受压，或者直接向壁内浸润，导致食管腔狭窄。

治疗 通过障碍者可行支架置入术

食管外压性病变 [69]

extrinsic compression of the esophagus

纵隔、贲门部的淋巴结肿大，从食管壁外压迫食管，有时可导致狭窄。多见于肺癌、胃癌，有时也见于肺结核时肿大的淋巴结。

治疗 通过障碍者可行支架置入术

食管 ❺

❻ 食管癌浸润深度的诊断

从所见到诊断浸润深度的基本步骤

凹陷型

①应该注意发红的程度、凹陷的程度、凹陷内凹凸不平的程度、凹陷边缘隆起的部分、轮状襞等。其次，还应该注意病变在不同的伸展状态下的差异。病变的大小与浸润深度基本上没有关系。

②碘染色虽然可以明确病变的范围，但是病变凹凸不平的程度等会变得不清晰，所以普通内镜检查也非常重要。

③轮状襞在喷洒卢戈氏液后比较容易出现。

④如果观察到淡淡的发红而边界不清晰的凹陷，则考虑为m1。而且，充分伸展后，发红及凹陷的边界就变得不清晰，这时，凹陷内基本上未见凹凸不平，凹陷表面比较平滑，凹陷边缘无隆起，轮状襞顺畅地延伸至病变内，未见中断。

⑤当发红及凹陷与伸展的程度没有关系，且比较容易观察到的，考虑为m2。而且，凹陷内可见颗粒状的凹凸不平，轮状襞的粗细程度不均匀，未见中断。喷洒卢戈氏液及甲苯胺蓝进行双重染色，可见蓝色着色区（甲苯胺蓝着色区域）。

⑥如果病变在上述的m1、m2病变内有明显的隆起或者凹陷进一步加深，则考虑为m3 ~ sm1。而轮状襞的中断也考虑为m3 ~ sm1。

⑦在凹陷的边缘，正常上皮被从下方抬起来，边缘隆起，则考虑为m3或者更深。凹陷内隆起明显的，考虑存在sm浸润。

隆起型

①呈白色而仅有轻微的隆起、喷洒卢戈氏液后不染，则考虑为黏膜内癌（m1 ~ m3）。

②垂直高度较高的隆起，考虑浸润至sm以下。

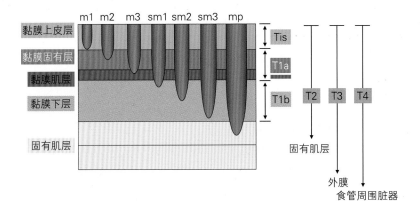

图1 食管癌浸润深度的分类

对于食管癌浸润深度的分类，临床上一般应用上图的分类方法。癌局限于黏膜上皮内者为m1，局限于黏膜固有层者为m2，累及黏膜肌层、局限于黏膜肌层者为m3，sm层均分为3等分，依次为sm1、sm2、sm3。然而根据食管癌诊疗规范（第9版），m1为ep，m2为1pm。而且早期癌的定义为黏膜内癌（m1、m2、m3）而且没有转移的癌，达到sm3的癌为浅表癌。

导致食管狭窄的主要疾病

	m1	m2	m3，sm1
内镜像	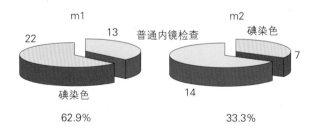		
发红的程度	轻度	明显	明显
凹陷的程度	极浅（几乎没有）	轻度而且浅	明显
凹陷内的凹凸不平	（−）可见轮状襞，其皱襞顺畅地延伸	轻微凸凹不平 轮状襞的粗细程度不均匀，凌乱 但是未见中断	凸凹不平 轮状襞中断
边缘隆起	（−）	（−）	(+)／(−) ※1
伸展性的差异	重要 ※2	重要	无关

※1：m3 浸润表现为，在凹陷的边缘，正常上皮被从下方抬起来，边缘轻度隆起，根据这种表现，考虑浸润至 m3 以下。根据凹陷内凹凸不平的程度，可以诊断浸润至 sm。

※2：m1 表现为，在充分伸展的状态下，凹陷和发红都变得不明显，而在轻度伸展的状态下，凹陷及发红比较容易观察到。然而，m2 表现为即使在充分伸展的状态下，也比较容易观察到的凹陷。

m1

22 13 普通内镜检查

碘染色

62.9%

m2

碘染色 7

14

33.3%

图2　m1、m2 的内镜诊断

诊断为 m1、m2 的病例。m1 中 62.9% 的病例在喷洒卢戈氏液后才被发现，而 m2 中 33.3% 的病例也是在喷洒卢戈氏液后才被发现。因此，为了发现 m1、m2 的癌，有必要进行碘染色。

食管❻

❻ 食管癌浸润深度的诊断

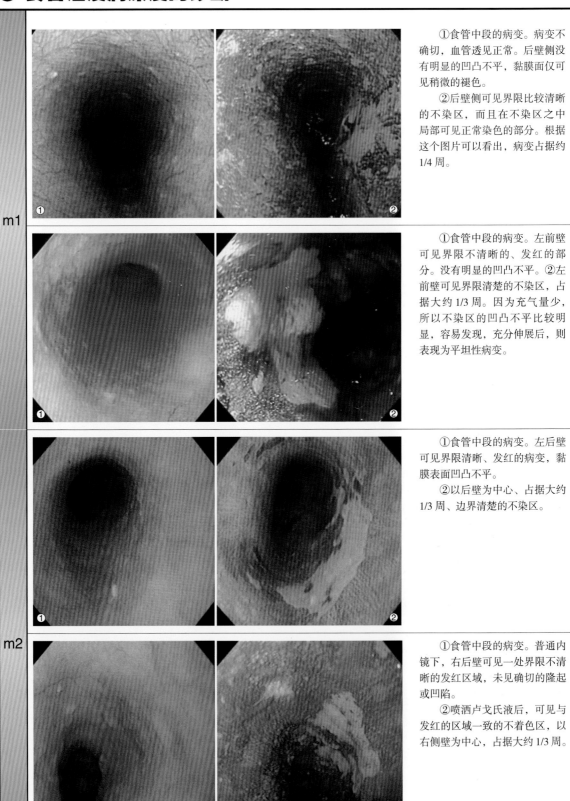

m1

①食管中段的病变。病变不确切，血管透见正常。后壁侧没有明显的凹凸不平，黏膜面仅可见稍微的褪色。

②后壁侧可见界限比较清晰的不染区，而且在不染区之中局部可见正常染色的部分。根据这个图片可以看出，病变占据约1/4周。

①食管中段的病变。左前壁可见界限不清晰的、发红的部分。没有明显的凹凸不平。②左前壁可见界限清楚的不染区，占据大约1/3周。因为充气量少，所以不染区的凹凸不平比较明显，容易发现，充分伸展后，则表现为平坦性病变。

m2

①食管中段的病变。左后壁可见界限清晰、发红的病变，黏膜表面凹凸不平。

②以后壁为中心、占据大约1/3周、边界清楚的不染区。

①食管中段的病变。普通内镜下，右后壁可见一处界限不清晰的发红区域，未见确切的隆起或凹陷。

②喷洒卢戈氏液后，可见与发红的区域一致的不着色区，以右侧壁为中心，占据大约1/3周。

114

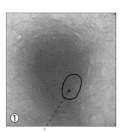

淡淡的发红

界限不清

0– Ⅱc 型，15mm × 15mm

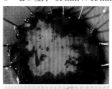

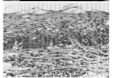

明显发红

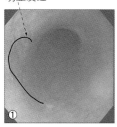

①

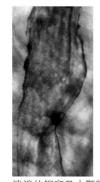

淡淡的钡斑及小颗粒状隆起

淡淡的发红

0– Ⅱc 型，21mm × 20mm

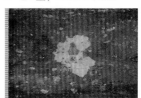

明显发红

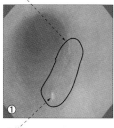

①

白苔

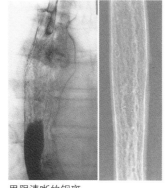

黏膜皱襞走行异常，黏膜像不规整

界限清楚

0– Ⅱc 型，20mm × 20mm

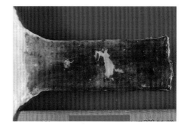

界限不清晰的发红

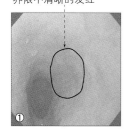

①

界限清晰的钡斑

不规整的发红

0– Ⅱc 型，15mm × 15mm

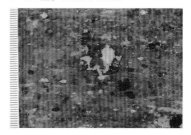

115

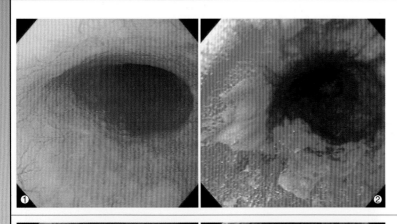

①食管中段的病变。左后壁可见界限不清晰的发红区域。内部的血管网明显消失，黏膜局部呈颗粒状。

②左后壁可见界限清晰的不染区，占据大约 1/3 周。其中可见正常染色的部分，呈颗粒状的局部黏膜有厚重感。

m3

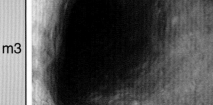
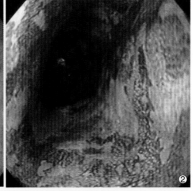

①食管中段的病变。以左侧壁为中心可见褪色的发红区域，内部的血管网明显消失，黏膜面凹凸不平，较厚。

②左侧壁可见界限清晰的不染区，占据大约 1/3 周。其中可见正常染色的部分，病变整体有厚重感。

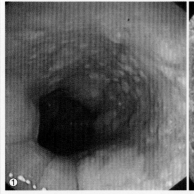
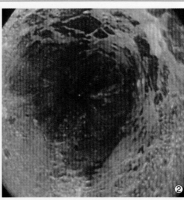

①食管下段的病例。可见以右后壁为中心、占据大约 1/2 周、界限不清晰的、淡淡的发红区域，其中可见较多的小颗粒状隆起。

②喷洒卢戈氏液后，可见与发红区域一致的、以后壁为中心、占据大约 1/2 周的不染区，其中可见较多的染色正常的小隆起，由此可知普通内镜下所见的小颗粒状隆起为鳞状上皮。

sm1

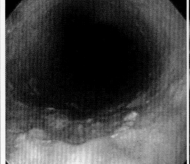
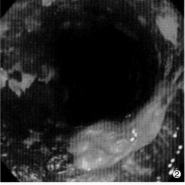

①食管上段的病变。后壁可见界限清楚的凹陷性病变，凹陷边缘可见正常上皮，凹陷内可见明显的凹凸不平。

②凹陷的边缘轻度隆起，染色正常。此所见非常重要，提示癌已经浸润至凹陷边缘隆起的上皮下，以此所见，大多数可以诊断浸润至 m3 以下。

伴有黏膜集中的发红

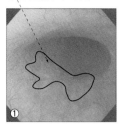

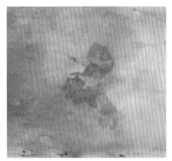

钡斑的边缘不整

伴有明显凹凸不平的凹陷
0–Ⅱc 型，25mm × 19mm

带有厚重感的淡淡的发红

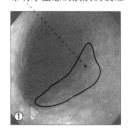

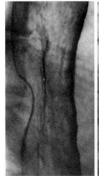

伸展不良的部分防钡剂

有厚重感的凹陷
0–Ⅱc+Ⅱa 型，30mm × 21mm

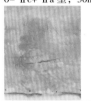

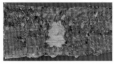

伴有颗粒状隆起的发红

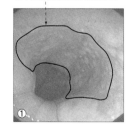

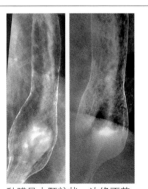

黏膜呈小颗粒状，边缘不整

伴有明显凹凸不平的凹陷
EMR，m3，well，s.c.c，ly0，v0

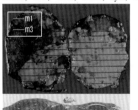

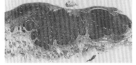

凹陷的界限清楚，
有厚重感

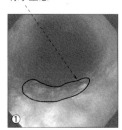

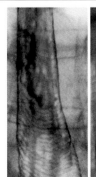

界限清晰的钡斑，透亮像，轮状
襞中断

伴有边缘隆起的凹陷
0–Ⅱc 型，14mm × 12mm

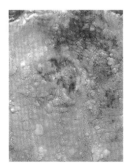

食管 ❻

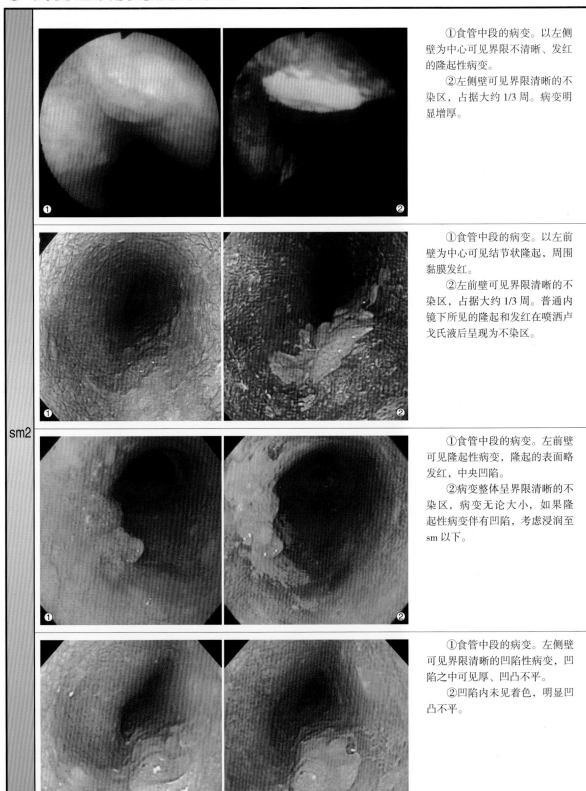

①食管中段的病变。以左侧壁为中心可见界限不清晰、发红的隆起性病变。

②左侧壁可见界限清晰的不染区，占据大约 1/3 周。病变明显增厚。

①食管中段的病变。以左前壁为中心可见结节状隆起，周围黏膜发红。

②左前壁可见界限清晰的不染区，占据大约 1/3 周。普通内镜下所见的隆起和发红在喷洒卢戈氏液后呈现为不染区。

sm2

①食管中段的病变。左前壁可见隆起性病变，隆起的表面略发红，中央凹陷。

②病变整体呈界限清晰的不染区，病变无论大小，如果隆起性病变伴有凹陷，考虑浸润至 sm 以下。

①食管中段的病变。左侧壁可见界限清晰的凹陷性病变，凹陷之中可见厚、凹凸不平。

②凹陷内未见着色，明显凹凸不平。

隆起，中央可见凹陷

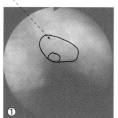

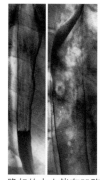

隆起的中央伴有凹陷

中央伴有凹陷的隆起

0- Ⅱa+ Ⅱc 型，12mm×10mm

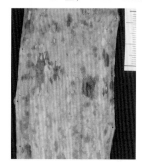

发红的结节状隆起

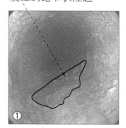

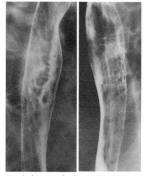

图片中可见多发的结节状隆起

多发的结节状隆起

0- Ⅱa+ Ⅱc 型，30mm×17mm

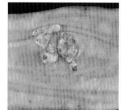

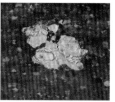

发红的凹陷中可见多发的结节状隆起

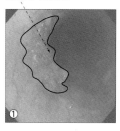

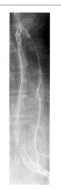

边缘像明显不规整

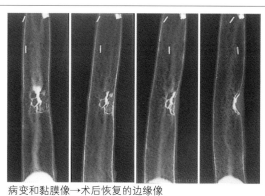

病变和黏膜像→术后恢复的边缘像

界限清晰、有一定厚度的凹陷面凹陷内凹凸不平

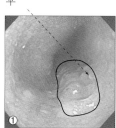

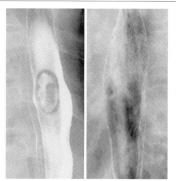

伴有界限清晰的透亮带的凹陷

伴有边缘隆起的凹陷

0- Ⅲ + Ⅱb 型，20mm×13mm

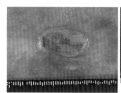

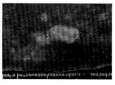

❶ 隆起性病变　（1）被覆正常黏膜的病变

从所见到诊断

①诊断隆起性病变，鉴别上皮性的隆起性病变还是隆起的主体位于黏膜下层以下的隆起性病变是最重要的。

②两者的鉴别重点要看隆起表面黏膜的性状、色调、隆起的方式、隆起的形态以及有无溃疡和糜烂。

③本节将列举一些隆起表面被覆的黏膜与周围黏膜一致的隆起性病变中具有代表性的病变。这些病变的表面黏膜光滑，无溃疡或者糜烂，隆起比较平缓，呈缓坡样，隆起性病变的主体位于黏膜下层以下。

④包括肿瘤性病变（所谓的黏膜下肿瘤）、炎症性、反应性病变、错构瘤、异位性组织等。

⑤大多数仅仅通过内镜所见很难鉴别，需要应用：(1)病理活检；(2)超声内镜（EUS）；(3) EUS 下穿刺吸引细胞学检查等以明确诊断，而且有时还要进行 CT、MRI、腹部血管造影检查。

常见的隆起性病变	少见的隆起性病变
· 良性	· 良性
胃黏膜下肿瘤 [*1] (submucosal tumor of the stomach) [70]	胃平滑肌瘤（leiomyoma of the stomach）
胃 GIST（gastrointestinal stromal tumor of the stomach）[71]	胃神经鞘瘤（neurilemmoma of the stomach）[73]
胃黏膜下囊肿（submucosal cyst of the stomach）	胃神经纤维瘤（neurofibroma of the stomach）[75]
胃黏膜下异位腺体（submucosal ectopic gland of the stomach）	胃颗粒细胞瘤（granular cell tumor of the stomach）
胃壁外压性病变（extrinsic compression of the stomach）[72]	切断神经鞘瘤（amputation neurilemmoma）
胃脂肪瘤（lipoma of the stomach）[74]	胃淋巴管瘤（lymphangioma of the stomach）
胃静脉曲张（gastric varices）[76]	胃淋巴囊肿（lymphatic cyst of the stomach）
异位胰腺（异位胰腺组织）(aberrant pancreas)[77]	胃动静脉畸形（A–V malformation of the stomach）
胃炎性纤维性息肉	血管脂肪瘤（angiolipoma）
(inflammatory fibroid polyp of the stomach) [78]	胃血管瘤（gastric hemangioma）
胃异尖线虫症（anisakiasis of the stomach）[80]	壁内血肿（intramural hematoma）
· 恶性	胃错构瘤（胃错构瘤性息肉）
胃类癌（carcinoid tumor of the stomach）[81]	(hamartoma of the stomach) [79]
胃平滑肌肉瘤（leiomyosarcoma of the stomach）	胃结节病（sarcoidosis of the stomach）[82]
胃 GIST（gastrointestinal stromal tumor of the stomach）[71]	胃血管神经肌瘤（glomus tumor of the stomach）[83]
胃神经性肉瘤	· 恶性
(neurogenic sarcoma of the stomach)	胃恶性黑色素瘤（malignant melanoma of the stomach）
胃恶性淋巴瘤（malignant lymphoma of the stomach）	
类似黏膜下肿物的胃癌	
(gastric carcinoma which resembles to SMT)	

[*1] 关于胃黏膜下肿瘤

临床上发现的黏膜下肿瘤，大多数是 20mm 以下的小的黏膜下肿瘤，在这种情况下，GIST、脂肪瘤、囊肿等从形态上是很难鉴别的，而且也没有必要积极地进行组织学检查，一般来说，可以在临床上随诊观察。因此，在日常工作中，所做出的内镜诊断大多数统称为"黏膜下肿瘤"。

基本病变鉴别诊断的要点

	胃壁外压性病变	胃黏膜下肿物
内镜像		
横断面图解		
隆起形态	坡度相当缓	缓坡
表面黏膜	黏膜正常，一般表面有黏膜皱襞	平滑、有时可见充血、毛细血管扩张·增生
活检钳探试	实性，可动	实性·硬，有时可动
边界	不清	某种程度上可以辨别

关于 GIST

　①GIST（gastrointestinal stromal tumor）是消化道的间叶性肿瘤，曾经根据其组织学上 HE 染色结果诊断为起源于平滑肌或者神经源性肿瘤，近年来随着免疫组织化学技术的进步，有很多肿瘤无法判断是起源于平滑肌还是起源于神经，而这些肿瘤的免疫染色多为 KIT 阳性、CD34 阳性，所以考虑其起源于 Cajal 细胞。

　②虽然 GIST 根据免疫组织化学检查可以诊断，但是其定义非常混乱，Rosai J 等人定义了广义的 GIST，并将其分为 smooth muscle type、neural type、combined type、uncommitted type 等亚型。

　③然而，最近的发展趋势是根据狭义的分类，即 KIT 阳性或者 CD34 阳性，就可以诊断为 GIST。因为抗肿瘤药物有时对 GIST 有效，所以应该在发现黏膜下肿瘤后进行组织学检查以确诊。

❶ 隆起性病变 （1）被覆正常黏膜的病变

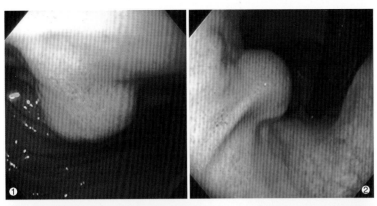

①胃体中部前壁可见 15mm 大的半球形隆起，坡度较缓，表面光滑。

②从肛侧观察可见桥形皱襞。

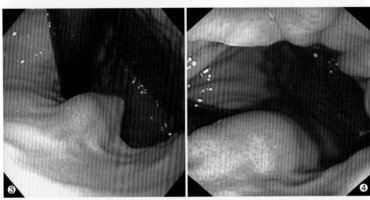

③、④胃体上部至贲门部可见表面光滑、缓坡样隆起性病变，伴有桥形皱襞，是典型的黏膜下肿物的内镜下表现。

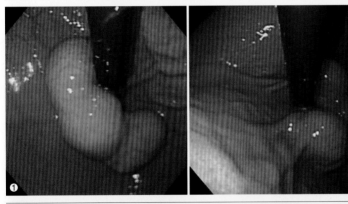

①体检时发现。可见包绕贲门部、大小约 4cm、呈分叶状的隆起性病变，隆起表面的黏膜光滑，未见溃疡。

②隆起的坡度虽然很陡，但是仔细观察，可见桥形皱襞，呈黏膜下肿瘤的形态。

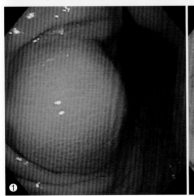
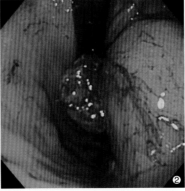

①胃体上段大弯侧偏前壁可见一大小约 3cm 的 SMT 样隆起，表面光滑，CT 检查结果为肝癌引起的胃壁外压性改变。

②2 个月后因肝癌不断增大，突破胃黏膜，向胃腔内生长。

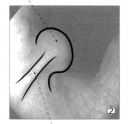

明显的隆起

桥形皱襞 ②

桥形皱襞

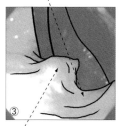

③ 隆起的表面是正常黏膜

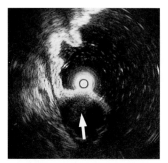

可见与第4层相延续的较低回声的肿瘤像。

胃黏膜下肿瘤（单发）70

submucosal tumor of the stomach

　　具有代表性的、表面被覆正常黏膜的隆起性病变是胃黏膜下肿瘤。大多数为数mm至20mm，有GIST、肌原性肿瘤、神经源性肿瘤等。以前，大多数诊断为平滑肌瘤，近来的研究证实大多数为GIST。因为GIST、肌原性肿瘤、神经源性肿瘤的诊断有赖于免疫组织化学检查，所以单纯通过内镜下的图像很难确诊。黏膜下肿瘤的内镜检查重要的是从多个方向观察，看毛细血管透见的程度，应用靛胭脂染色观察黏膜表面，用活检钳等触之判断肿物的软硬程度、有无活动性。可以进行EUS检查。

治疗　随诊观察或者外科手术切除

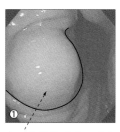

① 呈结节状、表面光滑的隆起

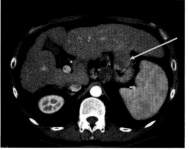

GIST手术切除的标本。4.9cm×4.2cm×1.9cm，SM，ly（－），v（－），核分裂数2/50HPF，c kit（+），CD34（+），αSMA（+），S100（－）。

胃GIST 71

gastrointestinal stromal tumor

　　在提出GIST的概念以前，一直当做平滑肌瘤处理，虽然再发·转移的可能性极低，但是也不是没有。

治疗　随诊观察或者外科手术切除

胃壁外压性病变 72
（肝癌所致）

extrinsic compression of the stomach

　　常见胃壁受其他脏器压迫的情况，胃上部受压大多数是因为肝脏（肝肿大、肝癌）引起，很少引起消化道出血。

① 表面光滑的黏膜下肿瘤样隆起

CT腹部造影所见：大小约50mm的肿瘤从左叶的外侧、背侧向肝外突出，胃受压。

治疗　随诊观察

❶ 隆起性病变 （1）被覆正常黏膜的病变

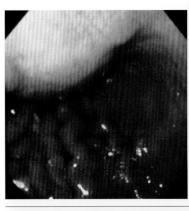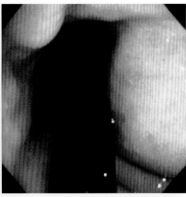

胃体中段小弯处可见隆起性病变，隆起非常平缓。类似胃壁外的脏器压迫所致。很难考虑到黏膜下肿瘤。

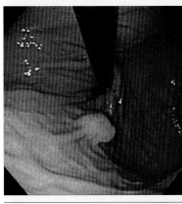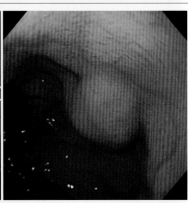

胃体上段后壁可见大小约 1cm 的隆起性病变，表面被覆正常黏膜，光滑，中央未见凹陷，从肛侧观察可见桥形皱襞。

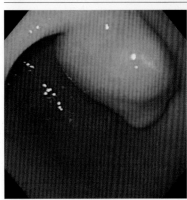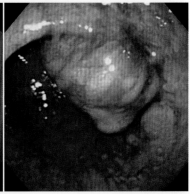

胃角后根可见大小约 3cm 的隆起性病变，略呈结节状，表面被覆正常黏膜，光滑，中央未见凹陷。手术切除的标本 c kit（-），Desmin（-），S100（+）。

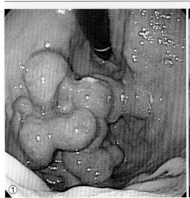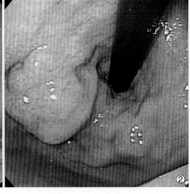

①从胃贲门部至穹隆部可见蛇行、表面光滑的隆起性病变，略呈蓝色，串珠样，未见红色征。记为 $Lg-cf\ F_2\ RC_0$。

②胃穹隆部可见表面光滑、肿瘤样的隆起性病变。基本没有色泽改变，也未见红色征。记为 $Lg-f\ F_3\ RC_0$。

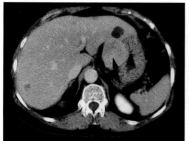

可见以胃壁外为中心的肿瘤像。

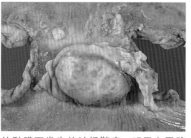

从黏膜下发生的神经鞘瘤，明显向胃壁外生长。

胃神经鞘瘤 [73]

neurilemmoma of the stomach

大多数向胃内腔隆起，有时向胃壁外生长，很难与周围脏器的原发肿瘤相鉴别。本例为向胃壁外生长的神经鞘瘤[ckit（－），Desmin（－），S100（+）]。

治疗 壁外性生长的应该外科手术切除

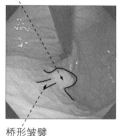

表面光滑的隆起

桥形皱襞

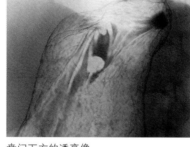

贲门下方的透亮像。

胃脂肪瘤 [74]

lipoma of the stomach

消化道的脂肪瘤是比较少见的黏膜下肿物，胃脂肪瘤的发病率低于大肠。

多数起源于黏膜下层，呈坡度较缓的隆起性病变，略显白色。

活检钳触之较软，有弹性，即所谓的cushion sign 阳性。

治疗 2cm 以下的随诊观察

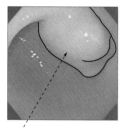

表面光滑的隆起

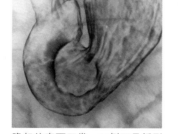

隆起的表面正常，口侧可见桥形皱襞。

胃神经纤维瘤 [75]

neurofibroma of the stomach

起源于神经的肿瘤有神经鞘瘤和神经纤维瘤。大多数都比较小，von Recklinghausen 病除消化道（空肠、胃）外，常合并皮肤的多发性神经纤维瘤和café-au-lait spot。

治疗 内镜下切除或者外科手术切除

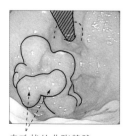

串珠状的曲张静脉

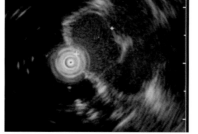

胃静脉曲张在 EUS 下，于第 3 层（黏膜下层）可见低回声至无回声的管腔样改变。

胃静脉曲张 [76]

gastric varices

门脉高压时在胃贲门部及穹隆部形成曲张静脉。肿瘤样的曲张静脉，有时与其他的黏膜下肿物很难鉴别，可以通过 EUS 进行观察、鉴别。

治疗 内镜下治疗（EIS）、应用 IVR 治疗（B-RTO）、Hassab 手术

❶ 隆起性病变 （1）被覆正常黏膜的病变

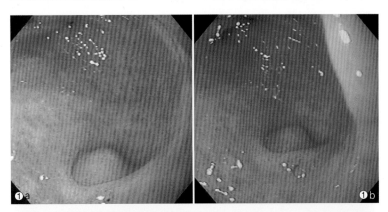

①小的病变：异位胰腺好发于胃窦。胃窦大弯侧可见大小约 10mm 的隆起，表面光滑，伴有漩涡状的凹凸改变。

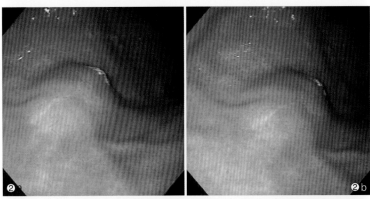

②大的病变：虽然发生率较低，但是胃体部可见比较大的异位胰腺。类似胃壁外压性改变，但是其形态不随体位变换而改变。

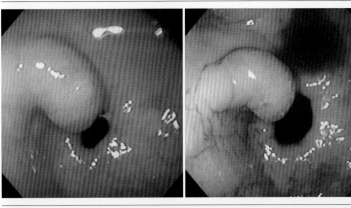

幽门前区的小弯前壁处可见虫蛹样的隆起。表面黏膜没有变化。

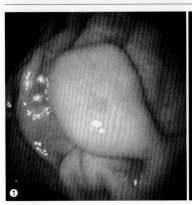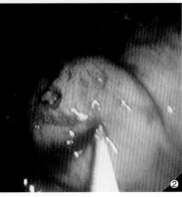

①胃体中段前壁处可见表面平滑的平缓隆起性病变。
②用活检钳子压迫可以向内凹陷，考虑为较软的肿瘤。

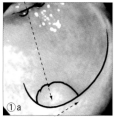

表面平滑的隆起

① a

漩涡状改变

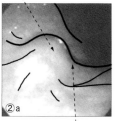

表面平滑的隆起

② a

隆起坡度较缓

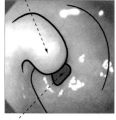

蛹状隆起

幽门口

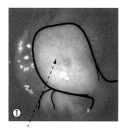

①

表面平滑的隆起

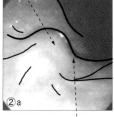

黏膜深层可见大量腺体细胞，未见郎格罕氏细胞岛，为胃内异位胰腺组织（Heinlich Ⅱ型）。

异位胰腺 [77]

aberrant pancreas

异位胰腺（异位胰腺组织）小的病变：大多数见于胃窦部，为小的隆起性病变，常表现为 10mm 以下的黏膜下肿瘤样的小隆起。有的顶部伴有小凹陷。虽然有少数癌变的报道，但是大多数为良性，可见以黏膜下层为中心的郎格罕氏细胞、导管、腺体细胞、肌纤维、结缔组织的增生。

EUS 下表现为，在稍高回声区域内有细小的低回声影，病灶边界不清。

大的病变：发生率较低，胃体部可见比较大的异位胰腺。

治疗 随诊观察

胃炎性纤维性息肉 [78]

inflammatory fibroid polyp of the stomach

病灶在黏膜固有层的深层至中层，为隆起性病变，可见结缔组织的增生、炎症细胞的浸润，有时可见淋巴滤泡形成。

在小血管周围常常可见纤维性结缔组织呈同心圆状排列（onion skin pattern）。

治疗 随诊观察或者内镜下切除

胃错构瘤 [79]

hamartoma of the stomach

错构瘤性息肉是胃良性息肉中组织学分类的一种，比较少见。也表现为 hamartomatous inverted polyp。

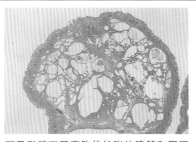

可见黏膜下层囊胞状扩张的腺管和胃固有腺。

治疗 随诊观察或者内镜下切除

胃
❶
(1)

127

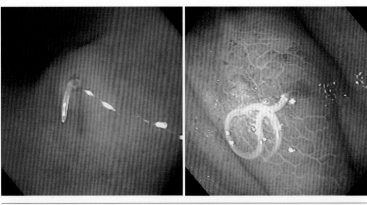

胃体后壁可见黏膜下肿瘤样的小隆起，顶部可见异尖线虫的虫体。周围黏膜因炎症伴有发红和水肿。

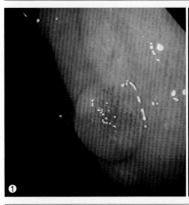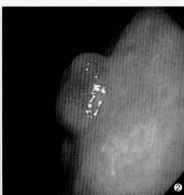

①胃体中段小弯处可见类圆形、亚蒂性隆起。表面虽然明显发红，但是没有凹陷性变化。

②从侧面（肛门侧）观察呈结节状，未见明显凹陷。

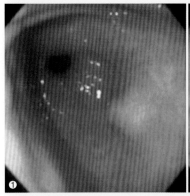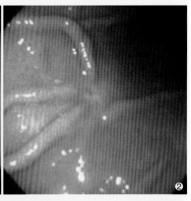

①胃窦大弯偏后壁可见略带白色、表面光滑的隆起性病变。

②胃体中段前壁可见黏膜集中，中心的瘢痕带略呈白色。

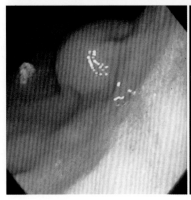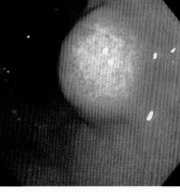

胃体下部小弯处观察到呈胃黏膜下肿瘤样的 15mm 左右的平滑隆起。

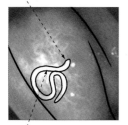

钻入部

异尖线虫虫体

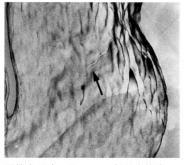

胃体中后壁可见 20mm 长的虫体像。

胃异尖线虫症 [80]

anisakiasis of the stomach

　　典型的急性期改变。以虫体钻入处为中心的炎症反应明显。

　　黏膜明显发红，有扩大的胃小区样改变，可与肿瘤性病变相鉴别。

治疗　内镜下虫体取出

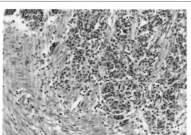

HE 染色
肿瘤细胞的细胞核较小，呈类圆形，肿瘤细胞呈带状、索状，有的呈玫瑰花环样排列·增殖。

Glimerius 染色
细胞质内的分泌颗粒染成黑褐色，提示存在嗜银颗粒。

胃类癌 [81]

carcinoid tumor of the stomach

　　小的病变表面没有凹陷，大多数情况下仅表现为表面发红。

治疗　内镜下切除或者外科手术切除

幽门口

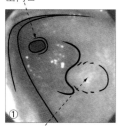

①

白色隆起

可见非干酪性类上皮肉芽肿，上皮细胞未见异型。

胃结节病 [82]

sarcoidosis of the stomach

　　结节病为原因不明的全身性疾病，常累及肺、眼、淋巴结、皮肤、心脏、肾脏、肌肉和神经等，很少累及到胃。胃结节病的特征性表现多为略显白色的黏膜下肿物样隆起和溃疡性病变。活检病理为非干酪性类上皮细胞性肉芽肿。

治疗　内科治疗

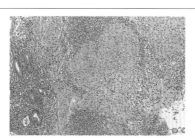

表面光滑的隆起

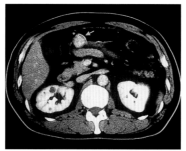

箭头所指处为血流丰富的肿瘤像。

胃血管神经肌瘤 [83]

glomus tumor of the stomach

　　胃血管神经肌瘤是一种发生于四肢末端或躯干部的皮下、伴有疼痛的肿瘤。在胃内比较少见。起源于毛细血管前端的血管球（glomus body）的肿瘤，表现为黏膜下肿瘤的形态。

治疗　外科手术切除

胃
❶
(1)

❶ 隆起性病变 （2）伴有中央凹陷的病变

从所见到诊断

①在隆起性病变中，伴有中央（上部，顶端）凹陷的包括两种，即隆起的主体为表面上皮以及存在于黏膜下层的病变。

②前者，隆起的坡度较陡，表面的性状及色泽与周围不同，为上皮性病变，包括肿瘤及炎症等。

③后者，隆起的坡度较缓，表面光滑，色泽与周围黏膜一致，然而中央（上部，顶端）伴有凹陷，大多数为所谓的黏膜下肿瘤。

④如果是肿瘤性病变，则考虑细胞异型性和增殖能很高，因此应按照恶性肿瘤进行处理。

⑤但在炎症性病变中，有的也伴有中央凹陷，要注意两者之间的鉴别。

发生率高的病变	发生率低的病变
· 良性	· 良性
疣状胃炎（verrucous gastritis）[84]	异位胰腺（异位性胰腺组织）（aberrant pancreas）[90]
胃 GIST（gastrointestinal stromal tumor of the stomach）	胃炎性纤维性息肉
黏膜下异位性胃腺	（inflammatory fibroid polyp of the stomach）[91]
（submucosal heterotopic gland of the stomach）[85]	胃神经鞘瘤（neurilemmoma of the stomach）[92]
· 恶性	胃平滑肌瘤（leiomyoma of the stomach）
0 Ⅱa+ Ⅱc 型胃癌（Type 0 Ⅱa+ Ⅱc gastric carcinoma）[86]	胃神经纤维瘤（neurofibroma of the stomach）
胃类癌（carcinoid tumor of the stomach）[88]	Crohn 病（Crohn disease）
胃 GIST（gastrointestinal stromal tumor of the stomach）	· 交界性～低度恶性
胃恶性淋巴瘤（malignant lymphoma of the stomach）[89]	胃平滑肌母细胞瘤（leiomyoblastoma of the stomach）
	· 恶性
	胃平滑肌肉瘤（leiomyosarcoma of the stomach）[87]
	类似黏膜下肿物的胃癌
	（gastric carcinoma which resembles to SMT）[93]
	伴淋巴组织增生的胃癌
	（carcinoma of the stomach with lymphoid stroma）[94]
	胃神经原性肉瘤
	（neurogenic sarcoma of the stomach）
	胃恶性黑色素瘤
	（malignant melanoma of the stomach）[95]
	转移性胃肿瘤（metastasis tumor of the stomach）[96]
	Kaposi 肉瘤（Kaposi's sarcoma）

基本病变的鉴别诊断要点

	0 Ⅱa+ Ⅱc 型胃癌	胃黏膜下肿瘤	胃类癌
内镜像	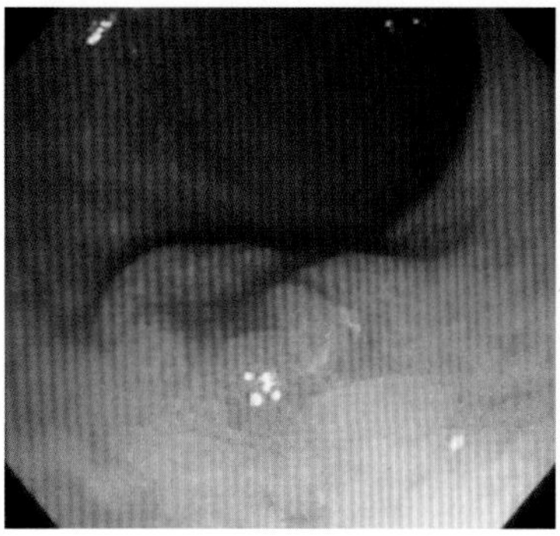	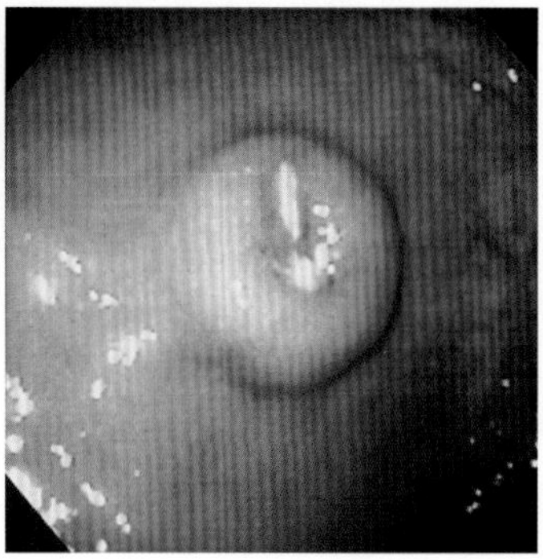	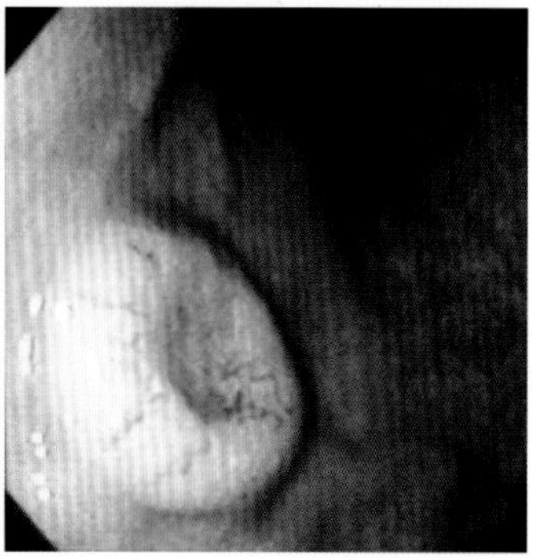
形态	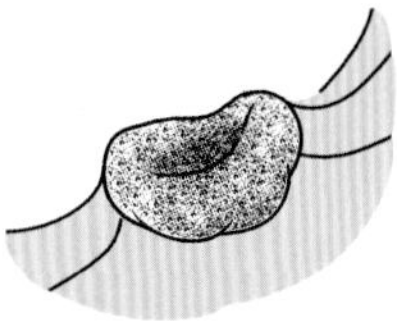	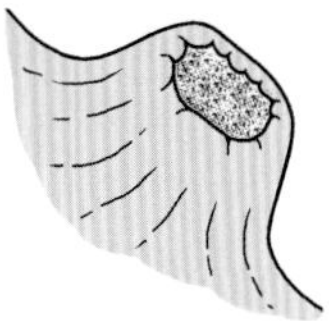	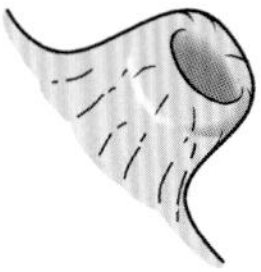
断面图	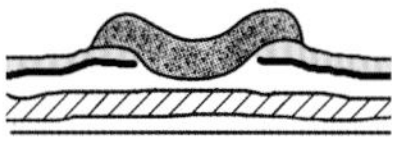	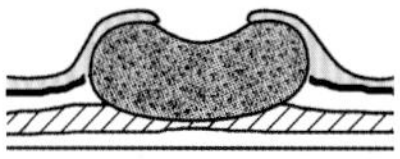	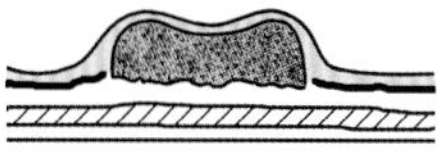
大小	大小不等（大多数在 20mm 左右）	30mm 以上（大多数在 40mm 以上）	20mm 以下（大多数在 10mm 左右）
隆起的坡度	缓坡	缓坡	缓坡
凹陷的形状	白苔 (+) 不规则	白苔 (+) 圆形	发红的薄白苔 (−) ~ (+)
凹陷的边界	边缘不整 蚕食样改变 (+)	边缘规整 光滑	蚕食样改变 (−) ~ (+)
多发性	(−)	(−)	(+)

胃
❶
(2)

131

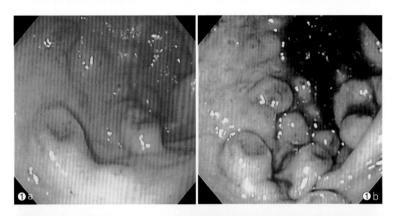

①胃窦可见多发的小隆起性病变，中心凹陷。类似章鱼的吸盘，该型的糜烂为不可逆性的改变。

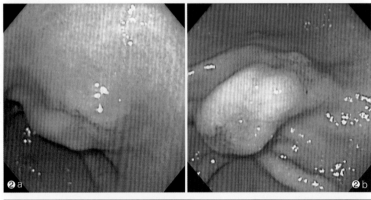

②幽门前区小弯侧可见隆起性病变，伴有糜烂（a）。

隆起延伸至幽门口，隆起上的糜烂较浅，边界不清（b）。

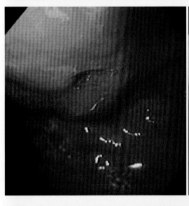
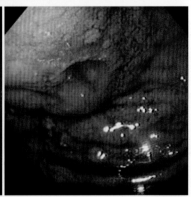

胃体上段后壁见缓坡样隆起的黏膜下肿瘤，仅在中央部可见凹陷。喷洒色素后凹陷变得清晰，未见溃疡，底部呈小结节样。

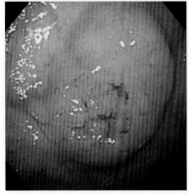
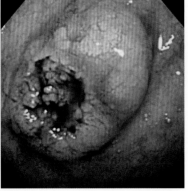

胃体中段后壁见 3cm 大小的隆起性病变，表面被覆正常黏膜，于中央部的口侧可见形状不规则的凹陷，未见覆有白苔的溃疡。

喷洒色素后清晰可见凹陷处呈明显的乳头状凹凸不平。

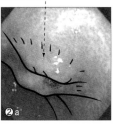

可见表层上皮的再生性改变和幽门腺增生，未见异型上皮细胞。

疣状胃炎 [84]

verrucous gastritis

慢性胃炎的一种。呈息肉状、柱状、念珠状，多为多发，也有单发的。好发于胃窦，也可以发生于胃体。在疣状糜烂中，也有形态像②那种，类似 0 Ⅱ a+ Ⅱ c 型、Ⅱ c 型胃癌的。鉴别要点是疣状胃炎常为多发，而且糜烂的界限不清。

章鱼吸盘样的多发糜烂

缓坡的隆起

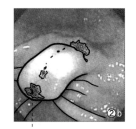

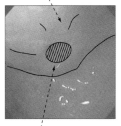

中央的糜烂

治疗 随诊观察

缓坡的隆起

结节状凹陷

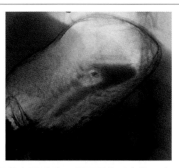

胃体上段后壁可见圆形的透亮像，中心凹陷明显。

黏膜下异位性胃腺 [85]

submucosal heterotopic gland of the stomach

好发于胃体，大多数在中心的凹陷部分可见露出的腺体。

组织学上在黏膜下层以下胃腺组织增生，局部伴有腺体呈囊胞状扩张。

可以是单发的，也可以是弥漫性的，很少癌变。

表面光滑的隆起

结节状凹陷

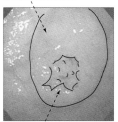

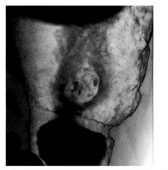

胃体中段后壁可见透亮像，隆起的表面伴有明显不规则的浅凹陷。

治疗 随诊观察

133

❶ 隆起性病变　（2）伴有中央凹陷的病变

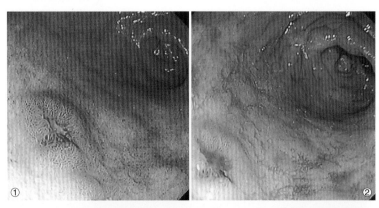

胃窦前壁可见一病变，呈环形隆起，中央略凹陷。隆起部分在普通内镜下观察，可见胃小凹，放大内镜下观察则更加明显，凹陷部分胃小凹消失，癌仅存在于凹陷部分。相当于佐野的Ⅱa+Ⅱc型胃癌分类的"糜烂型"。

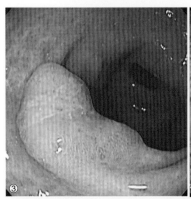
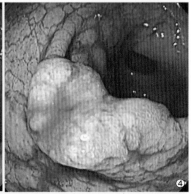

胃窦大弯侧隆起性病变，中央可见浅凹陷，浅凹陷的边缘可见蚕食像，诊断为Ⅱa+Ⅱc。

行内镜下切除，组织学上为 tubular adenocarcinoma，易鉴别，癌仅存在于凹陷部分。

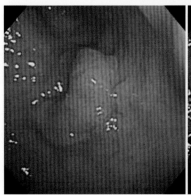
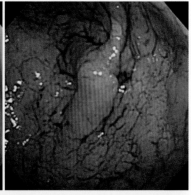

胃窦后壁可见大小约 2cm 的隆起性病变，中央凹陷，隆起的整体呈息肉型，中央的凹陷比较小，未达到Ⅱc样改变的程度，为高分化型腺癌，m 癌。

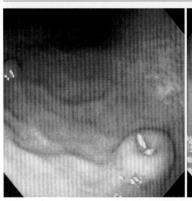
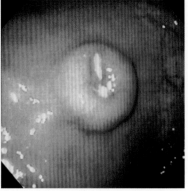

胃体后壁可见 20mm 大小的隆起性病变，为实体性的隆起，起始部缩窄但不急剧，中心可见脐样凹陷。

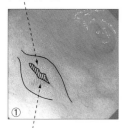

轻度的隆起

中心的不规则凹陷

①

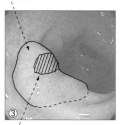

凹陷周围的隆起

中心的不规则凹陷

③

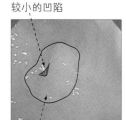

较小的凹陷

隆起部分比较大

肿瘤有明显的腺管形成，根据其结构异型、核异型，诊断为高分化型腺癌。

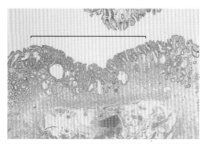

癌的范围为（⌐）标记的范围，相当于内镜下的凹陷部分。浸润深度为 m。

Ⅱa+Ⅱc型早期胃癌的分类（佐野）

息肉型			
糜烂型			
深部浸润型			U1-
			U1+

0 Ⅱa+Ⅱc 型胃癌　86

Type 0 Ⅱa+Ⅱc gastric carcinoma

　　在早期胃癌的肉眼分型中，根据复合型的定义，应该把镜下表现最明显的部分写在前面，然而临床上有一些病例却很难确定为Ⅱa+Ⅱc 还是Ⅱc+Ⅱa。佐野将外观为环状以及面包圈状的归类为Ⅱa+Ⅱc。

　　Ⅱa+Ⅱc 又分为(1)息肉型；(2)糜烂型；(3)深部浸润型 (U1- 和 U1+)。左侧的①相当于糜烂型；③相当于息肉型。有时糜烂型和深部浸润型 U1- 的浸润深度诊断非常困难。深部浸润型的中心凹陷的边缘不规整，呈溃决状。

治疗　内镜下切除或者外科手术切除

胃平滑肌肉瘤　87

leiomyosarcoma of the stomach

　　平滑肌肉瘤是常见的恶性肿瘤。病理组织学改变为异型性明显的纺锤形细胞增殖，呈旋涡状交错。

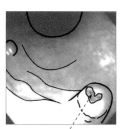

中心的不规则凹陷，覆白苔

治疗　外科手术切除

胃
❶
(2)

135

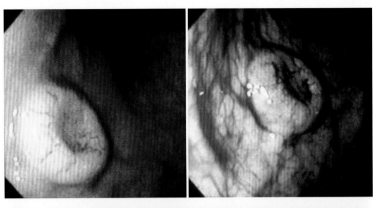

胃体上段大弯侧可见一 2cm 大小的黏膜下肿瘤，中央凹陷，隆起表面的黏膜伴有血管扩张。

喷洒色素后观察，凹陷部分被覆正常黏膜，未见溃疡。

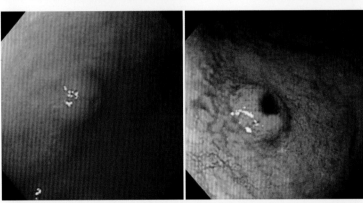

胃体下段前壁可见大小约 7mm 的小隆起，为黏膜下肿瘤，中央仅有一点点凹陷。

喷洒色素后观察，凹陷非常明显。

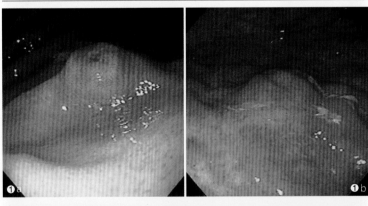

①肉眼形态多样，但很少见到单独的隆起。胃体大弯侧的皱襞上可见稍稍发红的小隆起。

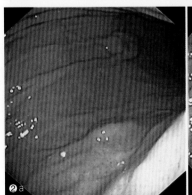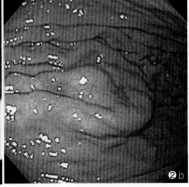

②胃体中段大弯侧伴有桥形皱襞的 20mm 大小的隆起，中央有凹陷，发红 (a)。

胃体上段后壁可见同样的黏膜下肿瘤样隆起 (b)。

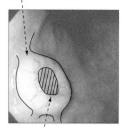

表面平滑的隆起

被覆正常黏膜的凹陷

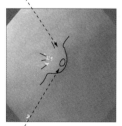

表面平滑的隆起

中心凹陷

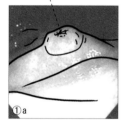

中央略发红的隆起

①a

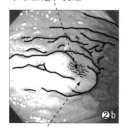

中心凹陷、发红

黏膜下肿瘤样隆起

②b

胃类癌发生于黏膜固有层深部的内分泌细胞，较早期向黏膜下层浸润，易形成肿瘤。因此，肉眼所见呈黏膜下肿瘤的形态，多数为伴有发红和糜烂的小的隆起性病变，常常多发，偶有带蒂的。几乎看不到所谓的类癌综合征（水样腹泻，皮肤潮红，喘息样发作，心脏瓣膜病等），但在发生肝转移时，有时也表现出类癌综合征。

胃类癌 [88]

carcinoid tumor of the stomach

胃类癌是一种由神经内分泌细胞构成的癌肿的特殊型。

根据报道，消化道类癌占全部类癌的66.4%，其中直肠占35%，胃占27.3%，十二指肠占15.6%。

类癌的组织化学反应有亲银反应（argentaffin reaction）和嗜银反应（argyrophilic reaction）两种。

胃类癌几乎全部为亲银反应阴性，嗜银反应阳性。

此外，因为含有具有内分泌功能的细胞，能分泌多种胺和肽，但在胃类癌少见。

治疗 内镜下切除或者外科手术切除

胃恶性淋巴瘤 [89]

malignant lymphoma of the stomach

肉眼形态据佐野的分类法分为5型：①溃疡型；②表层型；③溃决型；④隆起型；⑤巨大皱襞型。

肉眼所见大多数表现为黏膜下肿瘤样隆起、耳垂样改变与多发性溃疡混合存在。

肿瘤型的淋巴瘤比溃疡型和表层型少见。表现为多发的特征，也有与其他的肉眼形态混合存在的情况。

治疗 外科手术切除或者内科治疗

胃
❶
(2)

137

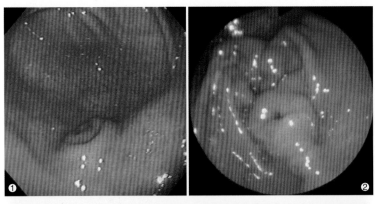

①较小的：小的异位胰腺虽然表面黏膜平滑，但是大多数伴有旋涡状的凹凸，而且好发于胃窦。

②较大的：有时伴有脐样的凹陷。位于胃体大弯，为比较大的异位胰腺。

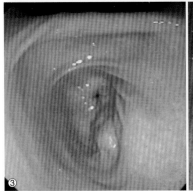
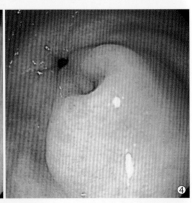

③、④幽门环旁大弯侧可见表面平滑的隆起性病变，伴有脐样凹陷。

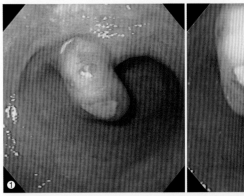
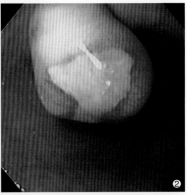

有的表面黏膜无改变，有的如图所示伴有不规整的凹陷（①、②、③）。

幽门前区小弯侧可见半球形的隆起性病变，表面平滑，无色调和凹凸变化。根据这些所见，可以与上皮性病变相鉴别，诊断为非上皮性隆起病变（④）。而在另外一些病例中，有的稍大一些的隆起，表层黏膜的一部分脱落，伴有凹陷性改变。

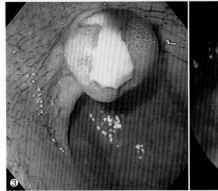
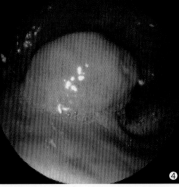

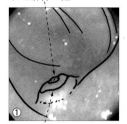

小的脐样凹陷

① 旋涡状改变

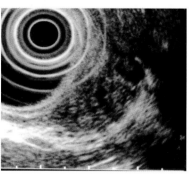

胃窦大弯处，形成了憩室（袖口纽扣样征）的异位胰腺像。

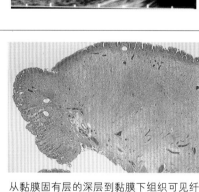

超声内镜下见内部回声比黏膜下层略低，其内散在管状、点状的低回声区域，这些相当于胰腺组织、胰管及导管，而且特征性表现为肿物深部肥厚的肌层。

异位胰腺 ⑨

aberrant pancreas

异位胰腺是良性的上皮性肿瘤，大多数位于胃窦大弯侧。中心凹陷是胰腺组织的导管开口处，有时形成憩室。

治疗 随诊观察

胃炎性纤维性息肉 ⑨

inflammatory fibroid polyp of the stomach

一般见于胃、小肠、胆囊等。肉眼所见为小的局限性隆起。

有时易混同于嗜酸细胞肉芽肿，故有必要进行鉴别。

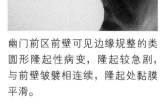

幽门前区前壁可见边缘规整的类圆形隆起性病变，隆起较急剧，与前壁皱襞相连续，隆起处黏膜平滑。

从黏膜固有层的深层到黏膜下组织可见纤维性组织增生和淋巴滤泡，由此形成隆起。

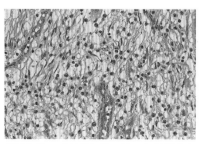

纤维细胞、成纤维细胞、胶原纤维增生和以嗜酸细胞为主的炎细胞浸润。

治疗 内镜下切除

胃
❶
(2)

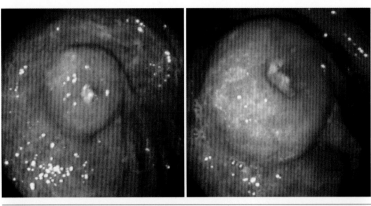

胃体部大弯侧明显隆起的大小约30mm的黏膜下肿瘤。中心为覆白苔的稍深溃疡，肛侧见桥形皱襞。

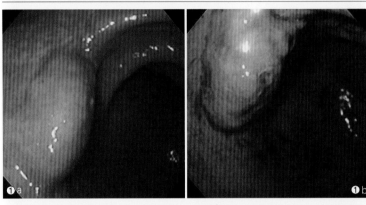

①从胃角到胃体下段前壁可见大小约30mm的隆起，隆起比较平缓。
其顶端及周边有淡的白苔。

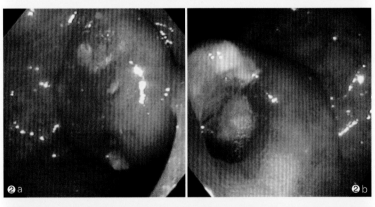

②胃窦小弯侧可见较大的黏膜下肿瘤，表面平滑。中央凹陷大而深。

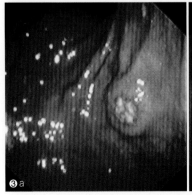
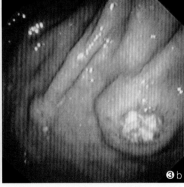

（a）胃体中段后壁的黏膜下肿瘤样隆起性病变，15mm大，中央凹陷，覆有白苔。
（b）正面观察，凹陷边缘为不规则锯齿状，与 delle 稍有不同。

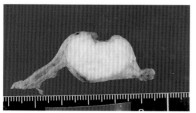

以黏膜下层为中心发育的实质性肿瘤。

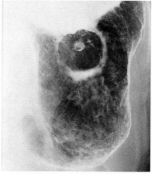

胃体中段有钡斑的隆起性病变。

胃神经鞘瘤 92

neurilemmoma of the stomach

　　与"隆起性病变—（1）被覆正常黏膜的隆起"（125 页）所示的不同，本例中央有凹陷。

　　为少见的黏膜下肿瘤。

治疗 外科手术切除

类似黏膜下肿物的 93

胃癌

submucosal tumor–like gastric carcinoma

　　一直以来，考虑为黏膜下肿瘤的隆起的形成原因有：①癌浸润；②间质结缔组织增生；③黏膜下异位腺组织及其囊泡状扩张；④淋巴细胞组织的增生等。

　　①癌浸润的组织学分类在低分化腺癌中也以髓样增殖为多，少见有黏液腺癌（mucinous adenocarcinoma）。

　　活检时，如溃疡边缘包入正常黏膜之中则不易取得癌细胞。

　　这种情况下，正视溃疡面，从溃疡边界的内侧向外用力钳夹，阳性率高。

表面平滑的隆起

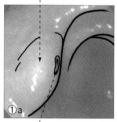
①a

中央的浅凹陷

张力较大的平滑隆起

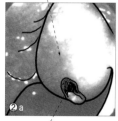
②a

中央的深凹陷

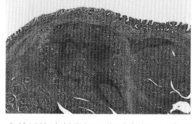

术前活检诊断为低分化型腺癌，但像这样的癌肿表面被非癌性黏膜覆盖，癌肿露出较少的，有时术前难以做出明确诊断。

有白苔的凹陷

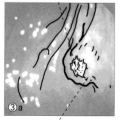
③a

整个为黏膜下肿瘤

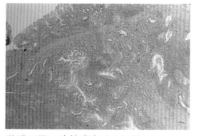

黏膜下层，腺管腺癌的浸润增殖明显。

治疗 外科手术切除

❶ 隆起性病变　（2）伴有中央凹陷的病变

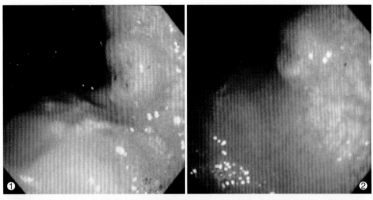

胃体上段小弯侧，大小约 15mm 的隆起性病变，中央有不规则形状的小凹陷。

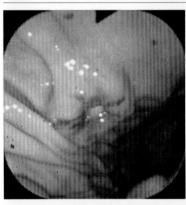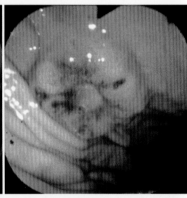

位于胃体中段前壁的黏膜下肿瘤样小隆起。伴中央凹陷，凹陷处色发黑。

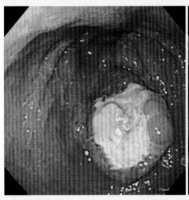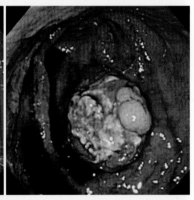

残胃大弯侧可见较大的隆起性病变，中心虽然形成溃疡，但是肿瘤表面基本上被覆正常黏膜，转移性肿瘤的特征是形成的溃疡比较大，多发性。

本例为胆管癌的胃转移。

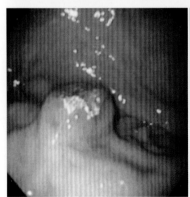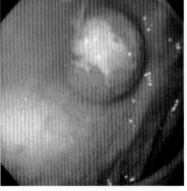

穹隆部可见中央凹陷的隆起性病变，隆起比较平缓，其表面除凹陷处以外，被覆正常黏膜，呈黏膜下肿瘤的特征，于十二指肠球部见一处同样的隆起性病变，活检证实为肺癌转移。

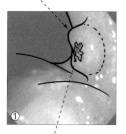

小的黏膜肿瘤

明显的中央凹陷

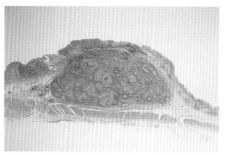

浸润至 sm 层的癌，被黏膜下许多淋巴滤泡的集簇所包绕。

伴淋巴组织增生的 胃癌 [94]

carcinoma of the stomach with lymphoid stroma

　　淋巴细胞对癌浸润呈反应性增生，有时呈现黏膜下肿瘤的形态。

　　胃体部居多，以低分化型癌为主，预后良好。

治疗 外科手术切除

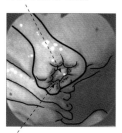

形成不规则大溃疡

溃疡边缘发黑

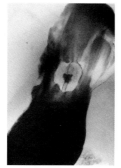

可见典型的牛眼征

胃恶性黑色素瘤 [95]

malignant melanoma of the stomach

　　产生黑色素的色素细胞的恶性肿瘤，黏膜呈褐色至黑褐色。

　　几乎均为转移性。

治疗 化学疗法

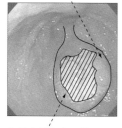

隆起的表面为正常黏膜

比较大的中央凹陷

黏膜下肿瘤样隆起，伴有中央凹陷，凹陷处附着白苔

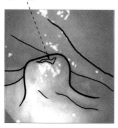

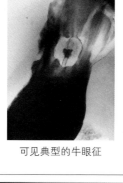

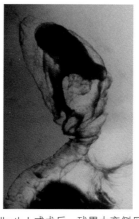

Billroth Ⅰ式术后，残胃大弯侧见 2 型胃癌样的肿瘤，中心有比较大的凹陷，肛侧可见桥形皱襞。

转移性胃肿瘤 [96]

metastatic tumor of the stomach

　　转移性胃癌的肉眼形态主要分为革囊胃（硬癌）和多发的黏膜下肿瘤样小隆起。

　　胃转移率高的癌：
・乳腺癌
・肺癌
・甲状腺癌
・前列腺癌
・肾癌
・恶性黑色素瘤

治疗 化学疗法

❶ 隆起性病变 （3）凹凸不平的病变

从所见到诊断

①一般隆起性病变易通过内镜检查发现，但定性诊断困难。

②当观察到隆起性病变时，首先要看是上皮性的还是非上皮性的，即根据两点：表面性状（隆起表面是否覆盖有正常黏膜）及其隆起形式（坡度的缓急，是否明显）。这是鉴别诊断中最基本的。

③在诊断为上皮性隆起性病变时，要明确其部位、大小（约多少 mm）、形状（是否有蒂，高矮）、表面色泽（发红、发暗还是黄色）、表面是否有糜烂和溃疡等。根据这些结果进一步可以判断是炎性还是肿瘤性，是良性还是恶性，如果是肿瘤的话还要推断浸润的深度如何。

④如果在隆起之中有凹陷的成分，则考虑为恶性病变。

⑤从发生频率看，良性的胃底腺息肉及增生性息肉占绝对多数，其次依次为胃腺瘤、胃癌（Ⅰ型早期癌、Ⅱa 型早期癌、Ⅰ型进展期癌）。

⑥从形态上看，良性增生性息肉与Ⅰ型早期胃癌、Ⅱa 型早期胃癌与胃腺瘤非常相似，临床上经常遇到，需要重点进行鉴别。进行活检明确病理诊断后，再决定治疗方案。

⑦幽门口旁的增生性息肉会经常脱出到十二指肠球部，应该注意观察幽门口。

发生率高的病变	发生率低的病变
·良性	·良性
胃增生性息肉（hyperplastic polyp of the stomach）[97]	胃炎性纤维性息肉
胃底腺息肉（fundic gland polyp）[98]	（inflammatory fibroid polyp of the stomach）[105]
胃黄斑瘤（gastric xanthoma）[99]	胃血管瘤（hemangioma of the stomach）[106]
疣状胃炎（verrucous gastritis）	息肉样囊泡状胃炎（gastric cystica polyposa）[107]
·交界性	隆起性瘢痕（ulcer scar of polypoid type）
胃腺瘤（gastric adenoma）[100]	·恶性
·恶性	胃类癌（carcinoid tumor of the stomach）[109]
0Ⅰ型，0Ⅱa 型胃癌（Type 0 Ⅰ gastric carcinoma，Type 0 Ⅱ gastric carcinoma）[101][102][103]	Peutz–Jeghers 综合征（Peutz–Jeghers syndrome）
1 型胃癌（Type 1 gastric carcinoma）[104]	Cronkhite–Canada 综合征（Cronkhite–Canada syndrome）
	转移性胃肿瘤（metastatic tumor of the stomach）[110]

基本病变的鉴别诊断要点

	增生性息肉	0 Ⅱa 型早期胃癌	胃腺瘤
内镜像	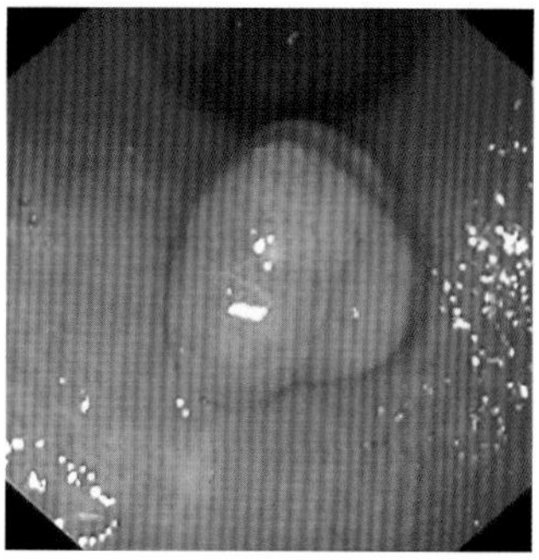	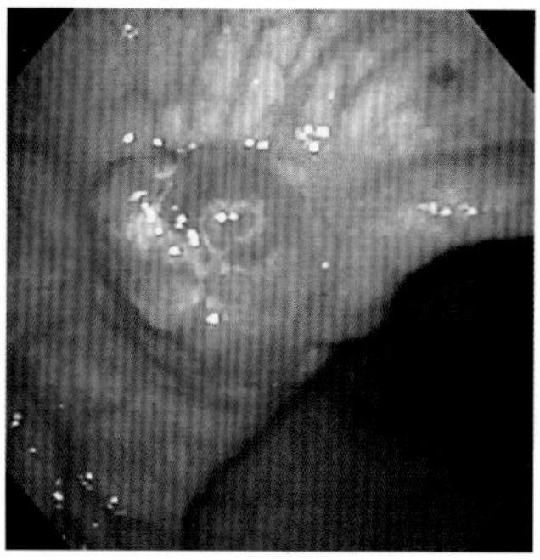	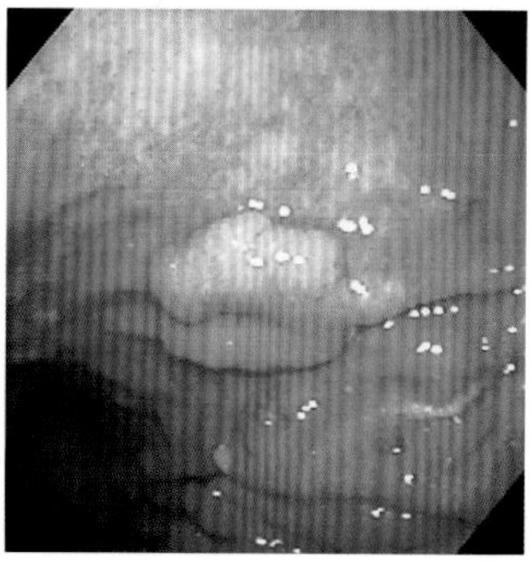
断面图	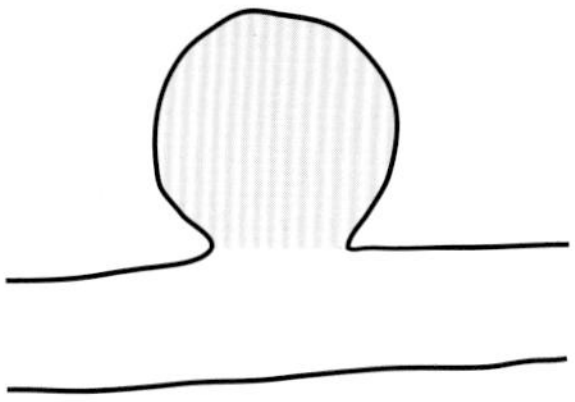	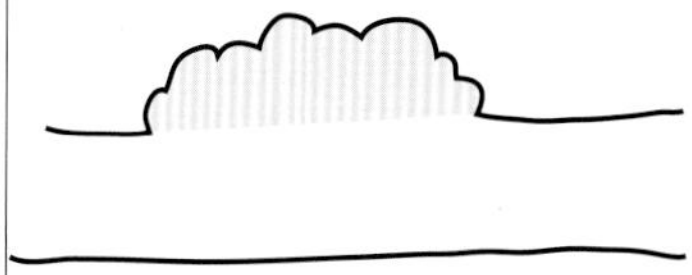	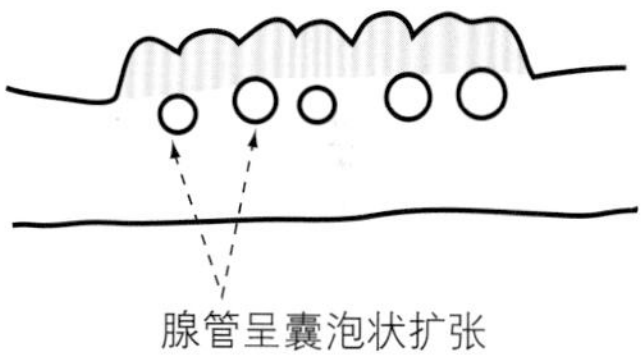 腺管呈囊泡状扩张
整体形状	底部缩窄，半球形～球形，有时为有蒂的或者双头状	隆起坡陡，底部无缩窄 扁平～半球形	隆起坡陡，底部无缩窄 隆起不高，呈平盘状
表面性状	光滑 （较大时伴白苔、出血）	大小不等的结节状 （伴有糜烂）	整体光滑～均一的颗粒状 （有时呈脑回状）
色调	明显发红（有时呈草莓状）	发红	颜色变浅
大小	大多数在 10mm 以下	10~20mm（有的为表层扩大型）	大多数在 20mm 以下

胃
❶
(3)

❶ 隆起性病变 （3）凹凸不平的病变

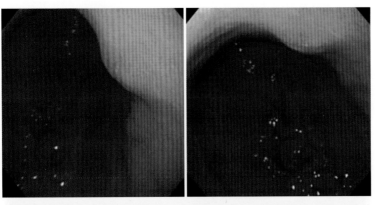

胃体上段后壁可见大小约 5mm 的隆起性病变，表面轻度发红。

隆起的坡度平缓（界限不明显），为山田 I 型的息肉。

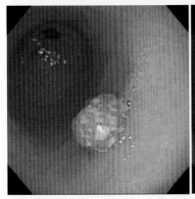 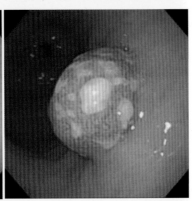

胃窦后壁可见大小约 7mm 的隆起性病变，表面发红，附着少许白苔。

隆起的坡度较陡，根部未见缩窄。为山田 II 型的息肉。

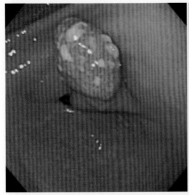 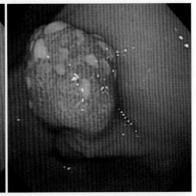

幽门前区小弯侧可见大小约 10mm 的隆起性病变，表面略呈结节状，发红，附着少许白苔。

隆起的坡度较陡，根部可见缩窄。为山田 III 型的息肉。

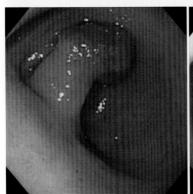 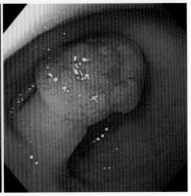

胃窦大弯侧可见大小约 20mm 的隆起性病变，表面略呈结节状。

有蒂，位于幽门旁者，常经幽门脱入十二指肠球部。为山田 IV 型的息肉。

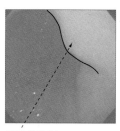

缓坡样隆起

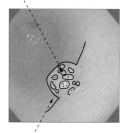

附着白苔

坡度较陡的隆起

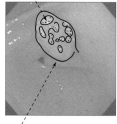

附着白苔

根部缩窄的隆起

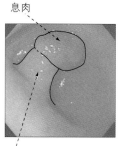

息肉

粗蒂

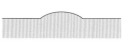

Ⅰ型

隆起的起始部平滑，未见明显的界限。

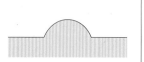

Ⅱ型

隆起的起始部可见明显的界限，未见缩窄。

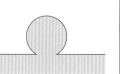

Ⅲ型

隆起的起始部可见明显的缩窄，无蒂。

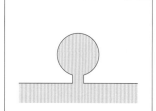

Ⅳ型

有明显的蒂。

胃增生性息肉　[97]

hyperplastic polyp of the stomach

由幽门腺及腺窝上皮的增生而产生。

大多数为半球状～亚蒂性息肉。

大多数在 10mm 以下。

癌变率虽然低，但是如果达到 20mm 以上则应该引起注意。

大多数发生于胃体下段至胃窦部。

明显发红。

治疗　10mm 以下的可以随诊观察。10mm 以上的行息肉切除术。

❶ 隆起性病变 （3）凹凸不平的病变

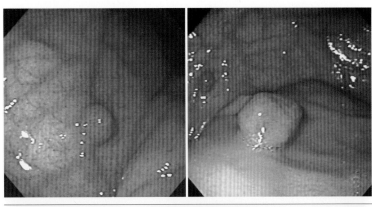

胃体上段前壁至大弯侧可见多发的亚蒂息肉。只存在于有胃底腺的区域，与周围色泽一致，表面平滑。

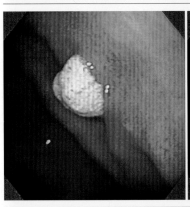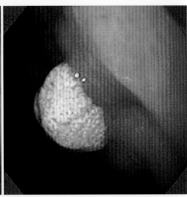

胃体下段后壁可见大小约5mm的轻度隆起性病变。整个隆起呈黄色。进一步观察可见表面呈细微的颗粒样。

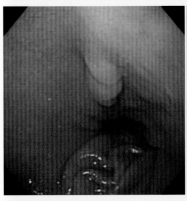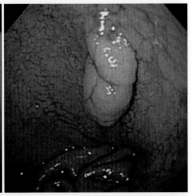

胃体中段小弯侧可见褪色的大小约15mm的隆起性病变，边界清楚。
即使喷洒色素后表面也可见光泽，未见明显的凹凸改变。

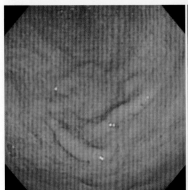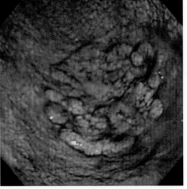

胃窦大弯侧可见大小约30mm的扁平隆起，表面褪色。病变的边缘明显隆起。
喷洒色素后界限更加清楚，与其大小相比，凹凸性改变不明显。

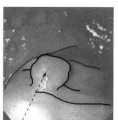

胃底腺的区域出现的亚蒂性息肉，表面黏膜平滑

胃底腺息肉 98

fundic gland polyp

胃底腺的增生性改变。

见于以胃体部大弯为中心的胃底腺分布区域。

大小约 5mm，常多发。

不发红，与周围黏膜色泽一致。

治疗 随诊观察

胃黄斑瘤 99

gastric xanthoma

略微隆起的黄色病变。

通常较小，几乎均在 10mm 以下。

与疾病无特定关系，不予治疗。

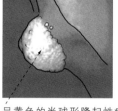

呈黄色的半球形隆起性病变

治疗 随诊观察

胃腺瘤（异型上皮灶，Ⅱa-subtype）100

gastric adenoma

形态为以扁平的盘状隆起为特征的隆起性病变。

活检后病理诊断为 Group Ⅲ。

像息肉和 0 Ⅱa 那样明显突入腔内的情况较少。

表面平滑，呈均一的小颗粒状或脑回状。

病变部位褪色。

褪色的隆起

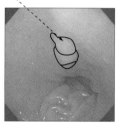

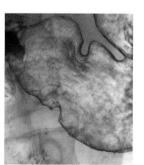

黏膜中层至深层可见腺管的囊泡状扩张。仅在黏膜表层有异型细胞。

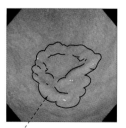

褪色的盘状隆起

胃窦大弯侧可见界限清楚的轻度隆起性病变，中央弯入。

治疗 内镜下切除或者随诊观察

胃
❶
(3)

❶ 隆起性病变 （3）凹凸不平的病变

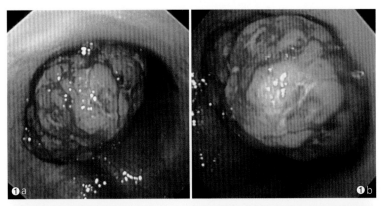

①胃体上段后壁可见突向腔内的、大小约 40mm 的息肉样隆起。表面呈大小不等的结节状，局部伴有糜烂和少量出血。根部有缩窄，根据其可动性，考虑有蒂。

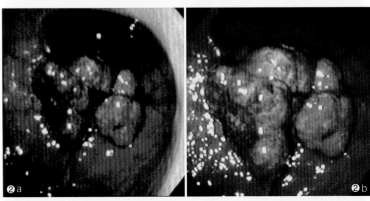

②胃角部大弯侧大小约 40mm 的息肉样隆起。表面呈大小不等的结节状，暗红色，易出血。隆起底部无明确的蒂样缩窄，故疑有 sm 浸润。

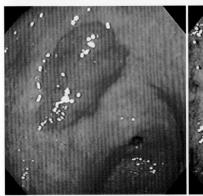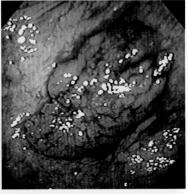

胃窦小弯侧可见不规整的、大小约 30mm 的隆起性病变。表面呈大小不等的结节状，色发红。壁伸展性良好，所以判定为 m 癌。

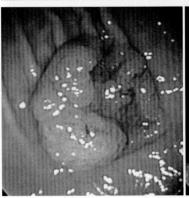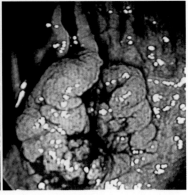

胃体大弯侧可见凹凸不平的蛹状隆起，稍褪色，表面呈颗粒状。

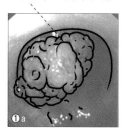

大小不等的结节状隆起

①a

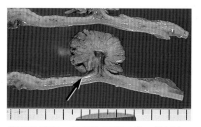

伴明显缩窄，高度为黏膜层的 2 倍以上。

0Ⅰ型胃癌 [101]

Type 0 Ⅰ gastric carcinoma

早期胃癌，呈息肉样形态而非扁平状。高出黏膜层 3 倍以上。

一般有缩窄有蒂，头部多可随体位改变而移动。

几乎均为高分化癌，进展至 m 层。因肿瘤表面出血，但一般无症状。

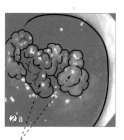

②a

大小不等的小结节状隆起

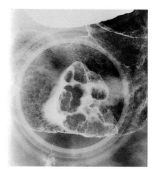

大结节状的巨大隆起。

治疗 内镜下切除或者外科手术切除

0Ⅱa型胃癌 [102]

Type 0 Ⅱa gastric carcinoma

稍隆起于表面。

隆起高度为黏膜层高度的 2 倍以下，基底宽，扁平。为分化型癌，大多数颜色发红。表面呈大小不等的颗粒状。

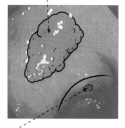

不规整的扁平隆起

幽门环

治疗 内镜下切除

0Ⅱa型胃癌 [103]
(胃型腺癌)

Type 0 Ⅱa gastric carcinoma
(adenocarcinoma of the gastric type)

胃型的分化型腺癌。

近年来，分化型癌根据胞浆黏液和刷状缘结构可以判定为胃型和肠型（占历来的大多数），根据 Muc-2、CO10 等染色判定。生物学恶性度高。

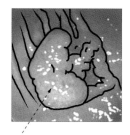

蛹状隆起

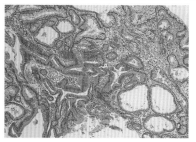

呈囊泡状扩张的异型性明显的腺管增生，未见肠上皮化生。

治疗 内镜下切除或者外科手术切除

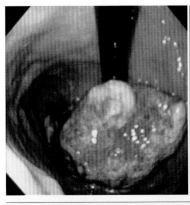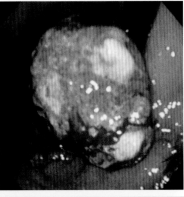

胃体部前壁可见突向腔内的、大小约 50mm 的巨大隆起性病变，表面为大小不等的结节状，表面污秽，伴有白苔和出血，局部破溃，呈红色至暗红色。

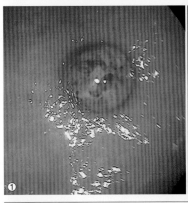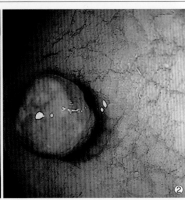

胃体上段小弯侧大小约 10mm 的黏膜下肿瘤样隆起病变。息肉的上半部分上皮缺损，而下半部分覆盖正常黏膜。未见桥形皱襞。

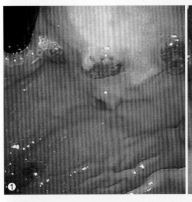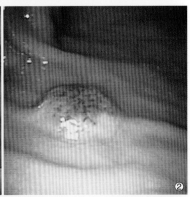

①、②大多数发生于胃体、胃底，为明显发红的扁平隆起性病变。

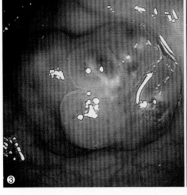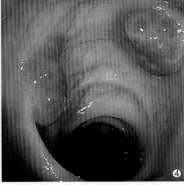

③、④在结肠也可见肿大的静脉瘤样改变。

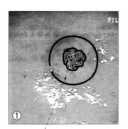
易出血的不规则隆起

1 型胃癌 [104]

Type 1 gastric carcinoma

　　较大的息肉样隆起性病变。大小为30mm 以上，基底广，伴胃壁僵硬。表面呈结节状，可见糜烂、白苔，局部可见不规则的破溃。

　　由于易出血，常因出血引起临床症状。

　　与 0 Ⅰ 型胃癌鉴别困难。

治疗　外科手术切除

形成亚蒂的隆起性病变

胃炎性纤维性息肉 [105]

inflammatory fibroid polyp of the stomach

　　为少见病，好发于胃窦的黏膜下肿瘤。

　　隆起的顶点（或隆起上部的黏膜）上皮缺损，酷似龟头的形态。

治疗　随诊观察

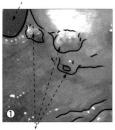
内镜

呈半球状隆起的多发血管瘤

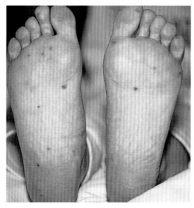
双足底部也可见大小为 2～3mm 的柔软的暗红色多发性肿物。

胃血管瘤 [106]

hemangioma of the stomach

　　黏膜下肿瘤样隆起，顶部发红。

　　blue rubber bleb nevus syndrome (BRBNS) 是合并有消化道血管瘤的略带青色的皮肤多发性血管瘤综合征。

　　虽有报道为常染色体显性遗传，但是大部分散发，考虑为胚胎期的发育异常。

　　组织学检查为海绵状血管瘤。

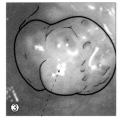
见于结肠的、直径为25mm 大的海绵状血管瘤

治疗　随诊观察

❶ 隆起性病变 （3）凹凸不平的病变

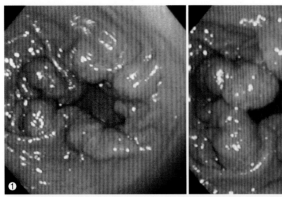
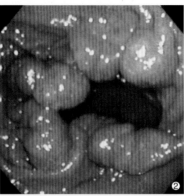

胃空肠吻合术后第 35 年。在胃体部大弯侧观察可见全周性的、轻度发红的结节状隆起性病变。皱襞呈蛹样肿大。

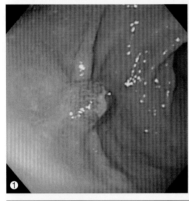
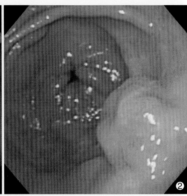

①内镜下切除术后 3 年，可见隆起性瘢痕。为前壁的病变，集中的皱襞与隆起相连，皱襞比较规整。隆起呈发红的肉芽肿样改变。

②后壁的病变，集中的皱襞呈桥形皱襞样改变。

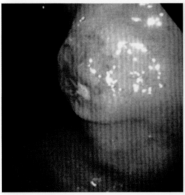
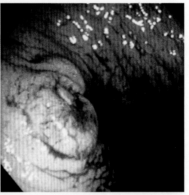

胃体上段小弯侧可见大小约 10mm 的黏膜下肿瘤样隆起性病变。隆起的中央部无正常黏膜覆盖，发红、凹陷，局部糜烂。

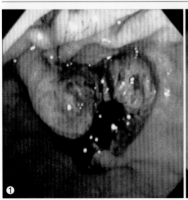
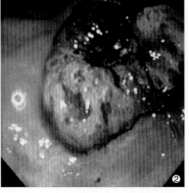

①胃体下段大弯可见大小不等的结节状隆起。局部呈桥形皱襞样改变。

②隆起表面呈暗黑色，易出血。因大量出血而施行了外科手术。

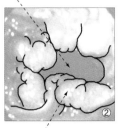

吻合口

蛹样隆起

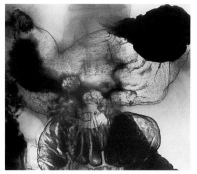

相当于胃空肠吻合处可见隆起性病变。

息肉样囊泡状胃炎 [107]

gastritis cystica polyposa

见于胃空肠吻合术、胃远端切除术后的吻合处（大多数发生于 Billroth Ⅱ 式吻合术后的残胃）。

吻合部全周可见发红的隆起性病变。

表面平滑，活检钳触之柔软。

如肿大的蛇行皱襞状。

治疗 临床上无须特殊处理

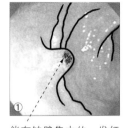

① 伴有皱襞集中的、发红的隆起

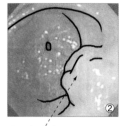

② 隆起性瘢痕

隆起性瘢痕 [108]

ulcer scar of polypoid type

内镜下切除后的溃疡与普通的消化性溃疡相比，大多数在短期内即可治愈，瘢痕处稍隆起。

治疗 应用药物治疗溃疡，瘢痕无须特殊处理

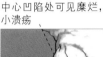

中心凹陷处可见糜烂，小溃疡

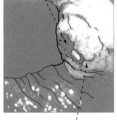

黏膜下肿瘤样隆起

胃类癌 [109]

carcinoid tumor of the stomach

发生于黏膜深层至黏膜下层的肿瘤，肉眼形态为黏膜下肿瘤样。继续发展可在隆起中心形成白状凹陷和糜烂、溃疡。达到 20mm 以上的，可浸润至固有肌层。最多见于直肠，预后一般良好。

胃体上段小弯侧可见大小约 10mm 的透光区。伴有不规则的中心凹陷。

治疗 内镜下切除或者外科手术切除

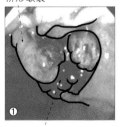

桥形皱襞

① 血肿样隆起

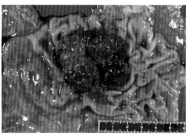

较大的 1 型胃癌样肿瘤性病变，为肺癌的转移。

转移性胃肿瘤 [110]

metastatic tumor of the stomach

常见于肺癌、乳腺癌和食管癌。

多呈黏膜下肿瘤的形态，恶性度高，向腔内突出。

常见出血。

治疗 化学疗法

胃
❶
(3)

❶ 隆起性病变　（4）息肉病

从所见到诊断

①消化道的息肉病，总的分为肿瘤性息肉病和非肿瘤性息肉病两大类。

②肿瘤性息肉病中，包括家族性结肠息肉病、Peutz-Jeghers 综合征、Cronkhite-Canada 综合征、幼年性息肉病和 Cowden 病等。

③各种息肉病均以结肠息肉为主，通过结肠镜检查所见很容易鉴别各种疾病。

④上消化道的病变大部分都非常相像，如果不了解鉴别诊断要点，很难进行诊断。

⑤如果详细了解了息肉病的本质，就可以理解上消化道病变和结肠病变有很多共同之处。

⑥非肿瘤性息肉病包括 Cronkhite-Canada 综合征、嗜酸细胞性胃肠炎、胃底腺息肉病和多发性糜烂性胃炎等。

⑦有时在十二指肠也有特征性表现。

发生率高的病变	发生率低的病变
·良性 　疣状胃炎（verrucous gastritis）[111] 　胃底腺息肉病（fundic gland polyposis）[112] ·恶性 　家族性结肠息肉病（familial polyposis coli；FPC）[113]	·良性 　胃淀粉样变性（amyloidosis of the stomach）[114] 　嗜酸细胞性胃肠炎（eosinophilic gastroenteritis） 　中村Ⅱ型息肉（gastric polyp, the type Ⅱ of Nakamura's classification）[115] ·交界性 　Cowden 病（Cowden disease）[116] 　胃幼年性息肉病（juvenile polyposis of the stomach）[117] 　Peutz-Jeghers 综合征（Peutz-Jeghers syndrome）[118] 　Cronkhite-Canada 综合征（Cronkhite-Canada syndrome）[119] 　胃绒毛状腺瘤（villous adenoma of the stomach）[120] 　多发胃类癌（multiple carcinoid of the stomach）[121] ·恶性 　Turcot 综合征（Turcot syndrome） 　卡博氏肉瘤（Kaposi's sarcoma）[122] 　胃恶性淋巴瘤（malignant lymphoma of the stomach）[123]

消化道息肉病的胃（十二指肠）病变一览表

	息肉的分布	息肉数	组织学特征	胃息肉的形态	伴随病变
腺瘤性					
1. 家族性结肠息肉病（Gardner 综合征）	胃、十二指肠、小肠、结肠	数百～数万个	腺瘤（有癌变倾向）	无数，山田Ⅰ～Ⅳ型可合并癌症	密集的结肠息肉骨肿瘤、软组织肿瘤
2. Turcot 综合征	胃、小肠、结肠	数十～数百	胃底腺息肉	5～10mm（颜色相同）	散在性结肠息肉，脑肿瘤
错构瘤性					
3. Peutz-Jeghers 综合征	全消化道	散在～数百个	上皮增生，肌层树枝状增生	布满全胃的大小不等的息肉，山田Ⅱ～Ⅳ型	斑点状色素沉着（口唇，指趾）
4. Cowden 病	全消化道	弥漫性	增生性和错构瘤，黏膜增生，腺管扩张	5mm 左右的山田Ⅰ～Ⅱ型	面部的小丘疹，口腔的乳头状增生
5. 胃幼年性息肉病	胃、结肠	数十～数百		发红的息肉，山田Ⅰ～Ⅳ型	
其他					
6. Cronkhite-Canada 综合征	胃、小肠、结肠	弥漫性，散在性	腺管的囊泡状扩张	大小不等的发红隆起，山田Ⅰ－Ⅲ型	弥漫性色素沉着，脱毛，指甲萎缩

基本病变的鉴别诊断要点

	家族性结肠息肉病	Peutz-Jeghers 综合征	Cronkhite-Canada 综合征
内镜像			
肉眼形态	胃体腺区域的胃底腺息肉病胃窦部扁平的腺瘤	全胃大小不等的息肉，有时有蒂	类似增生性息肉
大小	小	大小不等	有大有小的息肉
数目	多发	散在～多发	密集
色调	与周围黏膜颜色相同	发红	发红
伴随所见	结肠息肉病，腺瘤有癌变倾向	全消化道息肉病	皮肤色素沉着，脱毛，指甲萎缩，全消化道息肉病，低蛋白血症

❶ 隆起性病变 （4）息肉病

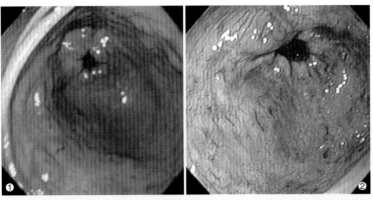

①糜烂性胃炎，周围明显隆起，中心凹陷，在皱襞上呈连续性分布，呈类似"鱿鱼爪"的形态。

②该病变常存在于胃窦，皱襞肥厚呈凹凸不平的结节状。隆起表面发红，顶部可见白苔。

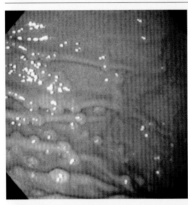
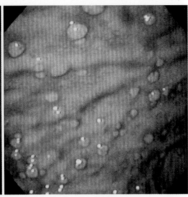

胃体部前壁多发的小息肉。大多数直径在 5mm 以下，表面色调与周围同色或稍褪色。FAP 患者的胃底腺息肉病时，息肉数目较多。

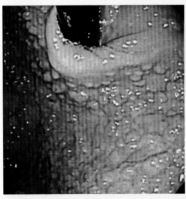
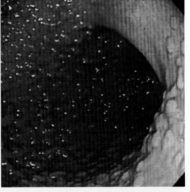

35 岁女性，从贲门至胃体密布大小 3 ~ 5mm 的小息肉，胃窦部未见息肉，结肠也可见息肉，但是非家族性发病（kumagaisateraito 诊所的病例）。

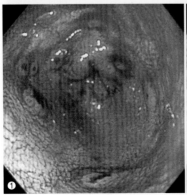
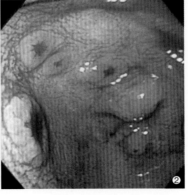

①见于家族性结肠息肉病的胃腺瘤。胃窦可观察到较小的糜烂。

②进一步接近观察，可见凹陷更加明显。

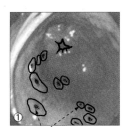

伴小隆起的多发糜烂

疣状胃炎 [111]

verrucous gastritis

　　相当于 Schindler 分类的浅表性胃炎，内镜所见是以隆起为主体的糜烂性改变。十分常见，常多发，但散发的、凹陷边缘不规整的，须与癌进行鉴别。

治疗　无须特殊处理

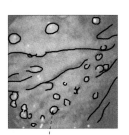

多发小型息肉

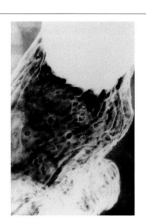

可见圆形的、明显的小透光像，多发。

胃底腺息肉病 [112]

fundic gland polyposis

　　典型的家族性结肠息肉病（FPC）可见胃体部胃底腺息肉病。然而在非结肠息肉病的患者也可见胃底腺息肉病，此种情况下息肉数量少，多见于中年女性。

治疗　无须特殊处理

伴家族性结肠息肉病 [113]
的胃腺瘤

gastric adenoma with familial polyposis coli

　　家族性结肠息肉病（familial polyposis coli;FPC），胃窦多发小腺瘤，这种胃腺瘤中心有凹陷，比一般的腺瘤要小。

十二指肠也可见平坦～凹陷型的腺瘤。

治疗　无须特殊处理

胃
❶
(4)

159

❶ 隆起性病变 （4）息肉病

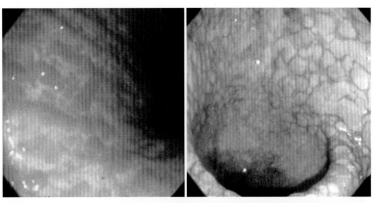

轻微的淀粉样沉积，很少出现胃的病变。大量沉着时出现结节状的特异性胃黏膜改变。

由黏膜下层至黏膜层的淀粉样沉着可导致颗粒状的隆起。本例继发于慢性风湿性关节炎。

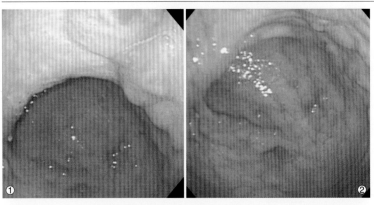

中村Ⅱ型息肉为极少见的胃息肉，其特征为分布于胃窦与胃体的交界，为大小不等的红色隆起，大多数于顶部形成糜烂，其中有的隆起紧密相连。

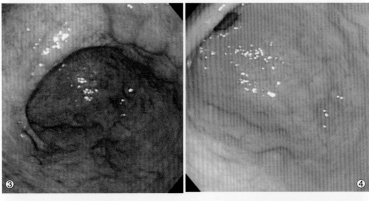

翻转像，在萎缩的界线上散在多发孤立的山田Ⅱ、Ⅲ型息肉，稍褪色，顶部可见发红的小凹陷（糜烂）。

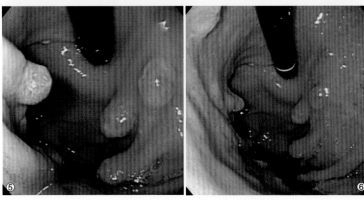

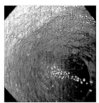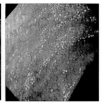

胃淀粉样变性 [114]

amyloidosis of the stomach

十二指肠黏膜遍布微细颗粒状改变，根据微细的沉着（AA型）肉眼也可以判断。

继发性淀粉样变性可见消化道黏膜弥漫性较小的颗粒状沉着（AA型）。

原发性淀粉样变性易呈结节状、块状的沉着（AL型）。在十二指肠比胃更易观察到。

治疗 无须特殊处理

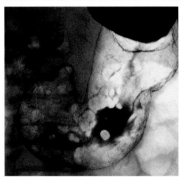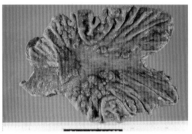

类似息肉病（胃窦部可见癌）。

中村Ⅱ型息肉 [115]

gastric polyp, the type Ⅱ of Nakamura's classification

大多数发生于胃窦，有时也见于胃体腺体交界线上，为较大的糜烂，也称为中村Ⅱ型息肉。

大多数发生于幽门腺与胃底腺的交界处（萎缩的交界）胃体部腺体侧。

大小基本一致的无蒂或者亚蒂的息肉在萎缩交界处呈弧形排列。因为通常伴有胃的萎缩，口侧的可发生于贲门部。

胃
❶
(4)

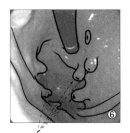

多发的息肉

治疗 无须特殊处理

❶ 隆起性病变 （4）息肉病

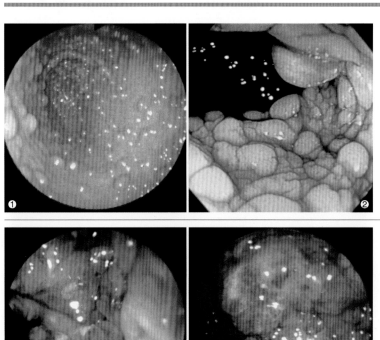

①见于胃的多发错构瘤性息肉病。可见弥漫的比较均一的小息肉。其表面很少有发红等颜色的改变。
②见于结肠的错构瘤性息肉病的黏膜染色像。可见无数的息肉（九州大学第2内科病例）。

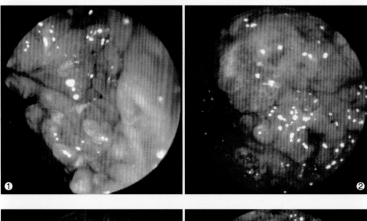

胃体部（①、②、③）至胃窦（④）多发形态各异的息肉，附着较多黏液。多为明显发红的山田Ⅳ型（③、④）。

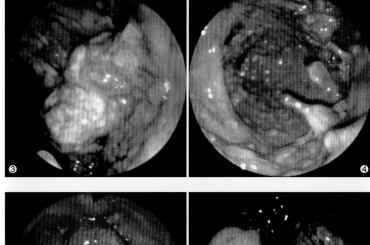

见于残胃吻合口的息肉病。
小息肉集合成块状，合并有癌。为从吻合口肛侧的观察所见（⑤、⑥）（与①～④不同的病例）（九州大学第2内科病例）。

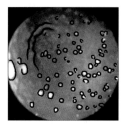

全胃可见密集的小息肉

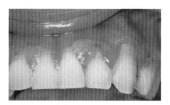

牙龈可见稍发白的黏膜呈乳头状增生。

Cowden 病 116

Cowden disease

也称为多发性错构瘤性综合征（multiple hamartomatous syndrome），为遗传性全消化道弥漫性息肉病。

全消化道多发的隆起。合并面部、四肢的小肿瘤，口腔黏膜的乳头状增生，血管瘤，合并其他器官癌的也不少。

治疗 无须特殊处理

胃幼年性息肉病 117

juvenile polyposis of the stomach

为遗传性或非遗传性，局限于胃或遍布全消化道的息肉病。

胃内可见蛹状发红的黏膜集聚，高低不等，多发。

有时合并癌和腺瘤。

全胃遍布隆起，合并低蛋白血症 [蛋白漏出性胃肠病（protein-losing gastroenteropathy;PLGE）]，有的不易与 Ménétrier 病相鉴别。

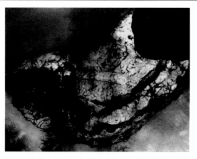

胃 X 线像，可见多发的隆起。在残胃，除小隆起外还可见黏膜肥厚，与 Menetrier 病有相似的外观。

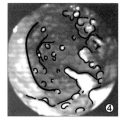

整个胃窦可见密集、大小不等的息肉

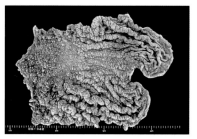

全胃多发小隆起，几乎覆盖了所有的黏膜。本例部分合并有腺瘤。

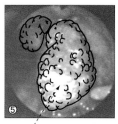

成块状的息肉

胃
❶
(4)

治疗 无须特殊处理。合并有癌及 PLGE 的病例行外科手术切除

❶ 隆起性病变　（4）息肉病

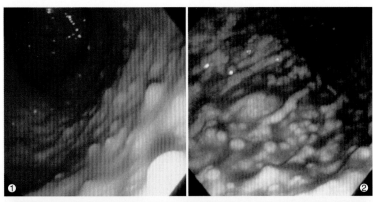

胃腔内多发小的山田Ⅰ型至Ⅱ型息肉。表面发红或者无颜色的变化。息肉病在胃窦部（①）和胃体部（②）的形态基本上相同。

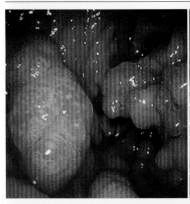
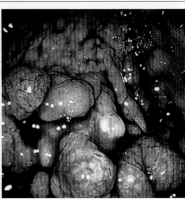

胃体部可见大小各异的多个息肉。息肉颜色发红有新鲜感。形态为山田Ⅱ～Ⅰ型，没有带蒂的，给人以均等的感觉，胃窦也可见几乎同样的分布。结肠也有多发息肉。

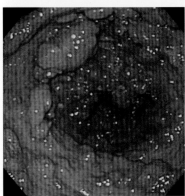
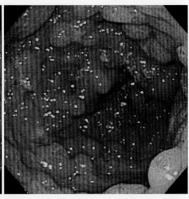

从胃窦至幽门密布大小不等的息肉。

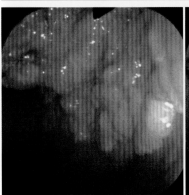
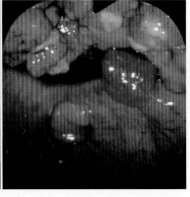

胃体部～胃窦部扁平的、浅表扩展型的病变。有必要与密集的小息肉相鉴别。褪色、表面的凹凸呈平缓的脑回状。

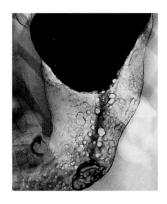

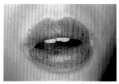

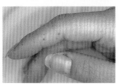

见于 Peutz–Jeghers 综合征的口唇及指尖的色素沉着。

Peutz–Jeghers 综合征 [118]

Peutz–Jeghers syndrome

常染色体显性遗传的全消化道息肉病。错构瘤性，癌变率也不低。

胃多为小息肉，肠管多为有蒂性息肉。

治疗 无须特殊处理，肠管病变需内镜下切除

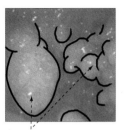

密集的大小不等的息肉

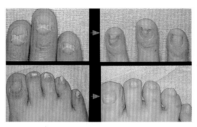

特异的指（趾）的变形。

Cronkhite–Canada 综合征 [119]

Cronkhite–Canada syndrome

为伴全身症状（皮肤色素沉着，脱毛，指甲萎缩，低蛋白血症，蛋白漏出性胃肠病）的全消化道息肉病。根据特异指甲的变形和脱毛很容易进行诊断。本例激素疗法有效，息肉数量明显减少。

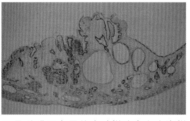

可见黏膜固有层的水肿样改变和囊泡样扩张。

治疗 药物疗法

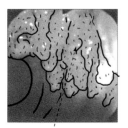

褐色的、大的扁平隆起

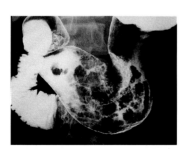

外观呈明显隆起的、泡状、大小不等的结节状。

胃绒毛状腺瘤 [120]

villous adenoma of the stomach

为浅表扩展型腺瘤，典型的肉眼所见为发白的脑回状。表面可见明显的大小不等的颗粒和泡状结节。

治疗 外科手术切除

❶ 隆起性病变 （4）息肉病

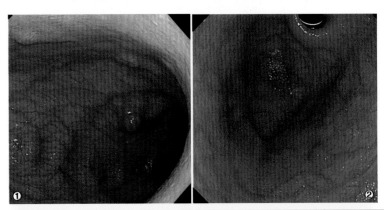

A型胃炎（逆萎缩型），胃体部黏膜重度萎缩。本例黏膜下血管明显透见，乍看似为结肠黏膜，其中可见多发的表面发红的小隆起，最大的呈山田Ⅲ型，有的大小接近10mm，活检有时也可以从没有隆起的黏膜检出类癌癌巢。

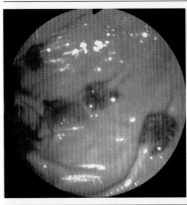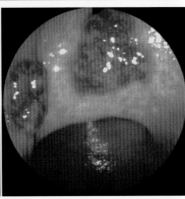

隆起的颜色明显发红，肿瘤的这种颜色反映其中充满血液。顶部可见凹陷和溃疡（九州大学第2内科病例）。

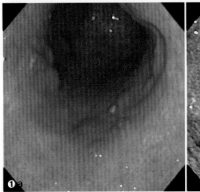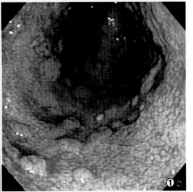

①胃体下部至胃窦多发小的隆起性病变。隆起表面有小的中心凹陷。

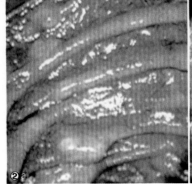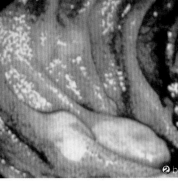

②十二指肠降部的多发小隆起，每个均为黏膜下肿瘤，多发的隆起，较均一。隆起稍发白，中央有凹陷。

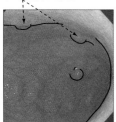
小的黏膜下肿瘤

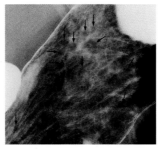
散见小的黏膜下肿瘤（→）。

多发胃类癌 [121]
multiple carcinoid of the stomach

　　A型胃炎（胃体腺区域萎缩、高胃泌素血症、抗胃壁细胞抗体）有时多发胃体腺区域的小类癌。

　　小肿瘤的形态不典型（典型者为中央凹陷的黄色黏膜下肿瘤）。

治疗　内镜下切除（不手术）

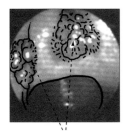
血肿样明显发红的隆起

卡博氏肉瘤 [122]
Kaposi sarcoma

　　见于AIDS患者的严重并发症，易发生于晚期。

　　由类似于血管性肿瘤的组织构成，为腔内含血的隆起性病变，常多发。

治疗　药物疗法

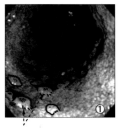
胃体部多发的、鱿鱼吸盘样改变，伴有糜烂

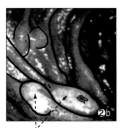
降部的多发白色隆起

胃恶性淋巴瘤 [123]
malignant lymphoma of the stomach

　　在恶性淋巴瘤的特殊类型（多为mantle cell lymphoma ）中，有的呈息肉病的形态。被称为 Multiple lymphomatous polyposis 的淋巴瘤可见全消化道的多发小隆起。

治疗　化学疗法

❷ 平坦性病变

从所见到诊断

①因病变的表面与正常黏膜几乎为同一高度，如不认真观察，大多难以判断其存在。

②有必要详细观察发红、褪色等微色泽改变和表面凹凸的异常。

③黏膜染色对观察表面的细微变化非常有意义，但是如果不能充分洗净去除黏液就喷洒色素，反而使平坦病变的范围观察不清，应引起注意。

④局限性的黏膜发红改变，需要鉴别是 0 Ⅱb 型胃癌（分化型）还是轻度的胃糜烂，癌的色素像表现为胃小凹结构消失，病变显得更加清楚。

⑤局限性的黏膜褪色改变，需要鉴别是 0 Ⅱb 型胃癌（未分化型）还是 MALT 淋巴瘤，根据界限是否清晰、是否残存正常黏膜而进行鉴别。

⑥萎缩的胃黏膜表现为无萎缩的胃黏膜边界附近（口侧边界）类似褪色的改变，皱襞消失，有时需要与胃癌进行鉴别，如果根据幽门侧没有界限以及菲薄的萎缩黏膜下血管透见等特征，就比较容易鉴别。

a. 发红的病变

发生率高的病变	发生率低的病变
· 良性	· 良性
胃糜烂（gastric erosion）[126]	结节性胃炎（nodular gastritis）[130]
· 恶性	胃结核（tuberculosis of the stomach）
0 型（表浅型）胃癌（Type 0 gastric carcinoma ）	胃淀粉样病变（amyloidosis of the stomach ）[127]
（早期胃癌）[124]	胃 Crohn 病（Crohn's disease of the stomach）[128]
胃 MALT 淋巴瘤（mucosa-associated lymphoid tissue	胃梅毒（syphilis of the stomach）[129]
lymphoma of the stomach）[125]	

b. 褪色的病变

发生率高的病变
· 良性
胃溃疡瘢痕（scar of the gastric ulcer ）[137]
萎缩性胃炎（atrophic gastritis）[138]
肠上皮化生（intestinal metaplasia）[139]
胃黄斑瘤（gastric xanthoma）[140]
· 恶性
0 型（表浅型）胃癌（Type 0 gastric carcinoma）（早期胃癌）[141] [142]
胃 MALT 淋巴瘤（mucosa-associated lymphoid tissue
lymphoma of the stomach）[143]

c. 其他有特征性颜色变化的病变

发生率高的病变	发生率低的病变
· 良性	· 良性
胃血管扩张症	遗传性毛细血管扩张症（Osler-Weber-Rendu 病）（hereditary telangiectasia）[132]
（angiectasia of the stomach）[131]	门脉高压性胃病（portal hypertensive gastropathy；PHG）[133]
	胃窦毛细血管扩张症（gastric antral vascular ectasia；GAVE）[134]
	弥漫性胃窦毛细血管扩张症（diffuse antral vascular ectasia；DAVE）[135]
	胃血管瘤（hemangioma of the stomach）
	blue rubber bleb nevus 综合征（blue rubber bleb nevus syndrome）

基本病变的鉴别诊断要点

	胃癌	MALT 淋巴瘤	萎缩性胃炎
内镜像			
界限	清晰	不清晰	与无萎缩黏膜的口侧界限清晰
色调	褪色者为未分化型 发红的为分化型	大多数表现为褪色，有时表现为发红，*H.pylori* 除菌后表现为白色	褪色
表面结构	病变区域胃小凹大小不等，粗糙	正常黏膜结构存在，有时伴有多发的糜烂、溃疡	菲薄的黏膜毛细血管透见，皱襞消失
病变数	大多数为单发	大多数为多发	从胃窦部开始呈连续性、广泛

从所见到"慢性胃炎"的诊断（春间等人）

1）无萎缩的正常胃黏膜

①胃黏膜非常有光泽，充分送气后胃体皱襞呈直线，皱襞表面光滑，无萎缩的胃固有腺体的界限观察不到。

②正常胃的所见，有出血点、节状发红、隆起型糜烂、胃底腺型息肉、反流性食管炎等。体形消瘦的女性，在穹隆部可见明显的血管透见，这不是萎缩的表现，有时在胃窦部也可见提示萎缩性胃炎的血管透见像。

③在整个胃体部可见规则排列的细小的红点，为集合细静脉，称为 RAC（regular arrangement of collecting venules）[136]，提示为 *H.pylori* 感染阴性的正常胃黏膜。

2）有组织学改变（*H.pylori* 感染、炎症、萎缩）的胃黏膜

①最重要的所见是从胃角至胃体小弯可见褪色区域（萎缩），根据木村·竹本分类，诊断为萎缩性胃炎，而且可以进一步进行程度分类。然而，有时幽门腺与胃底腺的界限不清晰。

②其次为胃体部大弯皱襞的增生或者皱襞的减少、消失。然而，如果不充分送气使之完全伸展开来，就很难做出正确的判定。

③胃窦部的所见包括发红、平坦型糜烂、隆起型糜烂、增生以及肠化生等多种多样，有时很难判定，血管透见像并不一定提示萎缩。

④结节性胃炎，从胃角前后壁至大弯可见明显的鸟肌样结节，有时与肠上皮化生等萎缩的胃黏膜很难进行鉴别，以前曾考虑是年轻女性的生理性改变，最近的研究提示 100%*H.pylori* 感染阳性，不仅仅是消化性溃疡，目前也作为胃癌的危险因素之一。

胃
❷

❷ 平坦性病变　（1）色泽发红的病变

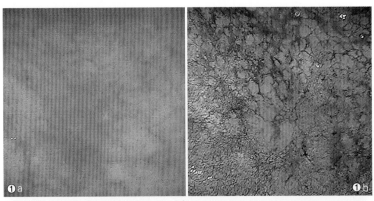

①胃角大弯可见 10mm 大小的局限性发红，喷洒色素后黏膜染色像该区域可见粗大的胃小区，为几近平坦的病变。

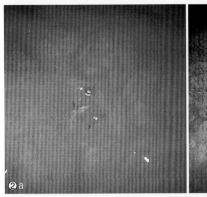
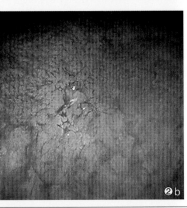

②胃窦大弯见小糜烂。喷洒色素后，糜烂周围黏膜的凹凸更加明显。

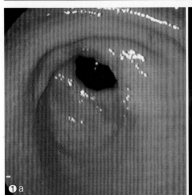
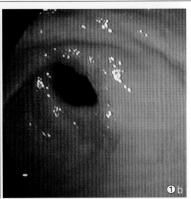

①幽门前区见全周性发红，胃窦后壁也可见多发的片状发红。

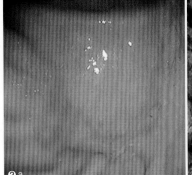
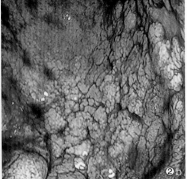

②胃体下部后壁伴多发糜烂的凹陷，界限不清。

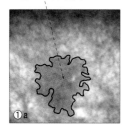

暗红，地图状
红色血管网消失

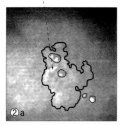

形成糜烂和凹凸不平
的颗粒状黏膜

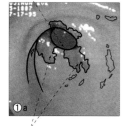

幽门环

①a

多发的发红改变

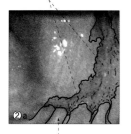

多发糜烂

②a

胃体部大弯的皱襞

0 Ⅱb 型胃癌 ⑫124

Type 0 Ⅱb gastric carcinoma

病变部和周围非癌部分黏膜几乎同一高度，有淡暗红色区域。

与胃炎引起的发红有时难以鉴别，但是如有胃小区紊乱和血管消失则高度疑为癌。

有时伴颜色浓淡不均和糜烂。

① 0 Ⅱb 型胃癌 (tub1，M，ly0，v0，8mm×7mm)。

癌局限于黏膜内，如果是 U1 (–)，大部分可以进行内镜下切除。

② 0 Ⅱb 样的 0 Ⅱc 型胃癌 (sig，M，ly0，v0，12mm×10mm)。

治疗 内镜下切除或者外科手术切除

胃 MALT 淋巴瘤 ⑫125

mucosa-associated lymphoid tissue lymphoma of the stomach

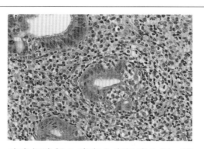

肿瘤细胞侵入腺窝上皮细胞之间，形成淋巴上皮性病变 (lymphoepithelial lesion；LEL)

1993 年，Isaacson 等提出胃 MALT 淋巴瘤这一疾病概念。

近年来，很多报道认为与 *H.pylori* 感染有相关性，许多病例通过除菌疗法治愈或缓解。

与早期胃癌相比，界限不清，黏膜面可见呈凹凸的颗粒状改变。有时伴不规整的糜烂和浅溃疡。

病变有多发倾向。

本例诊断为低度 B 细胞 MAIT 淋巴瘤，行 *H.pylori* 除菌治疗。

所有活检也均发现淋巴瘤细胞。

治疗 *H.pylori* 除菌疗法

胃
❷
(1)

❷ 平坦性病变 （1）色泽发红的病变

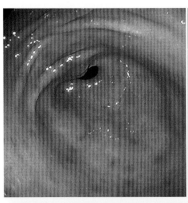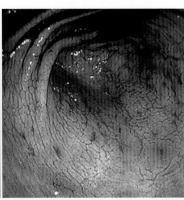

胃窦大弯散见数毫米大的发红。中央部明显发红，轻度凹陷。黏膜染色像明显显示中央色素蓄积，提示糜烂。

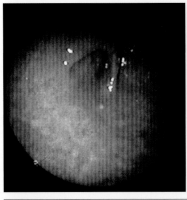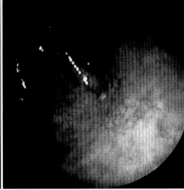

胃窦黏膜粗糙，多发小糜烂。黏膜面光泽消失，厚实感。靛胭脂染色见黏膜的凹凸明显。

（广岛济生会医院 赞岐英子博士的病例）

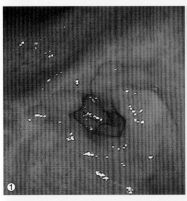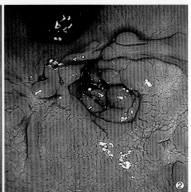

①胃窦可见黏膜发红，多发性溃疡瘢痕。

②黏膜染色像可见明显的串珠状隆起。

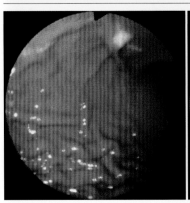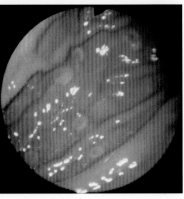

胃体下部小弯侧可见溃疡性病变及胃体中部大弯侧糜烂样多发凹陷性病变，有厚的污秽白苔。

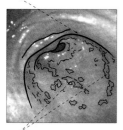

幽门环

多发的糜烂

胃糜烂 [126]

gastric erosion

好发于胃窦，也可见于胃体部。大小为数毫米，常为多发。

中央凹陷，有时伴有小的白苔。

单发的不规则糜烂应与 0 Ⅱc 型胃癌相鉴别。

治疗 无须特殊处理

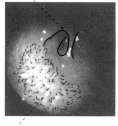

幽门环

发红和褐色混在的粗糙黏膜

胃淀粉样病变 [127]

amyloidosis of the stomach

作为原发性或继发性淀粉样变性的一部分而发病。粗糙无光泽的黏膜呈弥漫性分布，伴多发的糜烂和溃疡。

用刚果红法确诊，在活检组织中证实有淀粉样蛋白。

治疗 对于原发病无有效的治疗方法，故只能对症治疗

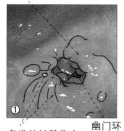

串珠样隆起

①

多发的皱襞集中
　　　　幽门环

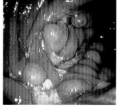

同一病例的小肠病变：回肠可见纵行溃疡和铺路石征（cobblestone appearance）。

胃 Crohn 病 [128]

Crohn's disease of the stomach

以胃窦的口疮样小糜烂、串珠样隆起、胃体部小弯侧的竹节状改变为特征。

组织学特征为不伴干酪样坏死的肉芽肿形成，但胃活检大多数不能检出。

治疗 药物疗法，营养疗法

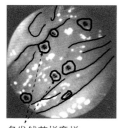

多发钱苔样糜烂

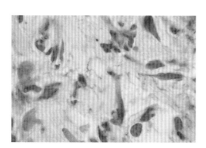

抗梅毒螺旋体免疫染色阳性

胃梅毒 [129]

syphilis of the stomach

表现为黏膜发红、地图状糜烂、溃疡、易出血等多种多样的改变。中央稍凹陷，伴厚苔，多发所谓的"钱苔"样扁平隆起。可以参考血清梅毒反应，活检行特殊染色，根据密螺旋体存在而确诊。

治疗 抗菌药治疗

❷ 平坦性病变 （1）色泽发红的病变

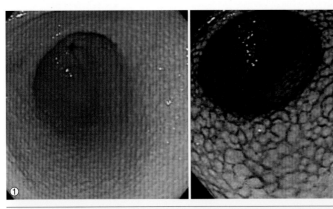

①结节性胃炎，20岁的女性患者，整个胃窦及胃角黏膜呈广泛的颗粒状。
②喷洒靛胭脂，明显可见中央褪色，略微凹陷。

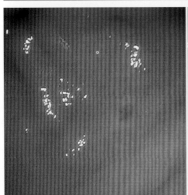
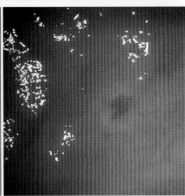

发红区周围伴白晕。近距离观察可见扩张的毛细血管。

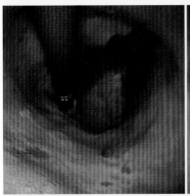
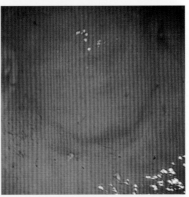

胃体部可见多个血管瘤。较大的血管瘤发红区周围的白晕轻度隆起。

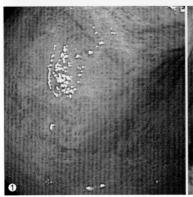
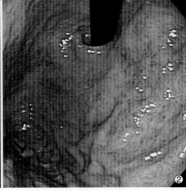

胃体上部、穹隆部黏膜可见点状的发红。

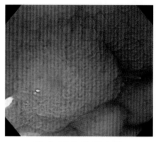

结节部分的放大像

隆起的中心部分可见白色的小凹陷［白色斑点（white spot）］

结节性胃炎 [130]

nodular gastritis

从胃窦至胃角，广泛密布大小均一的、约 3mm 大小的小结节状~颗粒状隆起，呈鸟肌样，隆起的中心可见凹陷的白色斑点，为增生的腺上皮及黏膜表层的淋巴滤泡所形成。

为年轻的成人 *H.pylori* 阳性的所见。

治疗 随诊观察

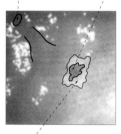

幽门环　界限清楚的红斑

周围伴白晕

胃血管扩张症 [131]

angiectasia of the stomach

又称毛细血管扩张症（vascular ectasia）或末梢血管扩张症（telangiectasia）。并不少见，可引起消化道出血。可见圆形发红，数毫米大，平坦或轻度隆起，有时周围伴白晕（太阳形红斑）。

治疗 无须特殊处理

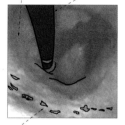

胃体部小弯　内镜

多发性的 angiodysplasia

Osler-Weber-Rendu 病 [132]

Osler-Weber-Rendu disease

又称遗传性毛细血管扩张症（hereditary telangiectasia），为常染色体显性遗传病。皮肤、结膜以及消化道的小静脉、毛细血管壁等变薄，易出血。

治疗 内镜下止血术

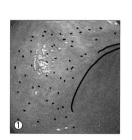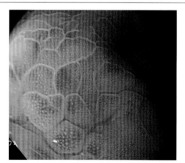

snakeskin pattern 为呈水肿状发红的黏膜及其边界的白色网状线。

门脉高压性胃病 [133]

portal hypertensive gastropathy；PHG

见于罹患门静脉高压的胃黏膜，缺少炎症所见，为淤血所致，多见于胃的上部，可见黏膜水肿、发红、出血。可见 snakeskin pattern 以及 cherry red spot 样出血。

治疗 无需特殊处理

❷ 平坦性病变 （1）色泽发红的病变

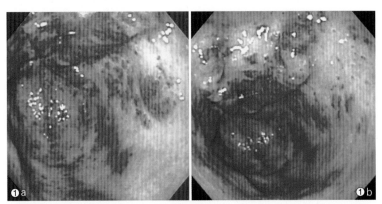

自幽门环呈放射状延伸的纵长的发红带，数条。其红色非常鲜艳，发红带并非均匀一致，可见小的斑状至点状的发红。

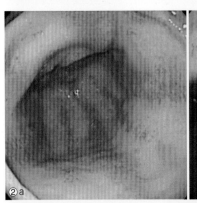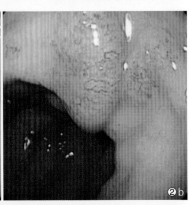

胃窦可见自幽门环呈放射状排列的斑状、类似 angiodysplasia 的毛细血管扩张，发红。大多数合并肝脏、心脏疾病，易出血。

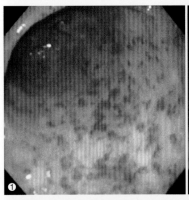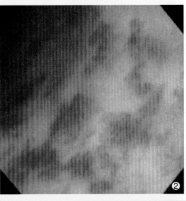

胃窦多发斑状的明显发红。近距离观察可见毛细血管的局限性扩张。

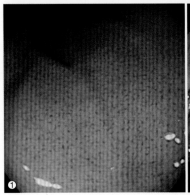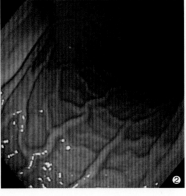

①胃体小弯可见 RAC 的图像，为集合细静脉的典型的均一排列。为 *H.pylori* 感染阴性、胃黏膜无炎症改变的表现。
②同一病例的大弯。胃黏膜有光泽，纵行的黏膜皱襞细而均匀。

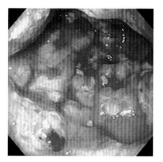

刚刚进行内镜下热凝法治疗

胃窦毛细血管扩张症 [134]

gastric antral vascular ectasia; GAVE

1984 年 Jabbari 等将患有迁延的、重度缺铁性贫血、胃窦可见纵行的带状发红的病例命名为 gastric antral vascular ectasia（GAVE），因为其镜下表现类似于西瓜表面的花纹，所以也称为 watermelon stomach。内镜下热凝疗法为首选的治疗方法。

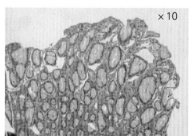
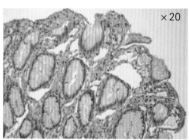

可见毛细血管的扩张。

治疗 出血时行内镜下止血术

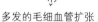

多发的毛细血管扩张

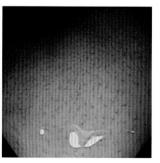

激光治疗后，基本上消失。

弥漫性胃窦毛细血管 [135]
扩张症

diffuse antral vascular ectasia; DAVE

胃窦部可见发红，呈弥漫性的点状至斑状，呈蜂窝状（honeycomb stomach）。大多数合并有肝脏或者心脏疾病。

治疗 内镜下止血术

RAC [136]

Regular arrangement of collecting venules; RAC

大多数见于胃体。细的血管呈鸟爪样，为集合细静脉。考虑为 *H.pylori* 阴性的、既没有炎症也没有萎缩的正常胃黏膜所见。有时也见于胃底腺息肉、浅表性胃炎及出血性糜烂。

RAC 的近观图像
明显可见集合细静脉。

治疗 随诊观察

❷ 平坦性病变　（2）褪色的病变

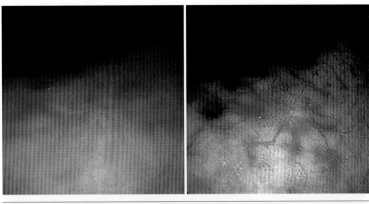

胃体部小弯可见皱襞集中至一点的白色瘢痕。靛胭脂染色像也未见凹凸改变。

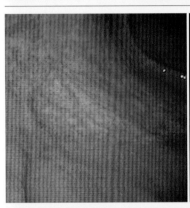 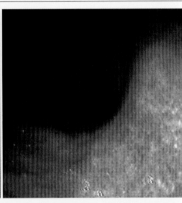

胃角部前壁可见轻度发红的胃底腺区和白色的幽门腺区的分界。幽门腺区血管透见。

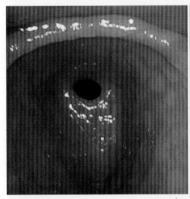 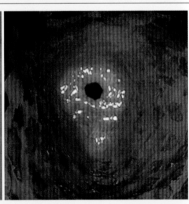

胃窦散见 2 ~ 3mm 大的白色扁平隆起。亚甲基蓝染色，肠上皮化生黏膜被染成蓝色。

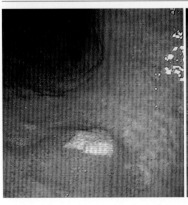 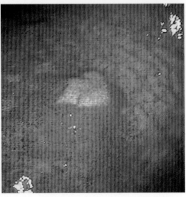

萎缩范围内见 5mm 大的黄色病变。稍隆起。近距离观察可见成簇的黄色颗粒。

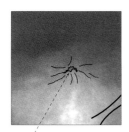

S₂期的溃疡瘢痕

胃溃疡瘢痕 [137]

scar of the gastric ulcer

瘢痕处皱襞平缓地变细，向中心集中。

分为覆有红色再生上皮的S_1期（红色瘢痕期）和呈正常或褪色的S_2期（白色瘢痕期）。

治疗 无须特殊处理

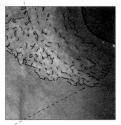

黏膜菲薄，血管透见

胃底腺与幽门腺的界限

萎缩性胃炎 [138]

atrophic gastritis

黏膜菲薄，血管透见。

可见皱襞萎缩或消失。

褪色区以胃体部小弯为中心，呈对称性广布。

判断萎缩的界限十分重要。

治疗 随诊观察

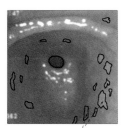

多发白色扁平隆起

肠上皮化生 [139]

intestinal metaplasia

随着萎缩的进展，胃黏膜被类似肠上皮的上皮替换。

呈灰白色扁平隆起，以胃窦为中心多发。

用亚甲基蓝染色被染成蓝色。

肠上皮化生的黏膜间有未化生部分。

治疗 随诊观察

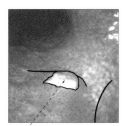

黄色的扁平隆起

胃黄斑瘤 [140]

gastric xanthoma

几近平坦的黄色病变，较大的可稍隆起。

组织学上由富有脂质的组织细胞集簇而成。

治疗 随诊观察

胃❷(2)

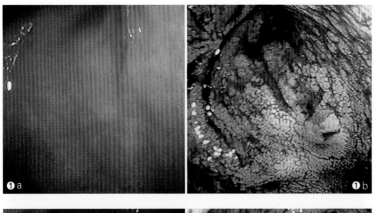

①胃体部后壁见褪色区，但与周围萎缩性胃黏膜的分界不清。

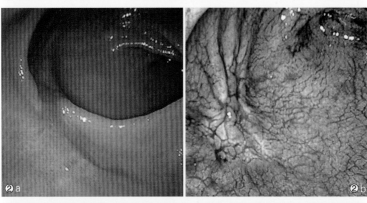

②胃窦前壁的皱襞集中，可见发红、浅的凹陷性病变。其口侧广布平坦褪色的黏膜。

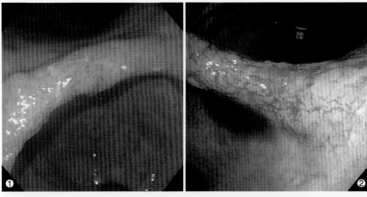

①胃窦体交界小弯至前壁可见清晰的 0 Ⅱc 型胃癌。胃角部后壁有血管透见所见但无明确的癌改变。
②靛胭脂黏膜染色像为同样所见。

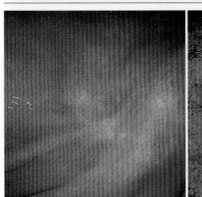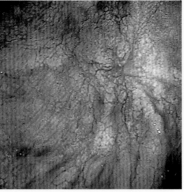

胃窦体交界大弯伴皱襞集中的 Ⅱc 样凹陷病变，但无蚕食样皱襞，与周围黏膜界限不清。凹面大部分褪色，部分发红，可见黏膜凹凸不平。

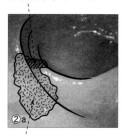

① a

胃体上部后壁界限不清的褐色区

伴皱襞集中的Ⅱc面

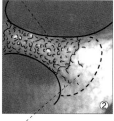

② a

露出的褐色区

Ⅱc部分

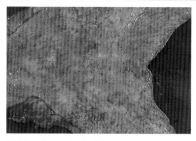

②

Ⅱb样改变

以胃角的Ⅱc为中心扩展至前后壁的广泛癌。未见后壁侧的Ⅱb部分，很难诊断为癌。

广泛的褐色区

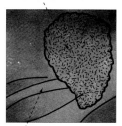

胃体下部大弯的皱襞

0 Ⅱb 型胃癌 [141]

Type 0 Ⅱb gastric carcinoma

　　病变黏膜面平坦，与周围非癌部位黏膜面高度几乎相同。

　　暗色区在黏膜面扩展，有时伴淡红和微小颗粒状改变。

　　对没有高低变化的病变，用靛胭脂染色观察，病变范围反而不清。

　　出现于Ⅱa和Ⅱc病变边缘的伴随病变，称为伴随Ⅱb。

　　①0Ⅱb型胃癌（tub2，M，ly0，v0，15mm×14 mm）。

　　②伴随0Ⅱc型胃癌的0Ⅱb型胃癌（sig，M，ly0，v0，22mm×20 mm）。

治疗 内镜下切除或者外科手术切除

伴随Ⅱb [142]

Type 0 Ⅱb gastric carcinoma acompanied with 0 Ⅱc lesion

　　所谓伴随Ⅱb，是与明确的癌改变相续的广泛Ⅱb样改变，常出现于切除术断端和EMR侧方断端，术前诊断十分重要。因此活检分"明确为癌的区域"、"可能存在癌的区域"和"癌以外的区域"三阶段进行。

治疗 外科手术切除

胃 MALT 淋巴瘤 [143]

mucosa-associated lymphoid tissue lymphoma of the stomach

　　表现为界限不清的不规则褐色区。

　　病变有多发倾向。表面平滑，保留有黏膜的本来结构。通过 *H.pylori* 除菌治疗可使 MALT 淋巴瘤消退，消退后可见瘢痕萎缩面。

治疗 *H.pylori* 除菌治疗

胃 ❷ (2)

❸ 凹陷性病变 （1）浅凹陷性病变

从所见到诊断

①浅凹陷内的色调、凹陷的深度、凹凸的有无、凹陷周围皱襞的情况等在内镜检查时十分重要。

②还要进一步结合其他部位有无病变及充气量的多少综合诊断。

③进行胃的 X 线检查时，浅的凹陷表现为淡的钡斑，其界限是否鲜明、是否规整、凹陷内的浓淡及周围变化可为诊断提供依据。

④在观察浅凹陷时，充气量不要过多。

发生率高的病变	发生率低的病变
· 良性	· 良性
胃糜烂 (gastric erosion)	胃梅毒 (syphilis of the stomach) [147]
胃溃疡 (gastric ulcer) [144]	胃结节病 (sarcoidosis of the stomach)
胃溃疡瘢痕 (scar of the gastric ulcer) [145]	胃结核 (tuberculosis of the stomach)
急性胃黏膜病变 (acute gastric mucosal lesion) [146]	胃淀粉样病变 (amyloidosis of the stomach) [151]
· 恶性	· 交界性
0 Ⅱc 型胃癌	胃凹陷性腺瘤 (depressed type adenoma of the stomach) [152]
(Type 0 Ⅱc gastric carcinoma) [148] [149] [150]	· 恶性
	胃 MALT 淋巴瘤 (mucosa-associated lymphoma of the stomach) [153]
	胃恶性淋巴瘤 (malignant lymphoma of the stomach) [154]
	潜在型 linitis plastica 胃癌
	(latent linitis plastica type of gastric carcinoma) [155]
	表浅发育型胃腺癌 (superficial spreading type gastric carcinoma) [156]
	胃浆细胞瘤 (plastmacytoma of the stomach) [157]

基本病变的鉴别诊断要点

	0 Ⅱc 型胃癌	胃 MALT 淋巴瘤	胃溃疡瘢痕
内镜像	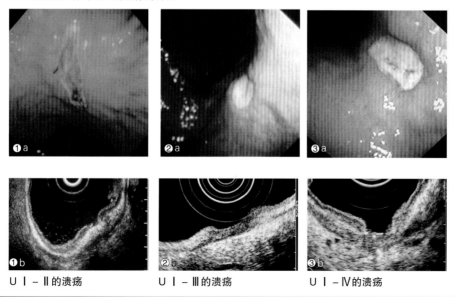		
形态			
凹陷的边界	清晰，连续	不清晰，不连续	不清晰
凹陷底	凹凸，不规整 有时伴有小隆起	凹凸均匀，糜烂	平滑
皱襞的先端	变细，中断，蚕食像（+）	蚕食像（−）	平缓地变细
凹陷的数目	单发	多发的凹陷及糜烂	单发或者多发
其他		各种各样的所见	有瘢痕带者，鉴别比较困难

胃溃疡的内镜像与超声内镜像的对比

❶a

❷a

❸a

❶b

❷b

❸b

U Ⅰ – Ⅱ的溃疡   U Ⅰ – Ⅲ的溃疡   U Ⅰ – Ⅳ的溃疡

胃
❸
(1)

❸ 凹陷性病变　（1）浅凹陷性病变

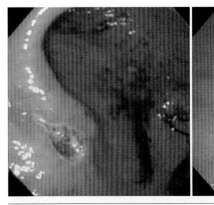
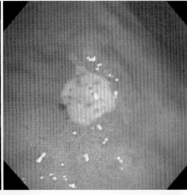

①以呕血为主诉来诊，紧急胃镜检查见胃角部前壁溃疡。由于周围水肿，溃疡很深（a）。3 天后复检水肿减退，见较浅的有白苔的溃疡（b）

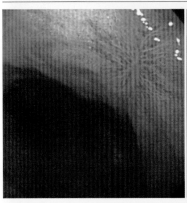
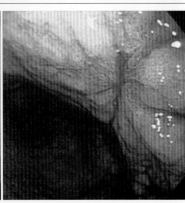

胃体下部小弯侧发红的病变。凹陷范围不清。黏膜染色像可见线状凹陷。

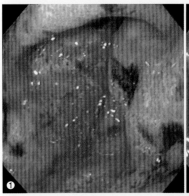
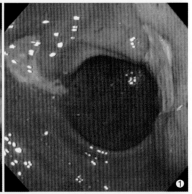

①因工作上持续劳累的原因，突发腹痛而来诊。胃窦有厚的黑色血痂附着。
②2 天后的胃镜检查见同一部位前后壁的不规整浅溃疡。

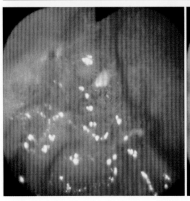
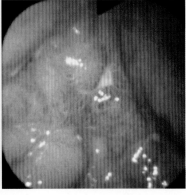

胃角部前壁 0 Ⅱc 型胃癌样凹陷。凹陷底部褪色、凹凸明显。病变未达全周。

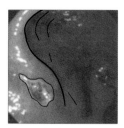

伴周围水肿的凹陷。凹陷底部有血液附着

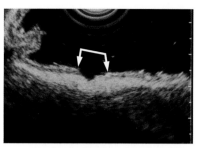

溃疡造成的缺损累及第3层的黏膜下层。第4层的下缘保持完整。为 UⅠ-Ⅱ 的溃疡。

胃溃疡 〔144〕

gastric ulcer

在活动期的溃疡中，村上病理学分类的 UⅠ-Ⅱ·Ⅲ 的溃疡呈浅凹陷。

愈合期的溃疡凹陷变浅。

凹陷覆有白苔，界限清楚。

活动期（active stage）的胃溃疡。

治疗 抗溃疡药物治疗

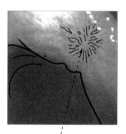

线状的溃疡瘢痕和发红的再生上皮

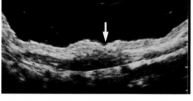

第3层低回声部分呈扇状展开，与第4层融合。第4层下缘保持完整。虽然被覆上皮，整体略凹陷。

胃溃疡瘢痕 〔145〕

scar of the gastric ulcer

可见胃溃疡的白苔消失了。

分为红色瘢痕期和白色瘢痕期。红色瘢痕期（S_1）瘢痕处呈红色，白色瘢痕期（S_2）则呈白色。

治疗 无须特殊处理

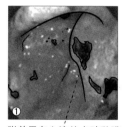

附着黑色血液的水肿黏膜

急性胃黏膜病变 〔146〕

acute gastric mucosal lesion

水肿黏膜可见斑状或地图状糜烂。多伴出血。

多见于胃窦。有时伴多发性急性溃疡。

急性溃疡表浅且不规整，一般在前后壁对称分布。

治疗 抗溃疡药物治疗

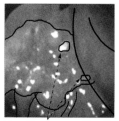

浅凹陷，凹凸不整，散在小溃疡和溃疡瘢痕

胃梅毒 〔147〕

syphilis of the stomach

多发浅的不规整形糜烂。

有时可见粗大的颗粒状改变。黏膜呈有柔和光泽的暗红色。容易出血。

胃壁伸展不良，有的呈漏斗状狭窄。

多见于胃窦及胃角部。

治疗 根治梅毒

❸ 凹陷性病变 （1）浅凹陷性病变

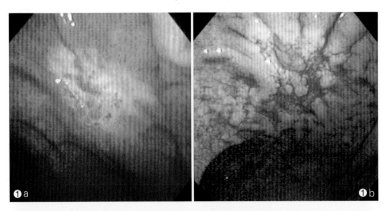

①胃体下部小弯侧褪色的浅凹陷性病变。界限清楚，皱襞前端变细。

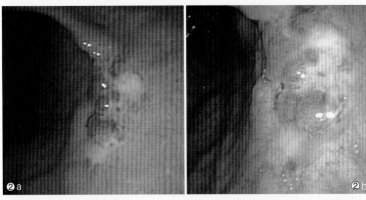

②胃角部后壁覆有淡白苔的浅凹陷性病变。凹陷内有发红的颗粒。

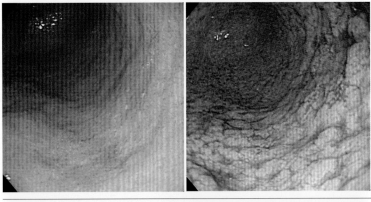

胃窦后壁可见一浅凹陷性病变，凹陷的底部可见呈胃小凹样，与未分化型相比，凹陷的界限不清，侵袭深度达 M，为中分化型管状腺癌。

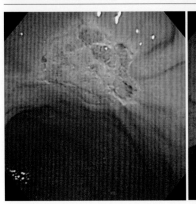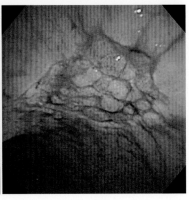

胃角部后壁可见一凹陷性病变，界限清楚，凹陷的底部呈颗粒状隆起，集中的皱襞在凹陷的边缘中断，侵袭深度达 M，为印戒细胞癌。

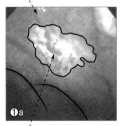

皱襞先端变细

褐色的浅凹陷，界限清楚

❶a

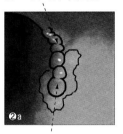

发红的小结节状隆起

褐色的凹陷

❷a

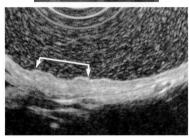

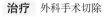

病变部稍凹陷，第3层的低回声层中断，但第4层保持完整。

0 Ⅱc 型胃癌　　148

Type 0 Ⅱc gastric carcinoma

　　呈界限清楚的浅凹陷。

　　病变的边界不规整，可见蚕食像。病变全周与正常黏膜的界限清楚。凹陷底部凹凸不平，有的伴小结节状隆起。

　　①侵袭深度达 M，为印戒细胞癌。
　　②侵袭深度达 SM，为低分化腺癌。

治疗　外科手术切除

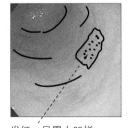

发红，呈胃小凹样

分化型凹陷型早期　149
胃癌（0 Ⅱc 型）

the differentiated type of depressed early gastric carcinoma

　　凹陷的边缘不是非常清晰，大多数凹陷的底部发红，表面光滑或者呈胃小凹样，与未分化型癌相比，很少呈颗粒样，大多数集中皱襞的先端变细。

治疗　外科手术切除，内镜下切除

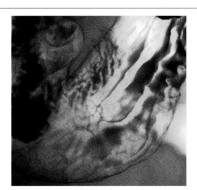

凹陷的底部可见颗粒像。

褐色的凹陷内可见呈颗粒样

未分化型凹陷型早期 150
胃癌（0 Ⅱc 型）

the undifferentiated type of depressed early gastric carcinoma

　　凹陷的边缘似悬崖样，大多数凹陷的底部呈颗粒样。大多数集中皱襞的先端中断，而且凹陷的底部多呈褐色改变。

治疗　外科手术切除

❸ 凹陷性病变　（1）浅凹陷性病变

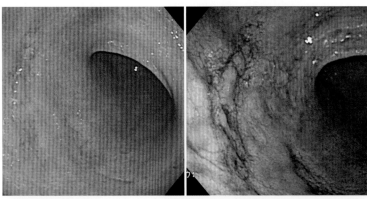

胃体下段前壁及大弯可见形状不规整的凹陷性病变，凹陷底部由略隆起的部分与粗大颗粒状的部分组成，活检病理提示黏膜固有层及血管周围淀粉状蛋白沉积。

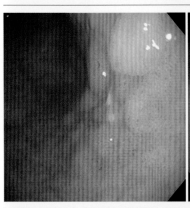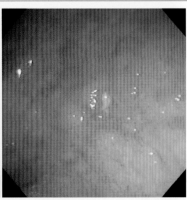

胃角后壁可见边缘不规整的凹陷性病变，凹陷的局部可见白苔，与 0 Ⅱc 型胃癌很难鉴别。本例切除后的标本诊断为腺瘤。

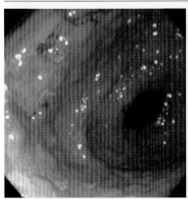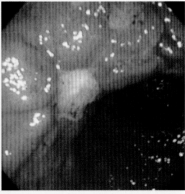

几乎遍布整个胃窦，黏膜面凹凸不整，可见多处的糜烂，胃角及胃角上部可见溃疡。

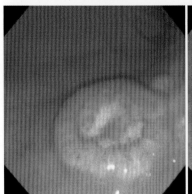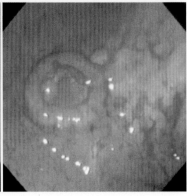

胃角部前壁的病变，伴浅凹陷，周围覆盖正常黏膜，为所谓的盘状溃疡。为起源于黏膜下层的病变，本例在后壁伴有颗粒状的隆起性病变。

胃淀粉样病变 [151]

amyloidosis of the stomach

　　最多见的改变为胃黏膜粗糙、多发的微小细颗粒，其次为散在、多发的糜烂。根据淀粉状蛋白分为 AA 型及 AL 型，上述所见多见于 AA 型。

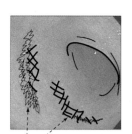

形状不规整的凹陷，界限不清

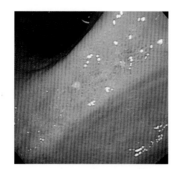

胃角部也可见不规整的凹陷。

治疗　对症治疗

胃凹陷型腺瘤 [152]

depressed type adenoma of the stomach

　　中央略凹陷，周围稍隆起，隆起的部分褪色，大多数很难与分化型胃癌鉴别。

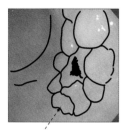

浅凹陷，周围呈颗粒样

治疗　临床观察，如果与癌难以鉴别，则行内镜下切除

胃 MALT 淋巴瘤 [153]

mucosa-associated lymphoid tissue lymphoma of the stomach

　　以前认为是 RLH 的病例中很多为胃 MALT 淋巴瘤。伴多发的溃疡瘢痕，凹陷。凹陷底部褪色，平滑、有光泽。病变多发，界限不清。

多发糜烂

胃窦后壁黏膜凹凸不平，不规整。

治疗　*H.pylori* 除菌治疗

胃恶性淋巴瘤 [154]

malignant lymphoma of the stomach

　　形态多样，也可见多发的浅凹陷型。
　　虽可见 Ⅱc 样凹陷但是界限不清。
　　有溃疡、黏膜皱襞集中表现者为多中心性的。
　　病变为多发性，形态多样。
　　病变的任何部分均呈黏膜下病变的形态，伸展性较好。

小弯侧小隆起

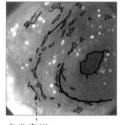

伴有浅凹陷的病变，整体略隆起

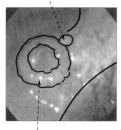

第 1 ~ 3 层中断，可见明显的低回声区域

治疗　化学治疗或者外科手术切除

胃
❸
(1)

❸ 凹陷性病变 （1）浅凹陷性病变

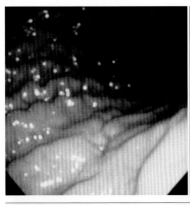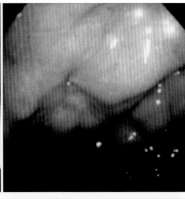

胃体上部后壁可见不规整的小凹陷。

虽然可以见到皱襞的中断像，但是无皱襞的集中和肿大。胃壁的伸展性良好。

胃体部的 U1 (-)，0 Ⅱc 型病变，如为未分化型癌，考虑诊断为此型。

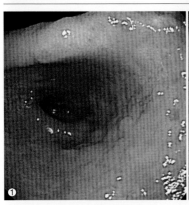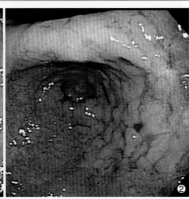

胃窦后壁黏膜发红，凹凸不平，周围褪色，范围从幽门旁扩展至胃角。

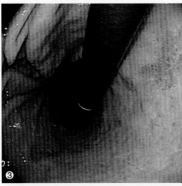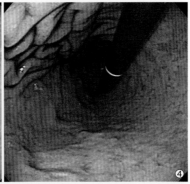

从胃角部向上观察胃体。

褪色的黏膜扩展至胃体中部。胃体前壁黏膜有光泽，考虑为正常的黏膜。

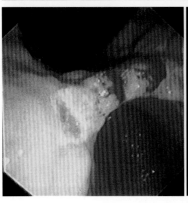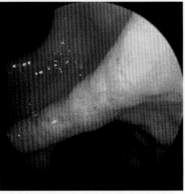

胃角部前壁的溃疡和胃角及胃窦后壁的多发糜烂。胃角还可见出血。

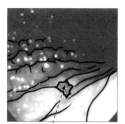

皱襞走行正常

不规则形凹陷

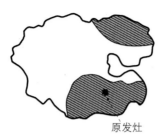

原发灶

原发灶（涂黑部位）虽然小，但是黏膜下浸润广泛。

潜在型 linitis plastica 胃癌 [155]

latent linitis plastica type of gastric carcinoma

胃全体收缩，呈管状，为典型的 linitis plastica 型癌的前期。原发灶小，认为是尚未挛缩的胃癌。

治疗 外科手术切除

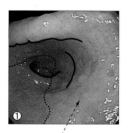

① 褪色的粗大颗粒状黏膜

瘢痕

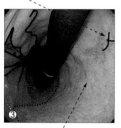

③ 褪色的黏膜

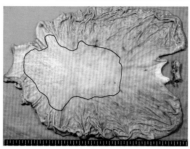

浸润深度为 M，范围为 16cm×13cm 的中分化型管状腺癌（实线部分为病变范围）。

表浅发育型胃腺癌 [156]

superficial spreading type gastric carcinoma

为一种形态特殊的癌，与水平方向扩展的程度相比，浸润深度非常浅，大多数表现为扩展至 5cm×5cm 以上的早期癌。大体标本大多数为凹陷型，组织学分型大多数为未分化型，有的报道提出组织学上未见差异。大多数界限不清，所以对切除的范围尤其应该引起注意。

治疗 外科手术切除

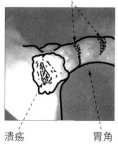

出血性糜烂

溃疡   胃角

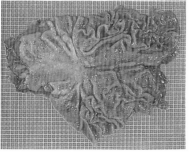

以胃角部的溃疡瘢痕为中心的手术切除标本。

胃浆细胞瘤 [157]

plasmacytoma of the stomach

表现多种多样，有的由糜烂、溃疡构成，有的伴有大的溃疡，有的伴有结节状隆起。

镜下所见与恶性淋巴瘤相似。

治疗 外科手术切除

❸ 凹陷性病变 （2）深凹陷性病变

从所见到诊断

①深凹陷是指胃壁组织有大的缺损，可能是由于正常组织的坏死脱落，或者因肿瘤组织的自行坏死脱落而形成。

②由于正常组织的坏死脱落而形成的为良性溃疡，呈圆形或者椭圆形的组织缺损，X 线检查可见深的龛影，胃镜下呈深凹陷，可见均匀的白苔，急性期周边水肿，愈合期周边黏膜集中。

③因肿瘤组织的自行坏死脱落而形成的，则包含各种各样的恶性肿瘤，其中最常见的是 3 型和 2 型胃癌，巨大的肿瘤中心自行坏死形成深的溃疡性病变。

④深溃疡的边缘仅存在少量癌组织的 0 Ⅲ 型胃癌，虽然也呈深凹陷，但严格意义上的 0 Ⅲ 型胃癌是极少见的。非上皮性肿瘤因自行坏死形成深溃疡的病变有胃恶性淋巴瘤和胃平滑肌肉瘤，它们有的地方呈黏膜下肿瘤的表现。其他呈凹陷性病变的还有胃憩室。

⑤有时非上皮性肿瘤因为坏死而形成非常深的溃疡，胃恶性淋巴瘤以及 GIST 即属于此类病变。在这些病变的某些局部可见黏膜下肿瘤的特征。

⑥有时胃憩室也表现为深的凹陷。

发生率高的病变	发生率低的病变
· 良性	· 良性
慢性胃溃疡（chronic gastric ulcer）[158]	胃结肠瘘（gastrocolic fistula）[159]
· 恶性	胃结核（gastric tuberculosis）
2 型胃癌（Type 3 gastric carcinoma）[160]	胃憩室（gastric diverticulum）[162]
3 型胃癌（Type 2 gastric carcinoma）[161]	· 恶性
	0 Ⅲ 型胃癌（Type 0 Ⅲ gastric carcinoma）[163]
	胃恶性淋巴瘤（malignant lymphoma of the stomach）[164]
	GIST（gastrotestinal stromal tumor）

基本病变的鉴别诊断要点

	胃溃疡	2型胃癌	胃恶性淋巴瘤
内镜像	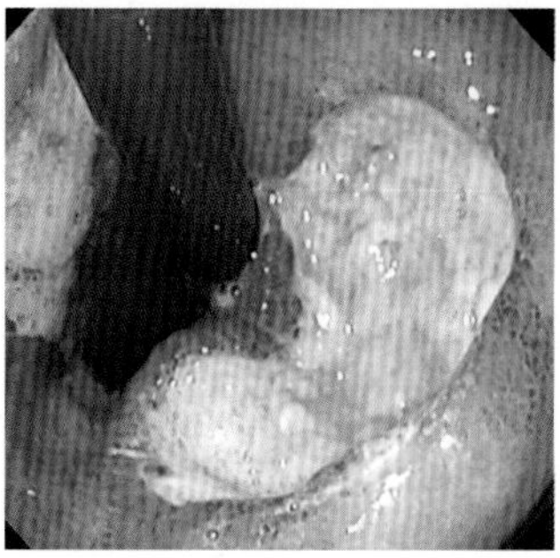	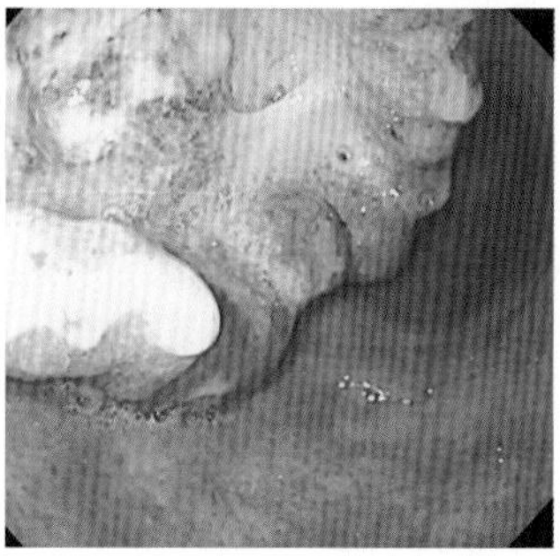	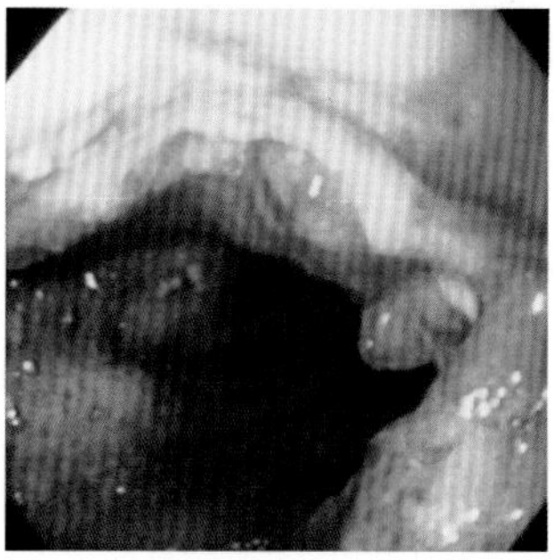
断面图	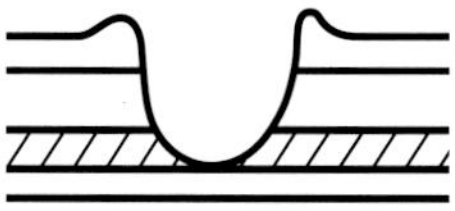	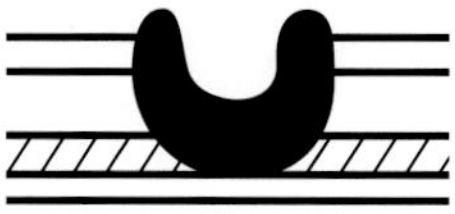	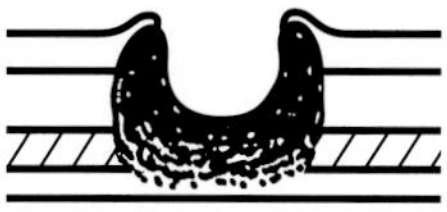
整体像	圆形、椭圆形溃疡	面包圈状、平皿状	各种黏膜下肿瘤样的表现
溃疡底	平坦，覆盖均匀的白苔，偶有血液附着	凹凸不整，局部呈结节状 有坏死物或凝血块附着 白苔不均匀，局部可见溃疡底露出	结节状或者颗粒状 有时平坦 白苔不均匀
溃疡边缘	边缘清晰，有时呈下陷状 A_1期见白苔凸出 边缘有再生上皮	不规则伸入 逐渐向溃疡底移行 白苔凸出	边缘清晰，有时呈下陷状
环堤	水肿样，软 表面平滑 隆起平缓	结节状，不均一 易出血 明显隆起，界限清楚	有光泽，平坦的环状 黏膜下肿瘤样改变
周边所见	黏膜的伸展性良好 集中的皱襞逐渐变细	黏膜的伸展性良好 很少见集中的皱襞	胃壁的伸展性良好 常伴有多发的病灶

胃
❸
(2)

❸ 凹陷性病变　（2）深凹陷性病变

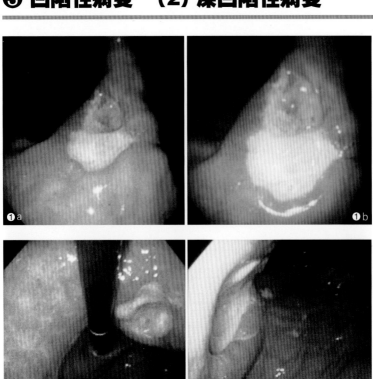

①胃角前壁的类椭圆形的溃疡。底部覆厚白苔，部分有血液附着。与周围黏膜界限清楚。周围黏膜平滑、有光泽，柔软。

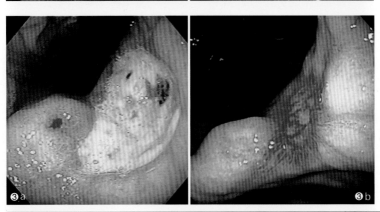

②胃体上部前壁圆形溃疡形成。为 A_2 期，明显水肿。吸气后，由上向下观察，水肿的环堤更清楚，似 2 型胃癌，但黏膜面没有变化，可与之鉴别。

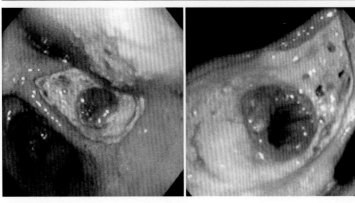

③胃角偏后根的溃疡。反复发作，前壁边缘隆起。至 H_1 期，伴随皱襞的集中，溃疡边缘出现放射状、栅状的整齐的再生上皮。

胃角巨大溃疡。凹陷底内见茶褐色病变，近距离观察可见结肠黏膜露出。进一步在同一部位插入内镜，可确认为横结肠。

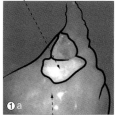

厚白苔

平滑有光泽的黏膜

❶a

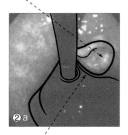

圆形的白苔

周围水肿

❷a

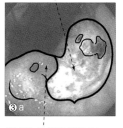

椭圆形溃疡的深凹陷

前壁边缘的平滑隆起

❸a

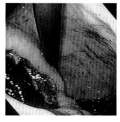

因呕血而行紧急内镜检查的另一病例。胃体上部后壁大而深的溃疡，溃疡底附着凝血块。

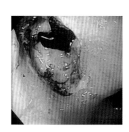

胃角处椭圆形深溃疡（为另一病例）。底部平坦无白，呈黄色。此处可见胃壁外的周边组织，为穿透性溃疡。

胃溃疡 [158]

gastric ulcer

　　胃黏膜上皮至深层的组织缺损。

　　典型者表现为圆形或椭圆形的胃溃疡。

　　溃疡底覆有白苔。

　　好发于两种不同黏膜的交界处附近酸性的对侧（大井的黏膜法则）。

　　愈合过程分为活动期、愈合期、瘢痕期。A₂（活动期）开始溃疡边缘出现再生上皮。到愈合期，皱襞向溃疡中心集中。

　　常常反复发作。

治疗 以抑酸药为主的药物疗法，个别病例应用 *H.pylori* 除菌疗法

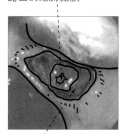

露出的结肠黏膜

巨大溃疡

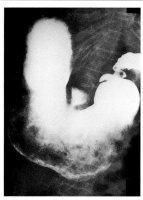

胃角的龛影为向横结肠流出的钡剂像。

胃结肠瘘 [159]

gastrocolic fistula

　　因横结肠走行于胃后部，所以胃的深溃疡有时可穿透至结肠。出现腹膜炎样腹痛、强烈粪臭味的口臭等特征性症状。

　　本例用药物疗法治愈。

治疗 药物疗法或者外科手术切除

胃 ❸ (2)

❸ 凹陷性病变 （2）深凹陷性病变

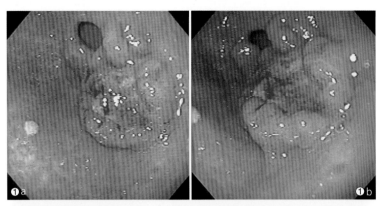

①幽门胃窦后壁，南瓜状的肿瘤性病变。溃疡底及环堤凹凸不平，不均一发红。环堤陡峭，与周围界限清楚。周围黏膜伸展性良好，无皱襞集中。

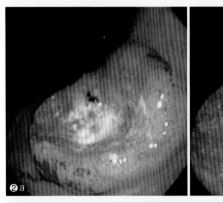
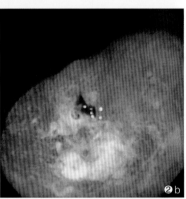

②胃体下部小弯面包圈状肿瘤性病变。环堤陡峭。病变表面凹凸不平，不均一发红。底部白苔薄而不均匀，部分有血液附着。

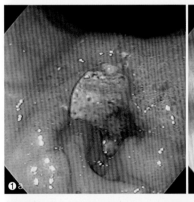
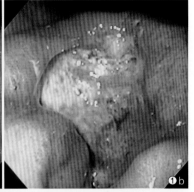

①以胃窦小弯为中心的大的溃疡性病变。看起来也像良性溃疡，但底部的白苔薄而不均，溃疡底也大部分露出。环堤略呈结节状，正常黏膜覆盖至近溃疡边缘。如不选择部位进行活检，则有可能为阴性结果。

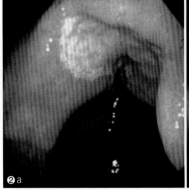
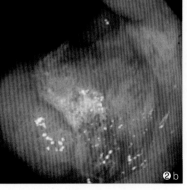

②胃角后根的溃疡性病变。底部起伏，形状常固定，硬感。另外白苔也薄而不均。边缘的一部分可见与再生上皮不同的狭窄发红带，在此处活检较好。

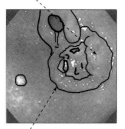

幽门胃窦后壁的南瓜状病变

环堤陡峭

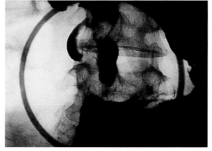

压迫像可见中心凹陷和环堤隆起。

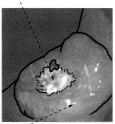

薄而不均的白苔

陡峭的隆起

2 型胃癌 160

Type 2 gastric carcinoma

为局限溃疡型。

形成溃疡，溃疡周边胃壁肥厚形成环堤。

环堤同周围黏膜边界清晰。

溃疡不规整，大而深。

为局限性，故对周围影响较小。

典型的 2 型较少，而以与 3 型移行者为多。

① T_2（mp）中分化型腺癌。
② T_3（se）高分化型腺癌。

治疗 外科手术切除

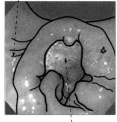

不清晰的边界

薄而不均一的白苔及露出的溃疡底

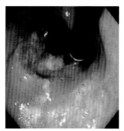

病变为以胃体上部小弯为中心的另外一个病例。溃疡很深，正常黏膜覆盖至部分环堤。隆起平缓，边界不清。为 T_3（se），中分化型管状腺癌。

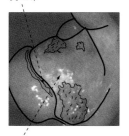

发红带

不均一的白苔

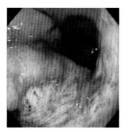

胃体中部大弯后壁的病例。环堤不十分明显，正常黏膜覆盖至溃疡边缘。为 T_3（se），低分化型腺癌。

3 型胃癌 161

Type 3 gastric carcinoma

为溃疡浸润型。

形成溃疡，溃疡周边胃壁肥厚形成环堤。

环堤不很高，与周围黏膜分界不清。

溃疡不规整，与大小相比，不是很深，也有周围浸润，故伴周围胃壁的僵硬。

① T_4（si）低分化型腺癌。
② T_3（se）中分化型腺癌。

治疗 外科手术切除

❸ 凹陷性病变　（2）深凹陷性病变

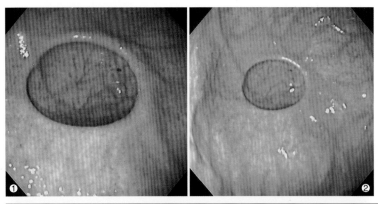

于胃底穹隆与胃体上部前壁交界处见圆形袋状的凹陷。凹陷处覆盖正常黏膜，与周围黏膜相连续。因此，皱襞自然滑入凹陷内。

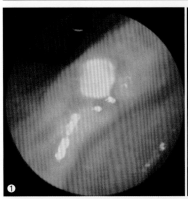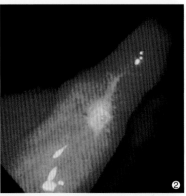

①首次内镜检查，见圆形的溃疡性病变。于4处取活检，在口侧的1处发现了癌组织。

②2个月后内镜检查，溃疡性病变呈蝌蚪状，于7处取活检，在口侧的2处和肛侧的1处发现了癌组织。

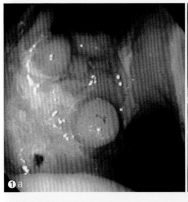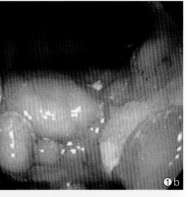

胃角前壁不规整的大溃疡。白苔薄，与周围黏膜界限清楚。边缘散在数个息肉状的隆起。而且小弯侧也形成带状溃疡。可以有各种改变，但是胃壁的伸展性保持良好。

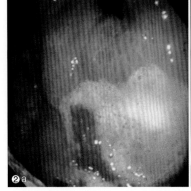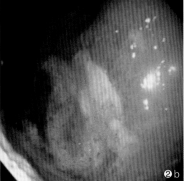

胃体上部前壁形成的圆形溃疡。

看似A₁期的溃疡，与周围黏膜一起突向胃内腔，边缘的一部分呈结节状，疑为黏膜下肿瘤性病变。还可见突出的不规整的白苔。

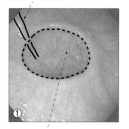

流入的皱襞

袋状凹陷

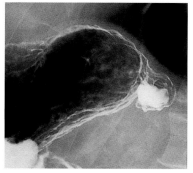

胃窦大弯的胃憩室像。

胃憩室 [162]

gastric diverticulum

大多数为先天性，单发。

好发于穹隆至胃体上部大弯。

为袋状的圆形凹陷，有时可见皱襞流入憩室内。

憩室内黏膜为平滑的正常黏膜，有食物残渣潴留。

治疗 随诊观察

2周后行手术切除，见 UI–Ⅳ 的几为圆形的溃疡，但无癌性溃疡所见。病理学上溃疡的肛侧有2mm的范围内存在深达 m 层的印戒细胞癌。癌组织和溃疡之间可见再生上皮。第二次内镜检查溃疡增大，考虑口侧的癌组织脱落。据以上经过认为是 OⅢ型胃癌。

OⅢ型胃癌 [163]

Type 0 Ⅲ gastric carcinoma

相当于表浅型的凹陷型，明显而深的溃疡内缘存在很少的癌组织。

纯粹的早期胃癌（0 Ⅲ型）很少，在溃疡活动期诊断困难，但随着愈合，Ⅱc 面变得明显。

治疗 外科手术切除

不规则的溃疡 带状的溃疡

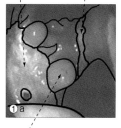

息肉状隆起

结节状膨隆

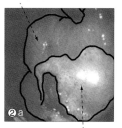

白苔内不规整隆起

胃角部大弯可见充盈缺损，该处可见较大的龛影。
小弯处也有龛影和隆起，有多种多样的改变。
与胃癌的鉴别诊断重点在于，周围胃壁的伸展性保持良好。

胃恶性淋巴瘤 [164]

malignant lymphoma of the stomach

以肿瘤性增殖的淋巴细胞浸润为主体的病变。

多为 B 细胞性。

溃疡边缘界限清楚，环堤有光泽。

溃疡、隆起、浸润不规则地多发、混合存在。

病变多少呈黏膜下肿瘤样改变。

即使有广泛浸润，也未见僵硬表现。

①、②均为弥漫性 B 细胞淋巴瘤。

治疗 化学疗法或者外科手术切除

❸ 凹陷性病变 （3）以皱襞集中为主要表现的病变

从所见到诊断

①皱襞集中是由黏膜下组织或者固有肌层的瘢痕·纤维化而产生，病变呈向一点集中或者向一定的范围集中。

②向一点集中的病变大多数是伴随溃疡而出现的改变，因瘢痕化而更加明显，反复发作，有时可见线状集中的瘢痕。

③如果是炎症性改变或者凹陷型胃癌，则向一定的范围集中而非向一点集中。

④皱襞集中是识别病变重要的基本所见，如果看到这种改变，一定要考虑到该病变的存在。

⑤还要观察由于充气量的多少而发生的一些变化以及僵硬表现的有无，根据皱襞的先端变细、皱襞肿大的程度、粗细、凹凸、糜烂以及色调等做出诊断。

⑥为了观察到黏膜面的改变，应该在洗净附着的黏液后，喷洒色素靛胭脂进行染色观察。

⑦虽然从侧面也可以观察到皱襞集中，但是为了确定诊断，一定要从正面观察，有时必须接近病变观察。

发生率高的病变	发生率低的病变
· 良性	· 良性
胃溃疡（gastric ulcer）[165] [166] [167] [168] [169] [170]	EMR 后溃疡（gastric ulcer due to EMR）[171]
急性胃黏膜病变（acute gastric mucosal lesions）	胃梅毒（syphilis of the stomach）
胃底腺的萎缩交界	胃结核（gastric tuberculosis）
（atrophic border of the gastric gland）[176]	胃 Crohn 病（Crohn's disease of the stomach）
· 恶性	胃淀粉样变性（amyloidosis of the stomach）
早期胃癌	胃结节病变（sarcoidosis of the stomach）[177]
0Ⅱc 型胃癌（Type 0 Ⅱc gastric carcinoma）[173]	· 交界性病变
0Ⅱc+Ⅲ型胃癌（Type 0 Ⅱc+Ⅲ gastric carcinoma）[174]	胃腺瘤（ gastric adenoma）[178]
0Ⅲ+Ⅱc型胃癌（Type 0 Ⅲ+Ⅱc gastric carcinoma）[174]	· 恶性
	胃 MALT 淋巴瘤（mucosa–associated lymphoid tissue lymphoma of the stomach）[179]
0Ⅲ型胃癌（Type 0 Ⅲ gastric carcinoma ）	胃恶性淋巴瘤（malignant lymphoma of the stomach）[180] [181]
进展期胃癌	胃转移性恶性肿瘤
3 型胃癌（Type 3 gastric carcinoma）[172]	（metastatic malignant tumor of the stomach）
4 型胃癌（Type 4 gastric carcinoma）[175]	

基本病变的鉴别诊断要点

1）胃溃疡和 0IIc 型胃癌

	胃溃疡	0 IIc 型胃癌
内镜像		
皱襞的集中	点状	点状或片状
皱襞的先端	平滑渐细	中断，渐细，蚕食像
皱襞的融合	V 字形，柔软	皱襞肿大变硬
环堤的情况	柔软	如果存在，则比较柔软
溃疡愈合的可能性	有（良性循环）	有（恶性循环）
溃疡底	比较平整、均匀	比较平整、均匀
溃疡边缘黏膜	正常黏膜或伴萎缩性胃炎	癌性糜烂（IIc），无光泽，少量出血，白苔，凹凸不整

2）进展期胃癌和胃恶性淋巴瘤

	进展期胃癌	胃恶性淋巴瘤（包括 MALT 淋巴瘤）
内镜像		
皱襞的集中	中断于溃疡边缘	多发或有一定的范围
皱襞的先端	一部分渐细、蚕食像	或凹或凸，变细
皱襞的融合	马蹄状·环状融合	皱襞肿大，呈鹅卵石样
环堤的情况	硬，充气后不变形	耳廓样隆起，软
溃疡愈合的可能性	无	有（恶性循环）
溃疡底	凹凸、不整，污秽	多发、浅表、残雪样，比较平整、均匀
溃疡边缘黏膜	一部分呈癌性糜烂（凸出），大多数为正常黏膜	凹陷的区域为非连续性，偶呈连续性，有光泽，白苔，伴少量出血

胃
❸
(3)

❸ 凹陷性病变　（3）以皱襞集中为主要表现的病变

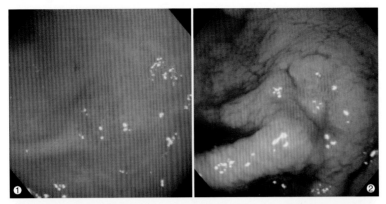

①、② 胃角对侧大弯，见皱襞集中和胃壁的变形。集中的皱襞行至白苔，先端肿大呈 V 字形融合，先端凸向中心，平缓中断。白苔干净，边缘可见再生上皮。

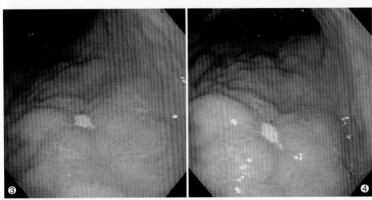

③、④ 胃体中部后壁可见中心为白苔的皱襞集中，皱襞逐渐变细消失于溃疡边缘。溃疡有缩小的倾向，白苔周围全周可见栅状的再生上皮。

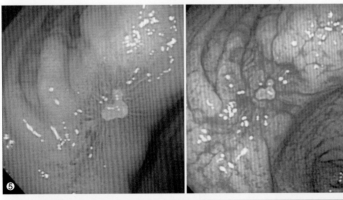

⑤、⑥ 胃角小弯可见小而浅的溃疡，白苔的界限清楚，周围的再生上皮呈栅状，明显发红。

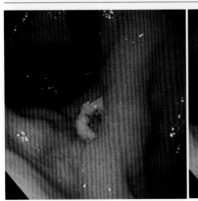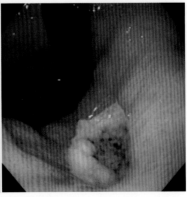

胃角小弯前壁可见一 A_2 期溃疡，仍为厚白苔，局部污秽，边缘锐，前壁侧可见皱襞集中。皱襞的先端在前壁侧集中明显，消失于溃疡边缘。皱襞的先端平缓变细，消失于溃疡边缘。

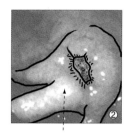

在溃疡边缘集中的皱襞

H₁ 期胃溃疡

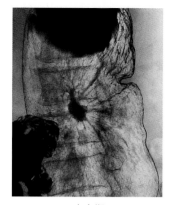

愈合期

胃溃疡（愈合期） [165]

gastric ulcer (healing stage)

　　该时期可见向溃疡底部的中心集中的皱襞。白苔变薄，逐渐缩小。溃疡的边缘可见栅状的再生上皮。

　　H₁ 期：白苔变薄，再生上皮在溃疡底向内生长。

　　H₂ 期：溃疡的大部分被再生上皮覆盖，再生上皮的范围比白苔的面积大。

①、② H₁ 期
③、④ H₂ 期

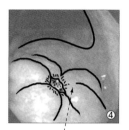

全周可见栅状的缓坡皱襞

H₂ 期胃溃疡

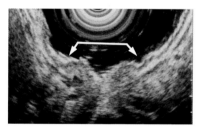

UI–Ⅳ 的溃疡，第 4 层的固有肌层断裂。

治疗 药物疗法

复发性胃溃疡 [166]

recurrent ulcer of the stomach

　　为活动期的溃疡，皱襞集中的点不在白苔的中心，溃疡的大部分反复再发，大多数复发的位置位于溃疡瘢痕的附近。虽然是活动期的溃疡，其旁可见集中于一点的瘢痕期所见的溃疡集中。

治疗 *H.pylori* 除菌，药物疗法

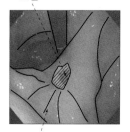

白苔

皱襞集中

界限清楚的小凹陷，可见聚集的再生上皮

❸ 凹陷性病变 （3）以皱襞集中为主要表现的病变

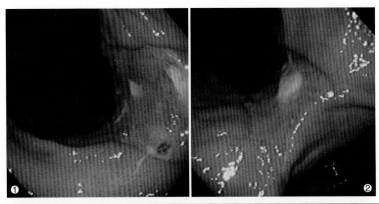

较大的溃疡，从胃体上部至胃角，可见向溃疡集中的皱襞，溃疡底略向上隆起，溃疡的边缘非常清晰，仅见少许再生上皮，为 A_2 期的溃疡。

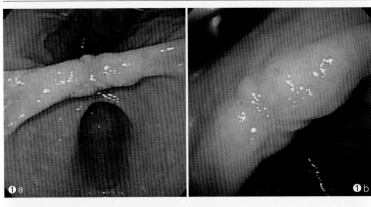

①沿着胃的长轴，于胃角部胃小弯处可见瘢痕，集中的皱襞逐渐消失，瘢痕处无白苔，可见呈放射状的栅状再生上皮。

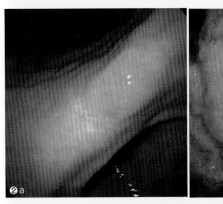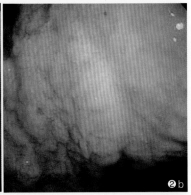

②为胃角处的溃疡瘢痕，沿长轴方向的瘢痕呈沟状，集中的皱襞变得不是很明显，沟状瘢痕周围的再生黏膜表现出与周围黏膜相同的性状。

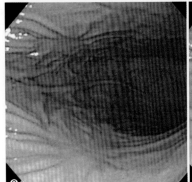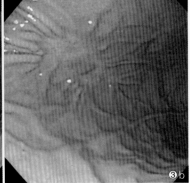

胃体中部前后壁可见皱襞集中的对称性溃疡瘢痕，前壁所见的集中像不是集中于一点而是有一定范围的瘢痕带。皱襞平缓地逐渐消失，瘢痕部分与周围一样被覆正常的黏膜。

与癌所见的皱襞集中不同，可见皱襞的先端平缓地消失以及没有不整的黏膜而进行鉴别诊断。

巨大溃疡 [167]

giant gastric ulcer

　　巨大溃疡，大多数为急性溃疡，皱襞到达溃疡的边缘，平缓地逐渐消失于溃疡的边缘。因为溃疡很大，所以集中的点不是一点而是有一定的范围。

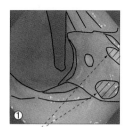

厚白苔

治疗 *药物疗法*

胃溃疡（瘢痕期）[168]

gastric ulcer（scarring stage）

　　白苔消失，溃疡表面被再生上皮修复的时期，可见向一点集中的皱襞集中像。通常情况下，皱襞是向一点集中的，当溃疡期的白苔面积比较大时，皱襞不是向一点集中，皱襞终止于有一定面积的溃疡周围（范围性瘢痕）。

　　S_1（红色瘢痕期）：略凹陷的溃疡面的再生上皮从栅状变为颗粒状。

　　S_2（白色瘢痕期）：溃疡面逐渐变平坦，仅见与周围黏膜颜色·构造相同的再生上皮覆盖的瘢痕。皱襞集中变得不明显，有时仅见黏膜表层的集中像。

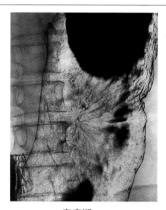

瘢痕期

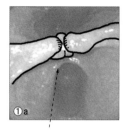

伴皱襞集中的红色瘢痕
S_1 期

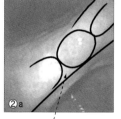

线状的白色瘢痕
S_2 期

皱襞集中

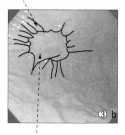

有一定面积的瘢痕

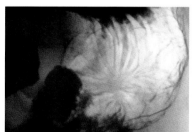

皱襞集中的不是一点而是向一定的范围集中。

治疗 *药物疗法*

❸ 凹陷性病变 （3）以皱襞集中为主要表现的病变

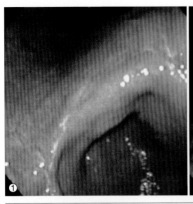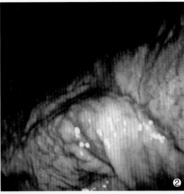

胃角侧可见与小弯线垂直的线状溃疡瘢痕，还可见向着瘢痕的皱襞集中。线状沟越长，胃窦部的小弯短缩越明显。

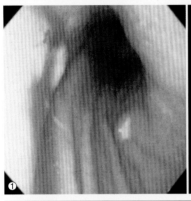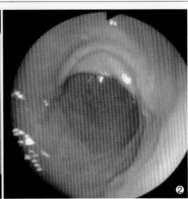

①在胃体中部几乎相同高度的位置，可见前后壁相对应的白苔。向白苔集中的皱襞，其先端部于溃疡的边缘处缓慢消失。

②在幽门的前后壁几乎相同的位置可见皱襞集中，皱襞向着溃疡部集中于一点。

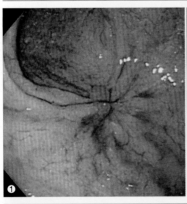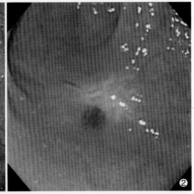

① EMR2 个月后，白苔消失，可见在瘢痕处集中于一点的皱襞，先端可见发红的再生黏膜。

② EMR 1 年后。

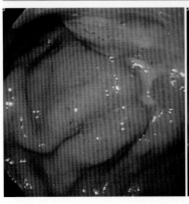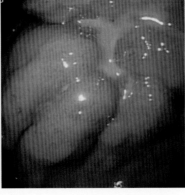

胃体大弯可见皱襞集中。集中的皱襞融合，呈杵状肥大。虽然可见皱襞中断，但是未见先端部向内凸出的蚕食像。局部可见不规整的肿大凸出。

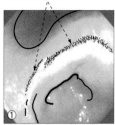
以胃角小弯为中心的长线状溃疡瘢痕

胃的线状溃疡 〔169〕

lineal ulcer of the stomach

指与小弯线相垂直的 30mm 以上的线状溃疡。好发于胃角，可见胃角 - 幽门环的短缩（小弯短缩），X 线表现为囊状胃。活动期白苔出现于线状瘢痕的两端或中心处，反复发作。

治疗 药物疗法

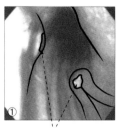
几乎对称地存在于相同位置的溃疡

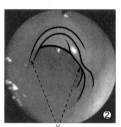
幽门部的对称性溃疡瘢痕

胃的对称性溃疡 〔170〕
（对吻溃疡）

symmetrically-located ulcers（kissing ulcers）of the stomach

2 个基本上处于同期的溃疡，在胃小弯的两侧、前后壁的对称性溃疡，发于胃体部的溃疡，大多数伴有萎缩的背景黏膜，发生于胃窦部的溃疡，大多数为不伴有萎缩的背景黏膜的急性溃疡。

治疗 药物疗法

瘢痕

EMR 后溃疡 〔171〕

gastric ulcer due to endoscopic mucosal resection

在溃疡的治愈过程中，首先黏膜肌层收缩、黏膜再生在短时间内完成，早期皱襞集中明显。没有反复发作。

通过对表面黏膜结构的仔细观察，可以明确有无瘢痕部残留以及复发。

皱襞集中

点墨

治疗 药物疗法

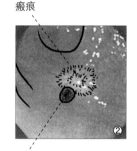

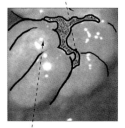
不规整的突出

3 型胃癌 〔172〕

Type3 gastric carcinoma

集中的皱襞向环堤集中，中断于溃疡边缘，皱襞的中断处与溃疡底有明显的高度差，皱襞的先端局部可见不规整的癌性糜烂面（Ⅱc）。也可见皱襞融合・杵状肥大。

3 条皱襞融合

治疗 外科手术切除

❸ 凹陷性病变 （3）以皱襞集中为主要表现的病变

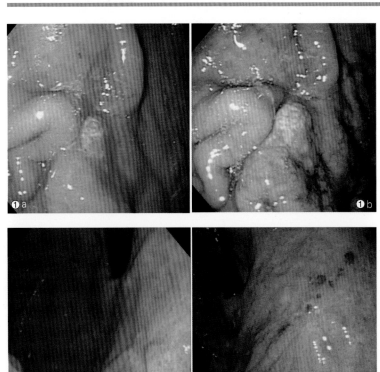

①在胃体中部大弯侧可见皱襞集中，皱襞先端发红、不整，变细，无皱襞融合。

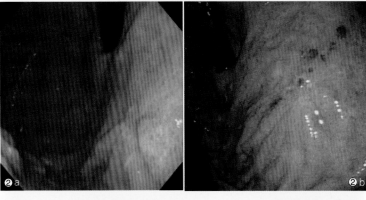

②胃体上部前壁可见从大弯侧开始的皱襞集中，集中的皱襞先端变细，有明显的高度差，大弯侧可以观察到界限，小弯侧界限不清。

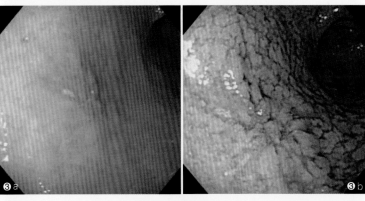

③胃窦前壁可见皱襞集中及发红的、8mm 大的凹陷性病变。凹陷部呈星形，凹陷面呈颗粒样。

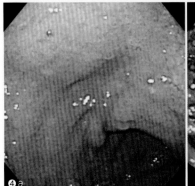 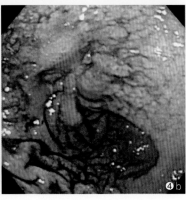

根据集中的皱襞而发现病变，喷洒色素后，明确为 IIc 病变。

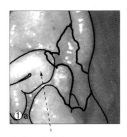

皱襞逐渐变细

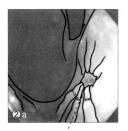

皱襞先端变细

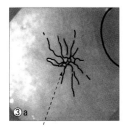

星状凹陷

癌灶

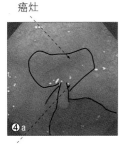

皱襞集中

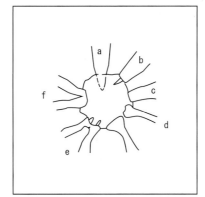

皱襞先端的各种表现

a. 逐渐变细 gradual tapering
b. 突然变细 abrupt tapering
c. 突然中断 abrupt interruption
d. 皱襞肥大 clubbing
e. 融合伴有皱襞的中断 fusion with abrupt tapering
f. 皱襞的融合 fusion（V-shaped deformity）

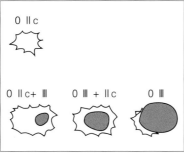

凹陷型癌的肉眼所见

0 Ⅱc 型胃癌 173

Type 0 Ⅱc gastric carcinoma

　　大小在 5mm 左右的病变内，就可以出现溃疡，超过 10mm 的绝大多数的病变内都合并溃疡（包括活动性溃疡·瘢痕）。因此，大多数的凹陷型早期胃癌病变内可见伴有皱襞集中的溃疡瘢痕。皱襞一般不是集中于一点，而是向一定的范围集聚。因为可以观察到向凹陷面集中的皱襞，通过观察皱襞的中断、变细、蚕食像等所见，所以病变比较容易诊断。

　　①未分化型的 0 Ⅱc 型胃癌，M（外科手术切除的病例）
　　②分化型的 0 Ⅱc 型胃癌，M
　　③分化型的 0 Ⅱc 型胃癌，M（内镜下切除病例）

胃
❸
(3)

　　0 Ⅱc 型胃癌，溃疡可以发生在病变的中心，也可以偏在。④中，皱襞不是集中于Ⅱc病变的中心，而是见于其肛侧，为高分化型腺癌。

治疗 内镜下切除或者外科手术切除

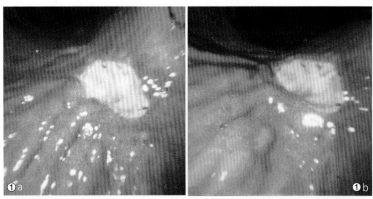

①从胃体下部到胃角及前壁的病变，可见有厚白苔的溃疡，来自大弯的皱襞向溃疡集中。皱襞在溃疡边缘消失，先端中断、变细，可以诊断为癌，未见皱襞融合及杵状肥大。

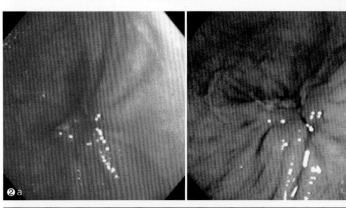

②于胃角部前壁可见伴有皱襞集中的凹陷性病变，凹陷部褪色，与周围的界限不清，呈蚕食状。集中的皱襞于褪色部中断或先端部变细。凹陷处无白苔，虽然表面凹凸不平但是伸展性良好。

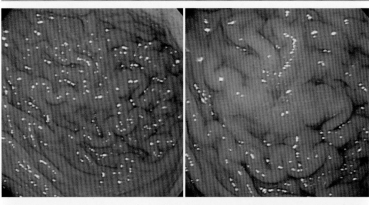

整个胃体部可见僵硬的巨大皱襞，在充气量少的照片上，可见皱襞集中不明显，于巨大的皱襞之中可见数 mm 大小的、不规整的凹陷。在充气量多、皱襞充分伸展开的照片上，前壁侧的皱襞向凹陷处集中。

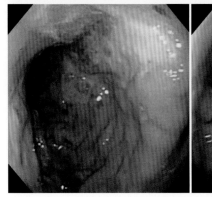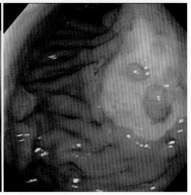

从胃体部小弯向后壁延伸的、伴不规则巨大溃疡的病变。溃疡处可见皱襞集中，但是集中点不明确。集中的皱襞在溃疡的边缘融合，呈环堤样隆起。集中的皱襞的一部分可以看到皱襞变细。

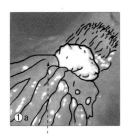

先端变细

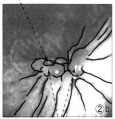

白苔

融合，杵状肥大

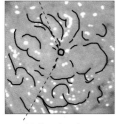

胃底腺区域内的小凹陷

周围皱襞肥大、僵硬

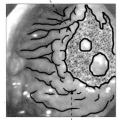

皱襞变细

皱襞呈杵状肥大

0 Ⅲ + Ⅱc 型， [174]
0 Ⅱc+ Ⅲ型胃癌

Type 0 Ⅲ + Ⅱc, Type 0 Ⅱc+ Ⅲ early gastric carcinoma

在凹陷型早期癌病变内有溃疡（0 Ⅲ）的情况下，以面积较大的为主病变，称0 Ⅲ + Ⅱc，0 Ⅱc+ Ⅲ型，通常于有白苔的溃疡底可见癌。

在溃疡的活动期，因为溃疡面比较大，不易捕捉Ⅱc面的癌，有时很难与良性的胃溃疡鉴别。因此，活动期的溃疡，即使活检结果为阴性，有必要随访观察。在愈合期皱襞集中变得比较明显，可见皱襞中断、变细、蚕食像等改变。

①为未分化型的 0 Ⅲ + Ⅱc 型胃癌，M

②为中分化型的 0 Ⅱc+ Ⅲ 型胃癌，SM

治疗 外科手术切除

4 型胃癌 [174]

Type 4 gastric carcinoma

癌弥漫性浸润整个胃，即使给气，胃仍然扩张差，以皱襞伸展不良·胃壁僵硬表现为主的癌，也称为硬癌。有的可见胃底腺区域内的原发灶——小凹陷，未分化癌在黏膜下～胃壁弥漫性浸润者称为 linitis plastica 型（上段的病例）。有的如下段的病例，胃黏膜内可见广泛的Ⅱc病变，在黏膜下～胃壁弥漫性浸润的类型。

治疗 外科手术切除

胃 ❸ (3)

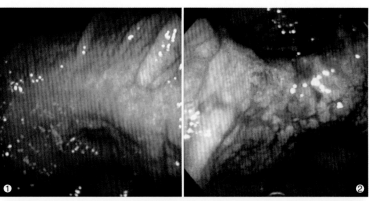

①可见以胃角上部小弯为中心、跨越前后壁的皱襞集中样所见和它肛侧的凹陷面。还可见伴随着皱襞集中的类似于Ⅱc病变样改变。

②色素染色后于皱襞的先端未见蚕食像。

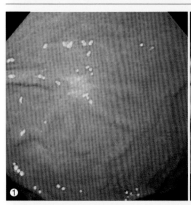 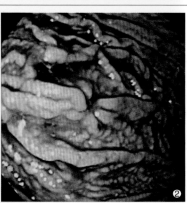

胃体可见多发的皱襞集中，集中的皱襞逐渐消失，中心可见白色瘢痕。

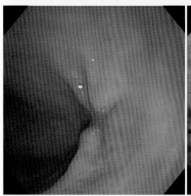 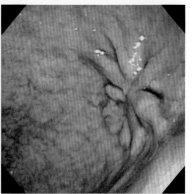

胃角部后壁伴有皱襞集中的病变，中心可见凹陷。集中的皱襞为略发红的黏膜，较粗，但是比较平滑。

考虑为0Ⅱc+Ⅱa样病变，活检结果为腺瘤，目前处于随诊观察中。

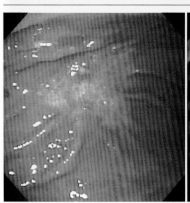 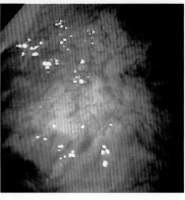

胃体上部大弯的凹陷性病变，大小为20mm，伴有皱襞集中，凹陷部分褪色，比较平滑，与正常黏膜的移行处未见提示癌的蚕食像。皱襞向病变处集中，终止于病变的边缘，先端比较圆滑，逐渐终止。

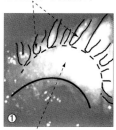

无蚕食像的皱襞集中

浅凹陷

胃底腺的萎缩交界 [176]

atrophic border of the gastric gland

　　没有萎缩的胃底腺与萎缩的交界处有皱襞的消失和颜色的改变，有时伴高低粗细差别，因而与 0 Ⅱc 病变的边缘部类似。

　　可以通过无全周性 0 Ⅱc 改变以及皱襞的先端呈圆形而加以鉴别。

治疗　随诊观察

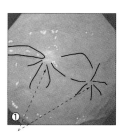

皱襞集中

胃结节病变 [177]

sarcoidosis of the stomach

　　结节病变主要表现为肺门淋巴结肿大、皮肤病变、肺病变，消化道主要表现在肝脏，有时也见于胃。可见皱襞向由肉芽肿构成的白色结节处集中，在中心处活检，可见淀粉样结节，本例肝活检也可见淀粉样结节。

治疗　药物疗法

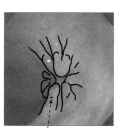

集中的皱襞自身隆起

胃腺瘤 [178]

gastric adenoma

　　腺瘤表现为扁平隆起或无蒂·有蒂隆起，有时表现为凹陷型。伴有皱襞集中的腺瘤非常少见，一般见于中心伴有溃疡性变化时。与癌鉴别困难，必须慎重地定期随诊观察。

治疗　随诊观察

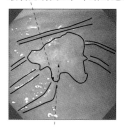

皱襞先端变细，中断的边线

褪色的凹陷

胃 MALT 淋巴瘤 [179]

mucosal−associate lymphoid tissue lymphoma of the stomach

　　皱襞集中表现为多中心性或者集中于一定的范围，无明显的皱襞集中的蚕食像、变细或者中断像。凹面伴有浅的、多发的糜烂·溃疡，与周围的界限未达到全周。

治疗　*H.pylori* 除菌治疗，放射治疗，化学疗法，外科手术

胃 ❸ (3)

❸ 凹陷性病变　（3）以皱襞集中为主要表现的病变

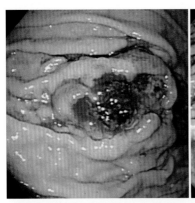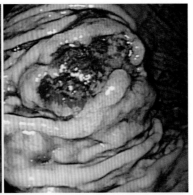

在胃体部大弯侧，可以观察到伴有环堤样隆起的凹陷性病变。横贯病变处的皱襞在病变部呈桥形皱襞，延续为耳廓样的环堤。虽然因为出血而观察得不是非常清楚，但是溃疡边缘与正常黏膜交界处仍然可见光滑而且规整。为具有黏膜下肿瘤性质的肿瘤。

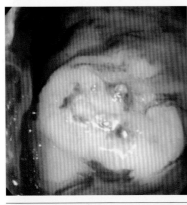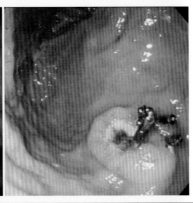

因吐血行紧急内镜检查，于胃体部大弯侧可见有环堤的溃疡。周边的皱襞形成了桥形的皱襞，溃疡处可见有红色血栓的露出血管，溃疡与周边的黏膜未见明显的不整，平缓地移行。

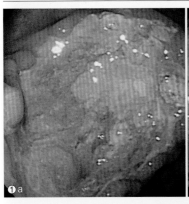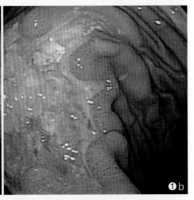

全身性恶性淋巴瘤伴发的胃部病变，可以在胃体上部后壁、胃体中部前壁、胃体下部前壁、幽门部观察到4处溃疡性病变。每处病变，均可以观察到集中的皱襞在溃疡的边缘中断，向溃疡面突出。未见蚕食像，肥大的皱襞呈环堤样隆起。在溃疡底露出肿瘤病变。

❶a　❶b

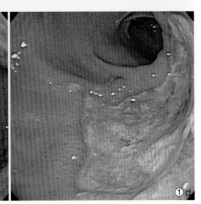

❶c　❶d

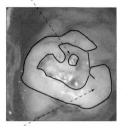

被耳廓样隆起包围的凹陷

露出血管

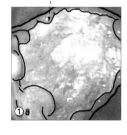

耳廓样

胃恶性淋巴瘤 [180]

malignant lymphoma of the stomach

　　伴皱襞襄集中的恶性淋巴瘤大多数称为溃疡型、破溃型或溃疡形成型，与2型病变类似，环堤呈耳廓样，病变与周围黏膜的交界处无类似癌的那种不整像。组织学为弥漫性大细胞型B细胞性淋巴瘤（diffuse large B cell lymphoma）。

治疗　放射治疗，化学疗法，外科手术

环堤样隆起

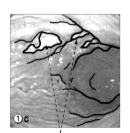

全身性恶性淋巴瘤的 [181]
胃病变

gastric lesion of the systemic malignant lymphoma, B cell, diffuse large cell

　　全身性淋巴瘤有时可见胃病变，与胃原发的淋巴瘤的肉眼鉴别比较困难，可见多发的、伴有溃疡形成的肿块·隆起，大多数为B细胞性。

多发的不规整的凹陷

治疗　放射治疗，化学疗法

❹ 胃膨胀不良性病变

从所见到诊断

①如果胃膨胀不良，X 线气钡双重造影可见胃全体或局部不能扩张，胃镜检查给气后胃内腔仍然不能伸展，给观察带来困难。

②胃膨胀不良的原因可以是炎症时胃壁水肿、肌肉痉挛，可以是大面积的溃疡性病变治愈后瘢痕收缩，也可以是恶性肿瘤浸润。

③炎症性疾病中最常见的是急性胃黏膜病变，门诊经常可以见到。

④异尖线虫体的刺入可以引起急性胃炎，因此在其多发地区以及进食可能感染异尖线虫的食物者需加以注意。

⑤伴有大面积深溃疡的疾病虽然很少，但是重度的腐蚀性胃炎和蜂窝织炎因急性期的水肿以及愈合期明显的瘢痕收缩，导致胃膨胀不良。

⑥浸润性生长进展的恶性肿瘤中，代表性的是 4 型胃癌和恶性淋巴瘤。

⑦胃本身没有异常，因其他原因导致从胃壁外的外压导致胃膨胀不良。

⑧胃镜镜身及主机的问题造成给气不畅时，也会出现胃膨胀不良，因此检查前不能忽视对胃镜的检查。

发生率高的病变	发生率低的病变
·良性	·良性
急性胃黏膜病变 (acute gastric mucosal lesion) [182]	腐蚀性胃炎 (corrosive gastritis) [186]
异尖线虫症引起的急性胃炎	胃梅毒 (syphilis of the stomach)
(anisakiasis of the stomach) [183]	嗜酸细胞性胃肠炎 (eosinophilic gastroenteritis)
给气不足 (insufficient inflation) [184]	胃蜂窝织炎 (phlegmon of the stomach)
胃壁外压性病变 (extrinsic compression of the stomach) [187]	自身免疫性胃炎 (autoimmune gastritis)
·恶性	·恶性
4 型胃癌 (Typ 4 gastric carcinoma) [185]	胃恶性淋巴瘤 (malignant lymphoma of the stomach) [188]
	转移性胃癌 (metastatic tumor of the stomach) [189]

基本病变的鉴别诊断要点

	急性胃黏膜病变	4 型胃癌	胃恶性淋巴瘤
X 线像			
膨胀的程度	较佳	极差，即使给气，胃的形状没有变化	尚可，未达到癌的程度
病变的范围	多为局灶性	局灶性至累及整个胃	多为局灶性
边缘像（X 线像）	凹凸平滑 软 形状可以有各种各样的变化	呈一定形状的细小的凹凸 胃壁僵硬，直线化	凹凸平滑或者呈细小的凹凸状 胃壁僵硬，但是未达到癌的程度
黏膜面的性状	发红，水肿 点状出血与糜烂混在	凹凸不整 粗糙，易出血 不规整的发红 多发的形状不规整的糜烂	肥厚、褪色的黏膜呈颗粒状隆起，发红或糜烂，可见残存的、有光泽的正常黏膜，类似黏膜下肿瘤
溃疡性病变的性状	胃窦部见近似对称的、不规则的地图样溃疡，胃体部可见纵行的带状溃疡	多发小的不规则浅溃疡	浅的、界限清楚的圆形或形状不规则的溃疡，呈下陷状，白苔不均匀
皱襞的状态	水肿样肥厚	肥厚不均匀，走行无序或呈直线状，隆起不明显，皱襞间隙窄	与 4 型胃癌的所见相似，但是比较柔软

胃
④

❹ 胃膨胀不良性病变

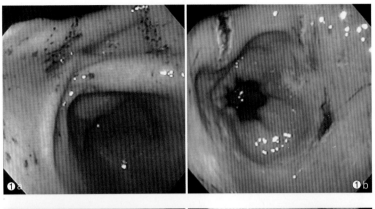

① (a) 图可见从幽门前区至胃角部呈出血性胃炎像。(b) 图为出血糜烂性胃炎。

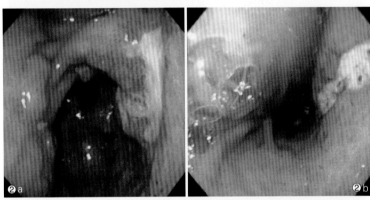

② (a)、(b) 均为急性溃疡，其特征是在胃窦部呈对称的、形状不规则的溃疡，在胃体部呈纵向走行的带状溃疡。

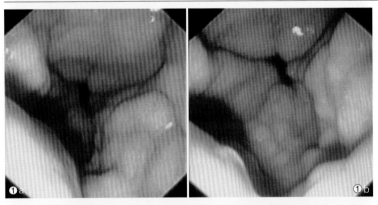

①整个胃窦部可见平缓的多发隆起，皱襞肥大。皱襞看起来很软，可以判定是水肿样病变。因为是在吃醋浸青花鱼后发病，怀疑为异尖线虫所致，仔细寻找发现刺入前壁的异尖线虫。

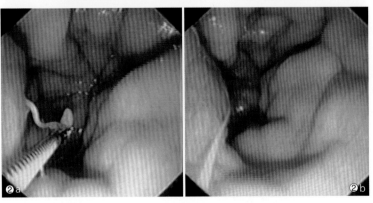

②用活检钳取出白色线状的异尖线虫虫体的一部分，可以看到其头部刺入胃黏膜内。如果用钳子慢慢拔出，可将虫体完整地取出。

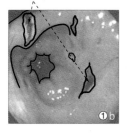

出血性糜烂

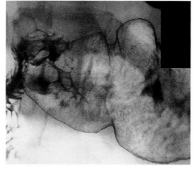

幽门前区不规整的浅溃疡。

急性胃黏膜病变 [182]

acute gastric mucosal lesion

　　应激、药物是急性胃黏膜病变的诱因。以呕血、便血的急起症状发病。

　　有时病变局限于胃体部和胃窦部。

　　可以有急性溃疡、出血性糜烂、出血性胃炎的所见，这些表现可同时存在。

　　胃窦部的急性溃疡呈对称的不规则的地图状，胃体部呈纵向走行的带状。

　　病变处和其周边的黏膜明显水肿，胃的伸展性变差。

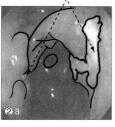

对称的、不规整的溃疡

治疗　药物疗法

胃体部水肿，隆起柔软

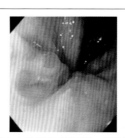

异尖线虫虫体刺入贲门部。因为该病例的病程较长，刺入部的水肿、发红等表现已经消退。虫体也已经不是白色，而带有透明感。

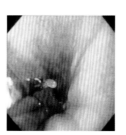

用活检钳将上述虫体取出

胃异尖线虫症 [183]

anisakiasis of the stomach

　　摄入青花鱼、墨斗鱼后，以剧烈的心窝部疼痛发病。

　　症状是由虫体本身和 Arthus 型过敏反应引起的。白色丝状的虫体将其头部刺入胃黏膜。

　　多见于胃体至胃底的大弯。

　　刺入部位可见水肿、发红、糜烂等。

　　如果水肿较广泛且显著，胃腔变小，胃的伸展性变差。用钳子取出虫体，症状迅速改善。

胃窦部水肿，隆起柔软

异尖线虫虫体

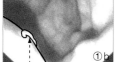

异尖线虫虫体

治疗　内镜下将虫体取出

❹ 胃膨胀不良性病变

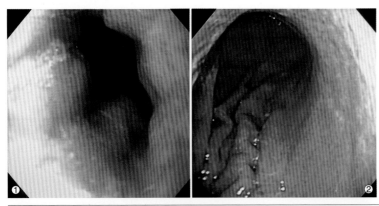

黏膜面可以看到伴有发红、糜烂、出血的胃炎性改变，而且如果给气不足，胃的伸展性差，容易误诊为4型胃癌。但是给气不足的胃壁不僵硬，仔细看就可以发现这一点。

如果通过钳道或注射器给气，胃会膨胀，可以继续检查。

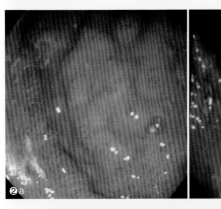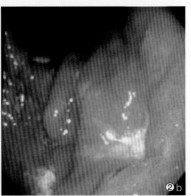

①胃体部的内腔变小，伸展性变差。皱襞肥厚，皱襞间的间隙浅而不明显。虽然没有形成大的溃疡和环堤，但可以看到多发的小溃疡和隆起。部分隆起的表面可以看到圆形的、均匀的小凹陷，即残存有正常的黏膜。病变部与正常的胃组织界限不清。

②胃体部的伸展性相对保存，而大弯侧的伸展性变差。所以大弯的皱襞走行不规则，皱襞间的间隙也变浅。部分形成小而浅的溃疡。不仔细看可能会漏诊。

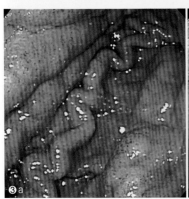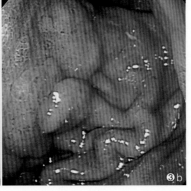

③胃体部大弯处有一皱襞蜿蜒曲折且坡度大，这是正常的组织。与它比起来，前后壁的皱襞肥厚，呈直线状，坡度较缓。此处有广泛的印戒细胞浸润。

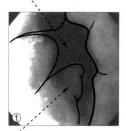

充气不良的胃体部

柔软光滑的黏膜面

①

给气不足 [184]

insufficient inflation

给气、给水通道闭塞，不能充气，胃当然膨胀不良，可能误诊为4型胃癌，从钳道用注射器等充气后，胃可膨胀，在检查前一定要仔细检查内镜设备。

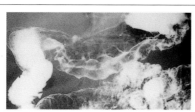

幽门前区充气不足时的照片。黏膜表面无异常，看到这种状态，首先应想到充气量不足。

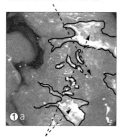

皱襞间的凹陷不清晰

胃体部的糜烂和狭窄

① a

4型胃癌 [185]

Type 4 gastric carcinoma

没有明显的溃疡形成，也无环堤，以胃壁的肥厚和僵硬为特征，病灶与周围黏膜的分界不清晰，好发于胃体部特别是大弯侧，皱襞肥厚，皱襞间的凹陷变浅，胃内腔狭窄，即使充气伸展性也极差，可见小溃疡、糜烂、小隆起、发红等改变，但也有覆盖正常黏膜之处。

① C Type 4，T₃
② P type 4，T₂（ss）：低分化腺癌的非实体型
③ P type 4，T₄（si）：低分化腺癌的非实体型

胃整体膨胀极差。胃体小弯边缘僵硬，呈直线状。大弯皱襞肥厚不均匀，没有大的龛影。

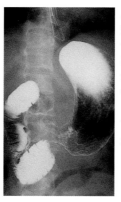

另一个4型胃癌的病例。该例由胃角至胃窦膨胀极差。边缘僵硬，为低分化腺癌，因有腹膜转移而行化学疗法。

皱襞走行不规则，皱襞间凹陷变浅

② a

印戒细胞浸润的皱襞

正常皱襞

③ a

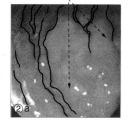

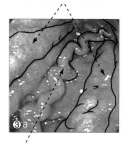

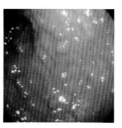

黏膜表面虽无发红和糜烂，但散在黏膜下肿瘤样小隆起。为多发的小癌灶在黏膜下发育而成。活检结果为非实体型低分化腺癌。

治疗 外科手术切除或化学疗法

胃
❹

④ 胃膨胀不良性病变

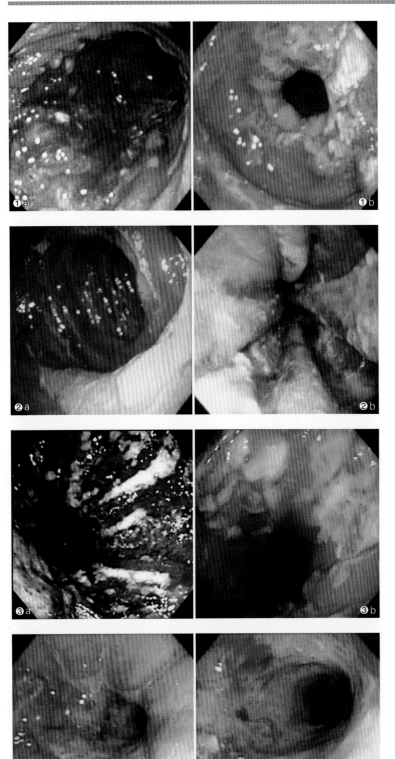

①因企图自杀而服烧碱的病例，从胃体至胃角部以大弯为中心，形成广泛的溃疡和糜烂，附着大量的黑色凝血块。幽门前区也见多发糜烂，有黄白苔附着。

②在十二指肠和食管也见多发同样的溃疡性病变，主要在皱襞上。

服强酸（清洗卫生间的洗剂）的病例。急诊内镜检查见整个胃腔内呈急性胃黏膜病变的改变，附着大量的凝血块。

5日后检查，见黏膜皱襞水肿，广泛附着黄白色的白苔，胃壁的伸展不良。

抗溃疡药治疗2个月后。胃窦部明显狭窄，见覆白苔的溃疡，环周。食物通过差，狭窄部分的病理表现为胃壁肥厚，黏膜下层明显的纤维化。

附着黑色凝血块的
广泛溃疡

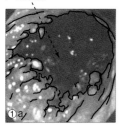

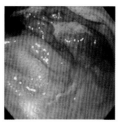

2 周后的胃体部所见。大弯处虽不深但
广泛的纵长溃疡。出血停止。

腐蚀性胃炎 [186]

corrosive gastritis

　　因咽下腐蚀性药物而产生。大多数为
误食或者企图自杀。镜下可见发红的黏膜、
水肿、糜烂，附着较多的黏液。

　　根据腐蚀性药物的种类、剂量、作用
时间的不同以及胃内容物的有无，损伤程
度也不一样。

　　病变范围较广的，在治疗的过程中出
现的挛缩范围也大，可能会出现食物的通
过障碍，有时需要外科手术。

　　重症者也可能形成溃疡甚至穿孔。

黄白色苔

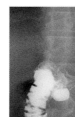

皱襞上的糜烂

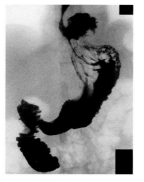

2 个月后行 X 线检查时，伴随大弯溃疡的
治愈出现瘢痕挛缩，因此胃的远端明显
狭窄，胃也出现明显的变形。

大面积附着白苔

水肿样的皱襞

充满像，胃整体伸展不良。

狭窄

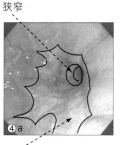

环周的溃疡

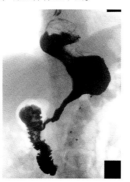

胃窦部明显的挛缩，出现狭窄。

治疗　药物疗法或外科手术切除

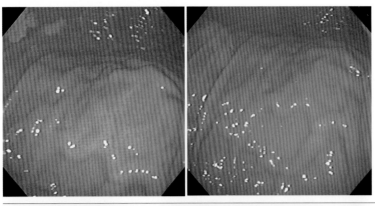

胃体部大弯起至后壁的大范围内，可见来自胃壁外的压迫。胃体部部分膨胀不良，可见不明显的隆起性改变。

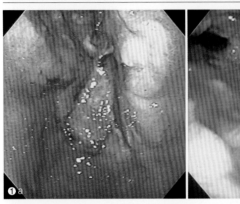
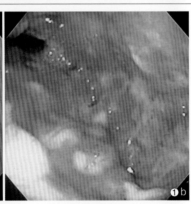

①幽门前区全周性狭窄。其口侧凹凸不平。缺乏发红和糜烂等表面变化。狭窄部也散在有薄白苔附着，几乎无糜烂和出血等改变，与通常所说的4型胃癌形态不同。

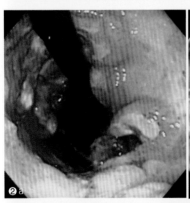
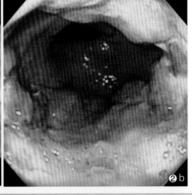

②胃体中部见溃疡形成，环周，周边见堤样隆起，环堤的表面被覆正常黏膜，虽然病变为环周性，但是胃壁仍然保持一定的伸展性，因此可以比较容易地观察到全貌。

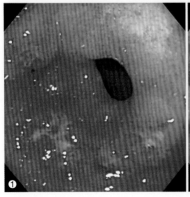
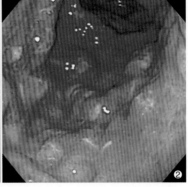

①幽门前壁见多发的形状不规则的糜烂，均向上隆起，隆起处的黏膜与周围黏膜一致或略发红。

②胃窦部全周见糜烂性改变至小隆起，胃壁的伸张性稍差。

本例为前列腺癌胃转移。与疣状胃炎的鉴别关键之处在于糜烂的形状不规则以及胃壁的伸展性。

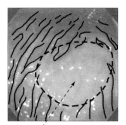

胃体部大弯整体
被压迫

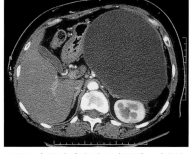

可见巨大的胰腺囊肿压迫胃壁。本例经
胰腺引流治疗。

胃壁外压性病变 [187]

extrinsic compression of the stomach

由于胃周围脏器的肿大和病变，使胃受到外来压迫。胃体上部可被肝、胰腺压迫。因疾病引起压迫的有胰腺囊肿、胰癌、肝囊肿、肝癌等。

治疗 轻者随诊观察

附着薄白苔的
全周性狭窄

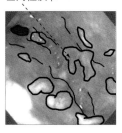

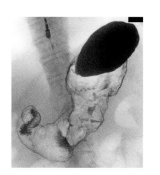

化疗后，胃窦仍有狭窄，但是治疗前的表面凹凸不平和白苔已经消失。而且已经再生平坦的胃黏膜，覆盖全胃。

胃恶性淋巴瘤 [188]

malignant lymphoma of the stomach

胃恶性淋巴瘤中的巨大皱襞型与4型胃癌相似。

皱襞变宽，隆起也比较平缓。

黏膜面有光泽，柔软感。

胃壁保持良好的伸展性，是与4型胃癌的鉴别诊断之处。

表面光滑的堤样隆起

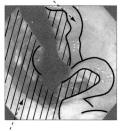

全周性溃疡

胃体中部见环周的充盈缺损，与之相对应的，该部位存在伸展不良。

治疗 化学疗法或外科手术切除

幽门环

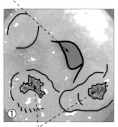

多发的不规整的糜烂

转移性胃癌 [189]

metastatic tumor of the stomach

从其他脏器的远隔转移极少。

大多数为多发的、伴中心凹陷的黏膜下肿瘤样隆起，有时呈 linitis plastica 样的形态。

治疗 化学疗法

胃
❹

⑤ 呈巨大皱襞的病变

从所见到诊断

①引起呈现巨大皱襞的原因很多，鉴别诊断中最重要的是良恶性的鉴别。

②良性病变大多数由水肿引起，恶性病变大多数由肿瘤的广泛浸润引起，大多数是多种机制共同作用形成的。

③当病变没有表现在黏膜面（例如主要浸润黏膜下层的硬化型胃癌）时，恶性疾病的诊断比较困难，此时需参考胃壁伸展不良的程度等所见。恶性淋巴瘤的特征是，即使形成比较大的肿块，仍然保持良好的伸展性。

④伸展不良在 X 线下比较容易观察，此时重要的是通过改变充气量，观察皱襞的伸展性。内镜检查时也需要通过改变充气量，观察皱襞的伸展性。

⑤需结合胃镜所见以及其他的临床表现等，做出正确的诊断。

发生率高的病变	发生率低的病变
· 良性 急性胃黏膜病变（acute gastric mucosal lesion）[190] 胃异尖线虫症（anisakiasis of the stomach）[191] 肥厚性胃炎（局限性皱襞肥厚）（hypertrophic gastritis）[192] · 恶性 4 型胃癌（硬化型）（Type 4 gastric carcinoma）[193]	· 良性 Zollinger–Ellison 综合征（Zollinger–Ellison syndrome） 嗜酸细胞性胃肠炎（eosinophilic gastroenteritis）[194] Ménétrier 病（Ménétrier disease）[195] 胃 Crohn 病（Crohn's disease of the stomach）[196] 变应性肉芽肿性血管炎（Cronkhite–Canada syndrome） 过敏性紫癜（Schönlein–Henoch purpura） 巨细胞病毒感染症（cytomegalovirus infection） 胃梅毒（syphilis of the stomach） 胃结核（gastic tuberculosis） 胰腺炎的累及（extension of pancreatitis）[198] · 恶性 恶性肿瘤的直接浸润 　　（direct infiltration of the malignant tumor）[199] 胃恶性淋巴瘤（malignant lymphoma of the stomach）[200] 胃 MALT 淋巴瘤（mucosa–associated lymphoid tissue 　　lymphoma of the stomach）[201] 癌的累及（extension of cancer）

基本病变的鉴别诊断要点

	4 型胃癌	胃恶性淋巴瘤	嗜酸细胞性胃肠炎
内镜像			
X 线像			
肉眼形态	胃体部的巨大皱襞	皱襞肿大，表面形成糜烂	胃体~胃窦部的巨大皱襞
部位	胃体部＞胃窦部	胃体部	胃~十二指肠
黏膜病变	胃小凹形态更加明显	多发不规整的溃疡	基本没有
伸展性	不良	轻度~中度的伸展不良	轻度伸展不良
伴随所见	单发的 0 Ⅱc 至不规整的溃疡	溃疡·隆起可同时存在	水肿像（水汪汪的）

胃
❺

⑤ 呈巨大皱襞的病变

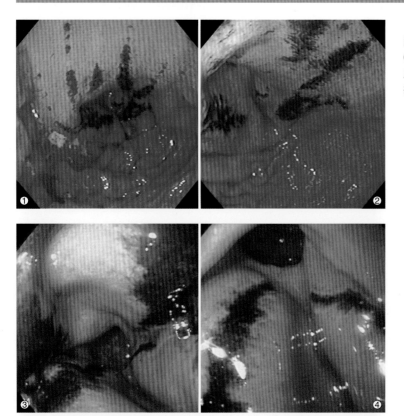

胃体部肿大的皱襞上的溃疡及糜烂,附着广泛的、形状不规整的凝血块(①、②)。胃窦明显的出血性糜烂(③、④)。糜烂浅而广泛,虽然明显水肿,但是保持其伸展性,内镜仍可通过。

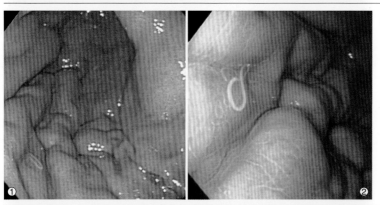

①胃体部大弯侧至后壁的皱襞肿大,胃小区像不清晰。皱襞顶部有异尖线虫虫体刺入。
②近距离观察可见活的虫体。

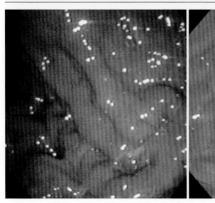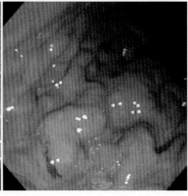

胃体部的皱襞局限性肥厚,但黏膜无明显高低变化。没有像Ménétrier病那样的蛋白漏出和低蛋白血症。

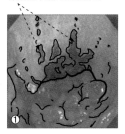

有凝血块附着的糜烂

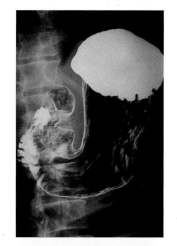

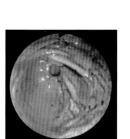

出血消退后不规整的多
发溃疡像

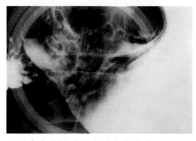

主要病变为皱襞的水肿和浅溃疡。

急性胃黏膜病变 [190]

acute gastric mucosal lesion

急性胃黏膜病变有出血性糜烂、急性溃疡和皱襞水肿等特征性的内镜所见，临床上伴出血和上腹部疼痛等急剧的腹部症状。

其病因多为药物（非甾体类消炎镇痛剂、激素），应激、酒精等。

治疗 药物疗法

胃
⑤

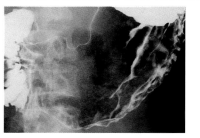

X 线像也可见典型的胃体部皱襞水肿和虫体影像。

虫体

胃异尖线虫症 [191]

anisakiasis of the stomach

因摄食生鱼致异尖线虫虫体刺入胃壁造成急性胃炎（剧烈腹痛、胃壁水肿和急性黏膜病变）。

有时病程很长，也有的形成炎症性隆起。

治疗 内镜下取出虫体

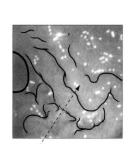

局限性的皱襞肥厚

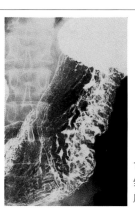

可见胃体部
皱襞明显肥
厚和扭曲。

肥厚性胃炎 [192]

hypertrophic gastritis

为胃体部的局限性胃炎。内镜见铺路石状胃黏膜，皱襞肥厚。认为出现于高酸的胃，为腺体肥厚，但组织学上否定其存在。

不表现为蛋白漏出（Ménétrier病）。

治疗 随诊观察

⑤ 呈巨大皱襞的病变

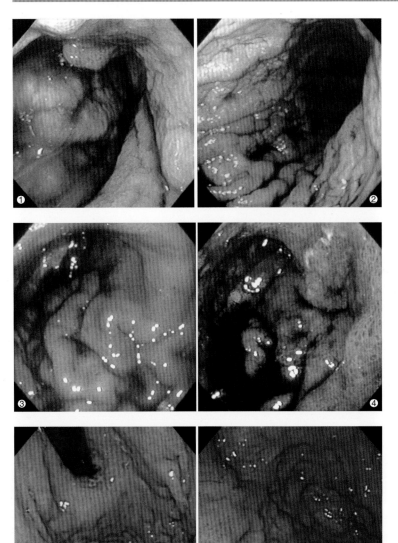

胃体部大弯的皱襞肿大，胃体部胃壁的伸展性差，管腔变窄（①）。近距离观察伸展性差的皱襞，可见胃小区突出，呈皱缩状（②）。浸润较深的胃癌因纤维化而黏膜伸展不良。即使向皱襞中大量充入空气后，胃也呈弯曲的原状不能伸展（③、④）。在病变处（②）取活检是很重要的。

内镜下见以穹隆部及胃体上段为中心的、弯曲蛇行的皱襞（⑤）。即使给气，仍见胃壁伸展不良（⑥）。

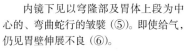

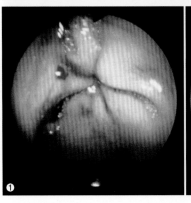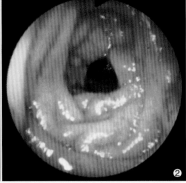

①胃窦部的皱襞虽然肿大，但是没有明显的黏膜病变。引起肿大的主要原因为黏膜和肌层嗜酸性中性粒细胞的浸润。

②十二指肠处也呈现水肿（Kerckring皱襞）。

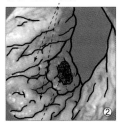
皱缩的肥大皱襞

原发灶的凹陷

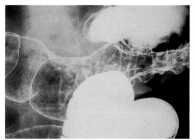

4型胃癌

Type 4 gastric carcinoma

属于进展期胃癌，无明显的溃疡形成及环堤，以胃壁的肥厚、僵硬为特征，病灶与周围黏膜的界线不清。

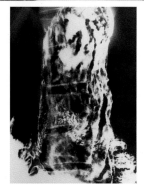

X线影像学上大多数表现为胃壁的伸展不良，其程度从轻度（上图）到重度（下图）不等。

胃壁伸展不良

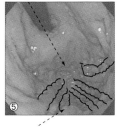

弯曲、蛇行的皱襞

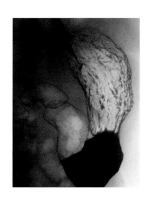

治疗 外科手术切除或者化学疗法

水肿的黏膜

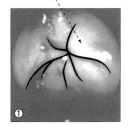

嗜酸细胞性胃肠炎 194

eosinophilic gastroenteritis

以变态反应为基础，在消化道发生嗜酸细胞浸润。主要为水肿、糜烂或者腹水，并以反复腹痛为特征。内镜下没有明显的阳性所见，因此不易诊断。此外，肌层型的在黏膜层嗜酸细胞浸润很少，活检亦很难确诊。

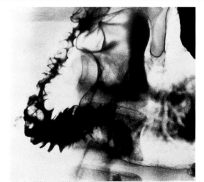

皱襞明显水肿。

治疗 药物疗法

胃
❺

231

⑤ 呈巨大皱襞的病变

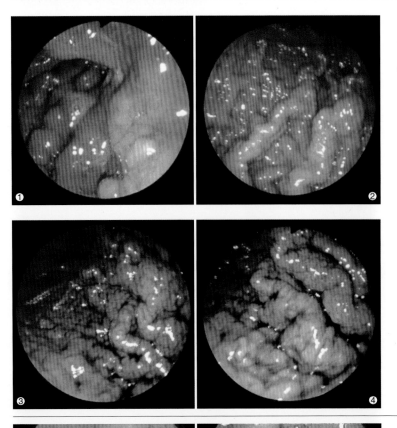

胃体大弯皱襞肥大（①），即使大量充气也未见伸展（②）。皱襞表面为凹凸的结节状（polyadenoma en nappe）（③、④）。大多数可见大量的黏液附着于黏膜表面。

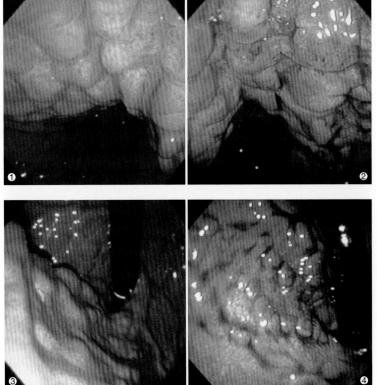

从胃底向下看胃体上部，观察到以胃体部小弯为中心的几条肿大皱襞（①）。而且这种皱襞有竹节状横行的沟（竹节状所见）（②），沟不是溃疡性病变。有时肿大的皱襞顶部伴有发红。翻转观察就会清楚病变的分布。虽也有全周性病变，但以小弯侧的病变更为多见（③、④）。

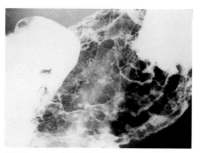

皱襞肥大，钡剂附着不良（因为黏液），可见皱襞呈结节状。

Ménétrier 病 [195]

Ménétrier disease

　　此病也称为肥大皱襞性胃炎。皱襞以胃体大弯侧为中心增生肥厚，呈脑回状。病理可见腺窝上皮显著增生，从细胞间隙处有蛋白质漏出，被认为是蛋白漏出性胃肠病的代表性疾病。内视镜下特征为凹凸颗粒状肥厚的皱襞，皱襞表面附着一层厚厚的黏液。

结节状肥大的皱襞

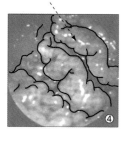

④

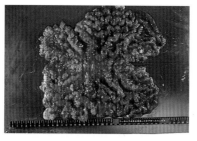

肥厚的皱襞和息肉样结节非常明显。

治疗 外科手术切除

肥大的皱襞

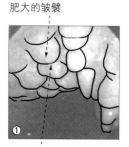

①

割痕（竹节样所见）

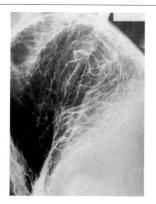

典型的 X 线像为像蜘蛛网样的纵行皱襞和竹节样所见。

胃 Crohn 病 [196]

Crohn's disease of the stomach

　　Crohn 病在上消化道也有特征性改变。
　　十二指肠处可见球部隆起、糜烂、溃疡，降部糜烂、口疮样溃疡。
　　一般来说，在胃内少见胃窦部的溃疡和多发性口疮样溃疡。
　　最近提出了从贲门部到胃底附近的所谓竹节样病变（肥厚的纵行皱襞和分割它的横行沟道）。
　　组织学上也可见肉芽肿，有利于 Crohn 病的确诊。

胃
⑤

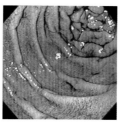

十二指肠降部出现多发性口疮样溃疡。这种表现也是 Crohn 病的诊断标准，有高度的特异性。

治疗 与胃的病变相比更应该首先治疗肠道的病变

❺ 呈巨大皱襞的病变

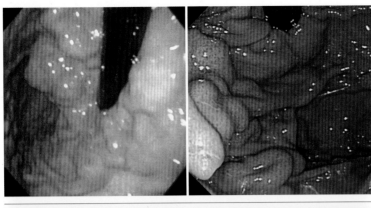

从胃底至贲门部可见柔软的皱襞在黏膜下呈瘤状或块状隆起。其色泽和正常黏膜相同，偶尔会呈现青色或暗红色（淤血）。

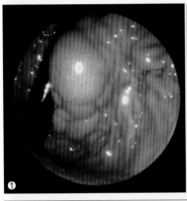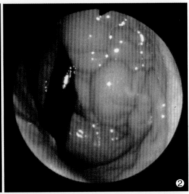

胃体部皱襞局限性肿大，形成大小不等的结节，黏膜面无溃疡病变。皱襞以葡萄样多房状肿大为特征（①）。由于肿大的皱襞密集在一起，管腔的伸展性差（②）。

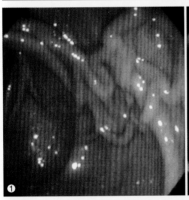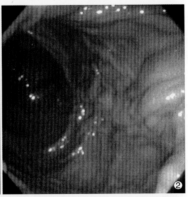

①、②为结肠癌所致癌性腹膜炎向胃壁的浸润，胃壁整体伸展性下降，特别是大弯侧伸展尤其不好。黏膜面没有任何变化。

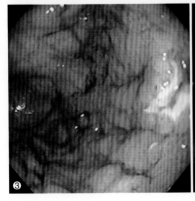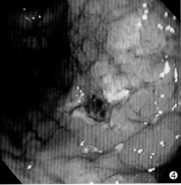

③、④为子宫内膜癌的直接浸润：子宫内膜癌所致的癌性腹膜炎向胃壁浸润，引起伸展不良及皱襞肥厚。浸润严重的部位皱襞呈串珠状肥厚，最厚的浸润部位形成了不规整的溃疡。

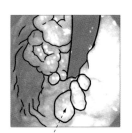

以贲门部为中心的串
珠状的静脉曲张

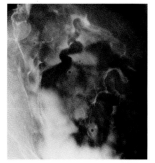

如果有特征性的蛇行的皱襞样结构则可
以诊断为静脉曲张。

胃静脉曲张 [197]

gastric varices

　　门脉高压症所致、以胃底为中心的静
脉曲张。胃静脉曲张通常伴有食管静脉曲
张，有时并不是同时发生，有时也不易诊
断。

　　不能因误诊而行活检。

治疗　硬化疗法

内镜

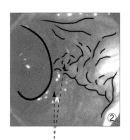

结节状隆起的黏膜

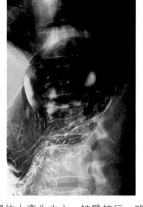

见胃体部肿大和皱襞的伸展不良。

胰腺炎的累及 [198]

extension of the pancreatitis

　　胰腺在胃的后方和胃体部相邻。正如
胃癌有时会扩散至胰腺，胰腺的炎症也会
累及胃壁。伴随胰体部假性囊胞的急性胰
腺炎可直接波及胃体部。内镜下可见特征
性的伸展不良。

治疗　药物疗法

局限性伸展不良

不规整的溃疡

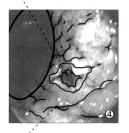

硬癌样的肿大皱襞

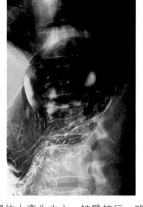

以胃体大弯为中心，皱襞蛇行，略微肥
厚。胃壁伸展性也差。

恶性肿瘤的直接浸润 [199]

direct infiltration and metastasis of the
malignant tumor

　　由邻近脏器向胃壁的直接浸润，很少
见到黏膜面的改变（溃疡形成），主要是
伸展不良。浸润局部的皱襞伸展不良，产
生类似巨大皱襞的状态。

治疗　化学疗法

胃
❺

❺ 呈巨大皱襞的病变

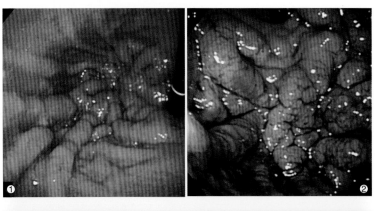

翻转观察胃底穹隆部，皱襞肿大，呈结节状、串珠状，伸展不良，提示肿瘤细胞的浸润量非常多。然而，黏膜面仅见发红，无溃疡形成，喷洒色素后，见残存胃小凹形状，很少见到黏膜破坏。

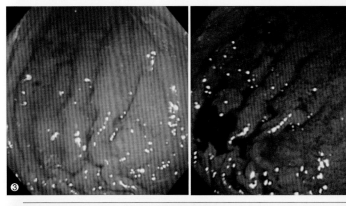

胃体大弯的黏膜皱襞肿大，未见明显的溃疡形成及黏膜下肿瘤样改变。保持良好的胃壁的伸展性。

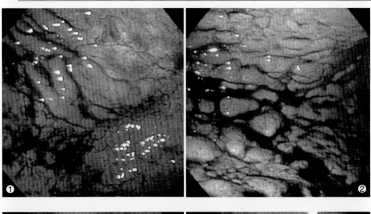

低恶性度的 MALT 淋巴瘤细胞广泛、大量的浸润可引起皱襞肥厚和黏膜糜烂（①、②）。如果有与发病有关的 *H.pyroli* 感染，则黏膜明显发红（③、④）。

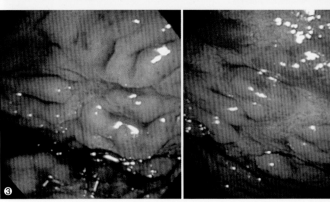

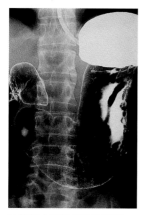

胃体部大弯侧的皱襞肥厚

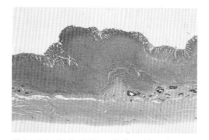

淋巴瘤细胞非常厚、非常深地浸润至黏膜下层，但是纤维化较少，因此比癌的伸展性好。

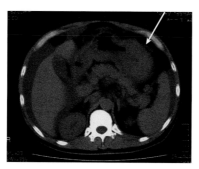

大弯侧胃壁明显肥厚

胃恶性淋巴瘤 [200]

malignant lymphoma of the stomach

　　胃的恶性淋巴瘤肉眼可分为5型，即表浅型、溃疡型、隆起型、弥漫浸润型、巨大皱襞型（佐野分类），这其中如本例的巨大皱襞型恶性淋巴瘤与其他能引起巨大皱襞的疾病的鉴别很重要。

治疗　外科手术切除

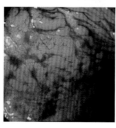
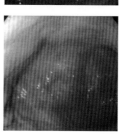

H.pyroli 除菌后，病变消退，即皱襞肿大减轻、发红消退、黏膜的脆弱性也减轻，溃疡性病变已治愈。组织学上也见异型淋巴细胞浸润消失或减轻。

胃 MALT 淋巴瘤 [201]

mucosa-associated lymphoid tissue lymphoma of the stomach

　　Isaacson 提出，主要是由于 *H.pyroli* 感染而引起异型淋巴细胞表层浸润性病变。内镜下多可见糜烂和溃疡等。

　　淋巴细胞侵入胃腺引起淋巴上皮性病变，有反应性淋巴滤泡的过度增生。

　　增殖的淋巴细胞的形态是核中间变细的类胚胎中心细胞为主，它的异型度从低恶性度到高恶性度多种。表浅型恶性淋巴瘤或MALT淋巴瘤以肉眼形状可分为4型：（1）多发性溃疡糜烂型；（2）类似凹陷型早期癌型；（3）圆盘状溃疡型；（4）肥厚皱襞型。

治疗　*H.pyroli* 除菌

胃
❺

❻ 导致幽门狭窄的病变

从所见到诊断

①出现幽门狭窄，则导致食物通过障碍，胃内潴留较多的食物残渣。因此，无法充分观察幽门部的病变，必须对病变进行充分的冲洗，仔细观察溃疡性变化以及有无环堤。

②如果内镜无法通过，则X线所见对于了解病变的整体及全貌就非常有用了。

③比较大的、不规整的溃疡，而且边缘有环堤，提示癌或者恶性淋巴瘤等肿瘤性病变，比较容易出现食物的通过障碍。

④如果形成的溃疡较小，呈现正常黏膜的水肿样改变，大多数考虑为反复的良性胃溃疡瘢痕导致的变形，如果出现重度的狭窄，则导致食物通过障碍。

⑤因十二指肠溃疡反复发作，十二指肠球部变形、狭窄，出现与幽门狭窄相同的临床症状。如果出现内镜通过困难的重度狭窄，则有必要进行X线检查。如果出现线状的狭窄，称为球部痨（phythisis bulbi），是手术的适应证。

发生率高的病变	发生率低的病变
·良性 胃溃疡（gastric ulcer）[202] 十二指肠溃疡（duodenal ulcer）[203] 急性胃黏膜病变（acute gastric mucosal lesion）[204] 胃增生性息肉的嵌顿 （incarceration of the hyperplastic polyp of the stomach）[205] ·恶性 胃癌（gastric carcinoma）[206] 胃恶性淋巴瘤（malignant lymphoma of the stomach）[207]	·良性 肥厚性幽门狭窄（hypertrophic pyloric stenosis） 黏膜下肿瘤的嵌顿 （incarceration of the submucosal tumor）[208]

基本病变的鉴别诊断要点

	胃癌	胃溃疡	十二指肠溃疡
内镜像	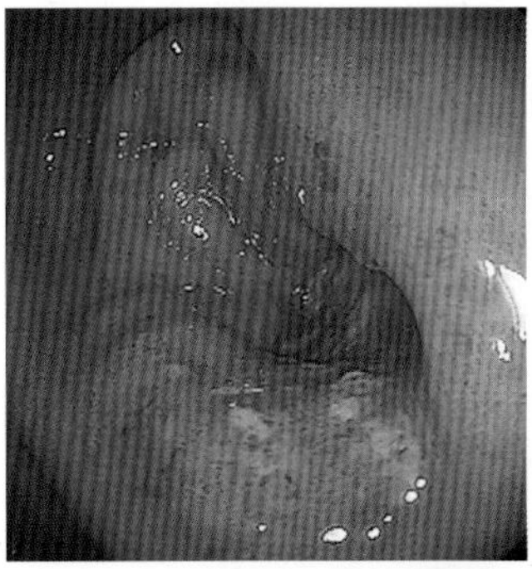	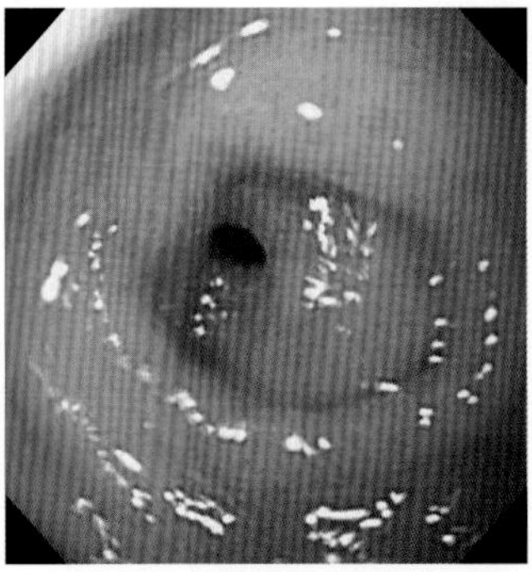	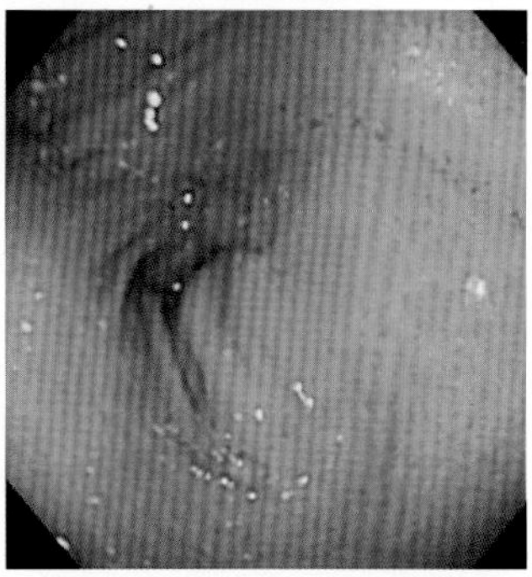
X 线像	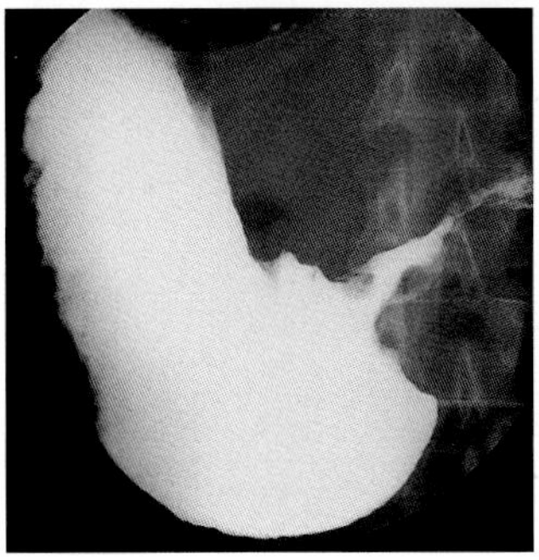	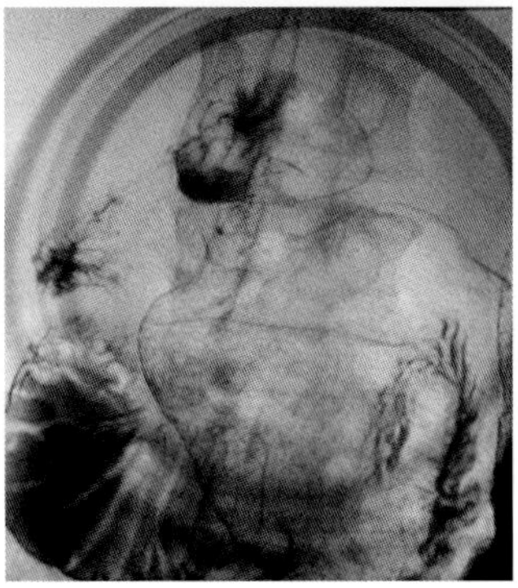	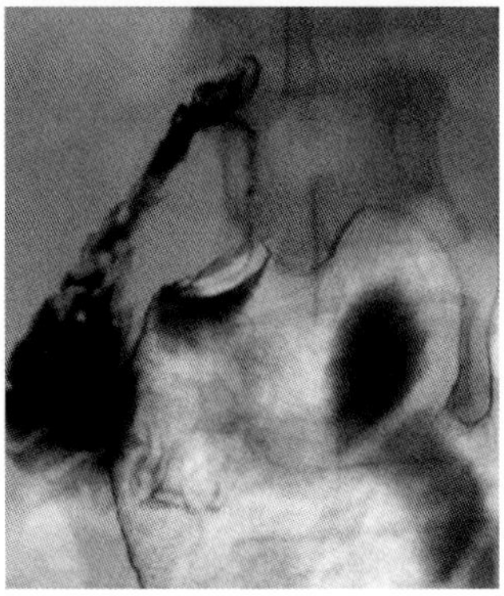
病变的模式图	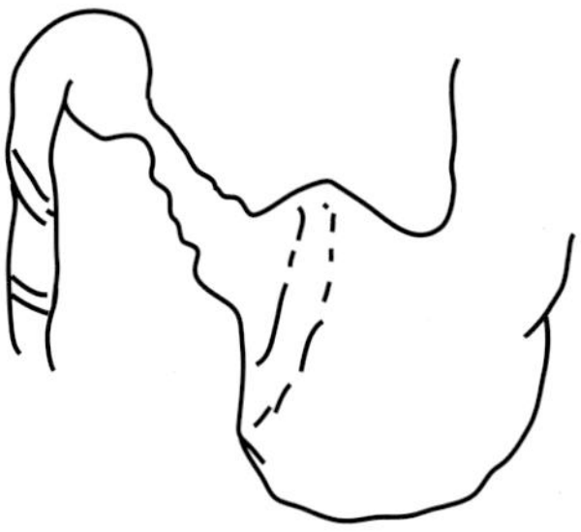	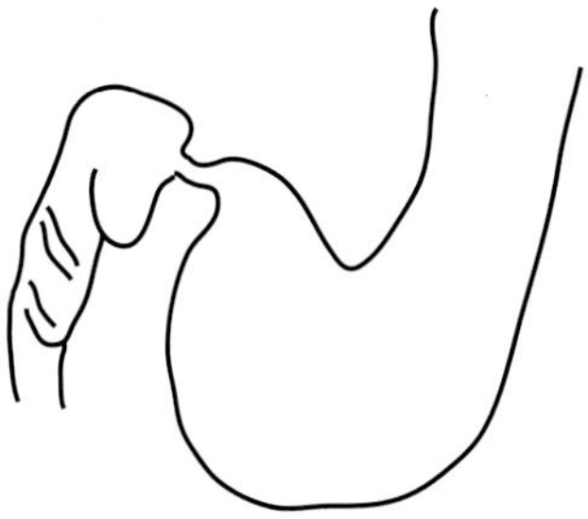	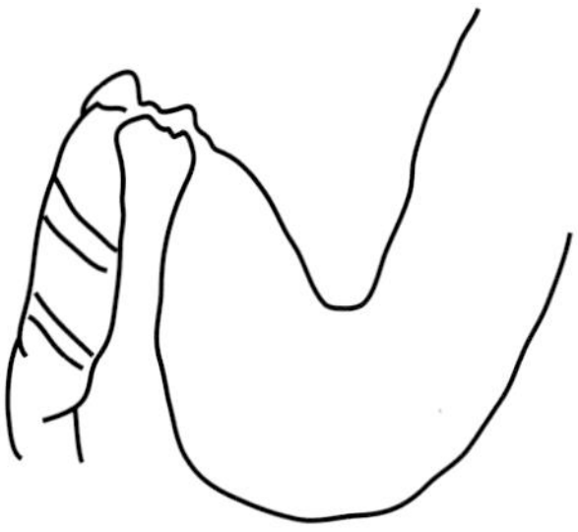
狭窄的范围	胃窦部~幽门，范围广	局限于幽门旁极短的范围	十二指肠球部
内镜所见	较大的溃疡：不规则的凹陷及环堤样隆起	大多数的病例为溃疡反复发作或瘢痕	重度狭窄，仅能够观察到黏膜

胃
❻

239

❻ 导致幽门狭窄的病变

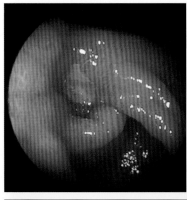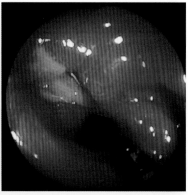

幽门前区小弯侧溃疡，伴皱襞集中。幽门环变形。

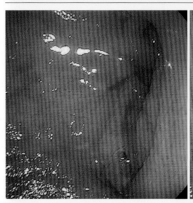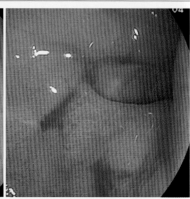

十二指肠的上角处可见溃疡，其口侧见连续的线状瘢痕。因该部位狭窄，内镜无法插入十二指肠降部。

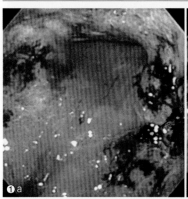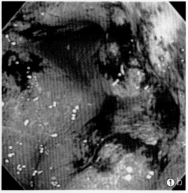

①整个胃窦部可见凝血块附着和多发的白苔、糜烂。黏膜水肿伴有胃壁的伸展不良，内腔变窄。

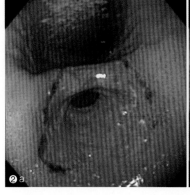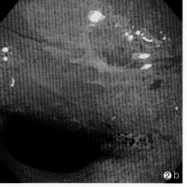

②胃窦部的黏膜明显发红和水肿。有凝血块附着，幽门前区见多发性的溃疡。

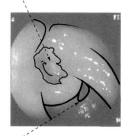

胃溃疡

幽门环

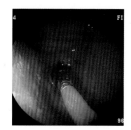

内镜下球囊扩张术。

胃溃疡 [202]

gastric ulcer

　　幽门环附近的胃溃疡，在愈合过程中可引起幽门环的变形、狭窄和近幽门环的全周性缩窄（假幽门环）。

治疗 药物疗法，内镜下球囊扩张术

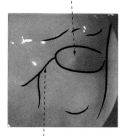

十二指肠上角的溃疡

线状溃疡瘢痕

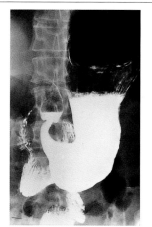

相当于幽门环位置处的明显狭窄和三叶草征。

十二指肠溃疡 [203]

duodenal ulcer

　　球部溃疡可引起变形但很少导致狭窄。

　　在幽门环和十二指肠上角附近形成溃疡时，在治愈过程中易导致狭窄。

　　可行内镜下的球囊扩张术，但如果视野不良，因十二指肠壁薄，有穿孔的危险。

治疗 药物疗法

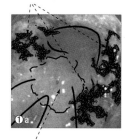

多发糜烂，附着凝血块

高度水肿的黏膜

①a

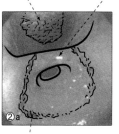

胃内残渣　　　胃角

②a

胃窦部多发性的糜烂和凝血块附着

充盈像，胃窦部胃壁伸展不良和狭窄。

急性胃黏膜病变 [204]

acute gastric mucosal lesion

　　多有应激、药物、饮酒、进食等诱因。好发于胃窦部，可见多发的出血性糜烂和浅的不规整的急性溃疡。

　　很少造成幽门的器质性狭窄，但由于胃蠕动的减低和幽门前区的水肿，有时也可在胃内见到大量的食物残渣。

治疗 药物疗法

❻ 导致幽门狭窄的病变

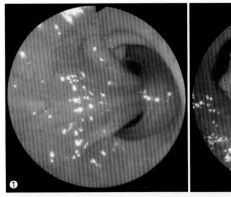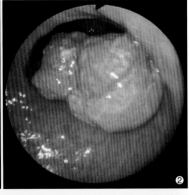

①有蒂性息肉的头部脱入十二指肠腔内，可以观察到向幽门环方向牵拉的息肉蒂部。

②由于胃的蠕动，头部向胃内移动。

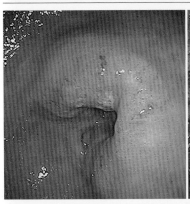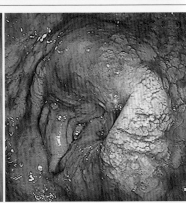

幽门前区溃疡性病变，环周，环堤。溃疡的边缘呈起伏的波浪状，溃疡底部覆有污秽的苔，伴有出血。

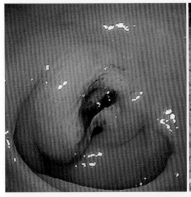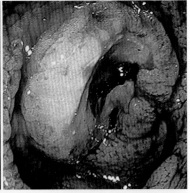

幽门前区小弯侧溃疡性病变，环堤。环堤被覆正常的黏膜，有光泽。

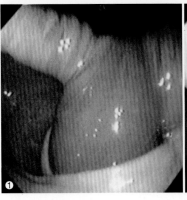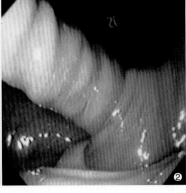

幽门严重狭窄，但是可以观察到皱襞样组织脱入。为黏膜下肿瘤嵌顿至幽门环（提供：顺天堂大学消化内科）。

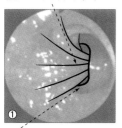

被拉入的息肉的蒂部

幽门环

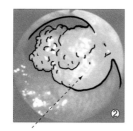

从十二指肠拉出的幽门部的息肉

胃增生性息肉的嵌顿 [205]

incarceratim of the hyperplastic polyp of the stomach

在幽门环附近形成有蒂性息肉时，由于胃蠕动，头部脱入十二指肠内，造成幽门狭窄。

治疗 息肉切除术

环堤和凸出的白苔

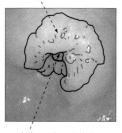

因狭窄而看不见幽门环

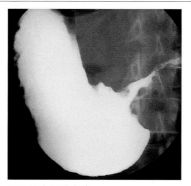

明显的幽门狭窄像。

2 型胃癌 [206]

Type 2 gastric carcinoma

溃疡底凹凸不整，覆污秽白苔和凝血块。溃疡边缘不规则，见白苔凸出。溃疡边缘伴急峻突起的环堤。溃疡底和环堤的交界处无白苔的部分适于活检。

治疗 外科手术切除

环堤呈黏膜下肿瘤样突起

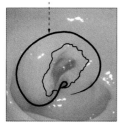

胃恶性淋巴瘤 [207]

malignant lymphoma of the stomach

弥漫浸润型与 2 型胃癌形态类似。呈黏膜下肿瘤样突起，白苔比较均一。

大多数为多发。虽然病变较大，但是伸展性良好。

治疗 外科手术切除或化学治疗

嵌顿的黏膜下肿瘤

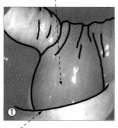

幽门环

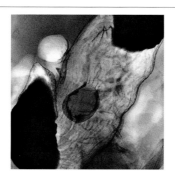

胃体中段后壁的平滑肌瘤脱至幽门环的病例。

黏膜下肿瘤的嵌顿 [208]

incarceration of the submucosal tumor

高发于小肠，胃少见。

大多数发生在幽门环附近。

治疗 外科手术切除

❼ 贲门部的病变

从所见到诊断

①贲门部是胃食管移行的部分，指距离胃食管连接处胃侧 2cm 以内的区域。

②在插入内镜时，应在送气的同时明确食管下段括约肌 (LES)、鳞状柱状上皮接合部 (SCJ) 以及食管裂孔的位置关系。

③在插入内镜时，首先应该意识到食管下部 (腹部食管) 及贲门部也是病变的好发部位，只有这样，才能够发现病变并进行诊断。

④因为在通过贲门时内镜以及呕吐反应可能会损伤病变，导致病变处出血，所以应该在送气的同时进行观察，在尽量不损伤黏膜的情况下将内镜插入胃内。

⑤在看到病变时应该立即进行观察和摄影，之后再向深部进镜。

⑥翻转的方法有在小弯处翻转的 J 翻转和在大弯处翻转的 U 翻转，无论是哪一种，必须旋转镜身以便观察到全周。

⑦尤其应该注意的是能够引起消化道出血的病变。因为有时在插镜的过程中会因内镜的触碰而导致出血，以致观察困难，所以必须小心谨慎地在观察的同时将内镜插入胃内，需要止血处理时，应该立即进行止血治疗。

贲门部的病变

发生率高的病变	发生率低的病变
· 良性	· 良性
胃增生性息肉 (hyperplastic polyp of the stomach) [209]	Dieulafoy 溃疡 (Dieulafoy's ulcer)
Mallory-Weiss 综合征 (Mallory-Weiss syndrome) [210]	GIST (gastrointestinal stromal tumor)
食管胃静脉曲张 (esophagogastric varices) [211]	胃脂肪瘤 (lipoma of the stomach)
食管裂孔疝 (hiatus hernia) [212]	胃黏膜下血肿 (submucosal hematoma of the stomach)
胃溃疡 (gastric ulcer) [213]	炎症性胃食管息肉
· 恶性	(inflammatory esophagogastric polyp) [217]
早期胃癌 (early gastric carcinoma) [215]	胃壁外压性病变 (extrinsic compression of the stomach)
进展期胃癌 (advanced gastric carcinoma) [216]	异位胃黏膜 (ectopic gastric mucosal)
	胃食管套叠 (intussusception)
	胃 Crohn 病 (竹节样所见)
	(Crohn's disease of the stomach) [218]
	自发性食管撕裂综合征 (Boerheave syndrome)
	Barrett 食管 (上皮) (Barrett's esophagus)
	· 交界性
	胃腺瘤 (gastric adenoma) [214]
	· 恶性
	食管癌肉瘤 (esophageal carcinosarcoma) [219]
	食管癌浸润 (invasion from esophageal carcinoma) [220]
	Barrett 腺癌 (Barrett's carcinoma)
	胃恶性淋巴瘤 (malignant lymphoma of the stomach)
	GIST (gastrointestinal stromal tumor)

贲门部的定义

贲门部是指从食管进入胃的地方，解剖学上指存在贲门腺黏膜的部分，长约 2cm，移行为胃底腺黏膜。食管胃连接部（esophagogastric junction；EGJ）作为从食管向胃的移行部，正常情况下呈锯齿形的线状（Z 线），与鳞状柱状上皮连接部（squamocolumunal junction；SCJ）以及食管下段括约肌形成的收缩环一致，位于食管裂孔处。然而，LES 的功能低下、食管裂孔疝、反流性食管炎等导致 SCJ 与 LES 的位置发生错离，导致食管侧出现特殊的柱状上皮，即 Barrett 黏膜。Barrett 黏膜是柱状上皮，颜色与胃黏膜基本相同，可见栅状、帘子状血管网透见。Barrett 食管大多数伴有食管裂孔疝。

下图为食管胃连接部（贲门部），通常把胃侧的 2cm 称作贲门部。

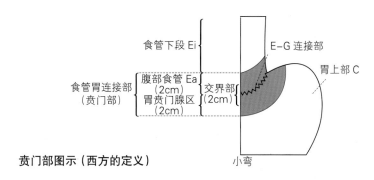

贲门部图示（西方的定义）

贲门部与胃食管连接部（EGJ）、鳞状腺上皮连接部（SCJ）的比较

	正常	食管裂孔疝	Barrett 食管
内镜像			
SCJ 与 LES	位置相同	位置相同	位置不一致 SCJ 位于口侧
SCJ 的胃侧的黏膜	贲门腺黏膜	贲门腺黏膜	替换为特殊的腺上皮黏膜，深部为食管腺
解剖学脏器	胃	胃	食管
栅状血管（胃侧）	无	无	有
可见的病变 恶性病变 溃疡性病变	胃腺癌（贲门部） 胃侧：Mallory–Weiss 综合征	胃腺癌（疝内） 胃侧：Mallory–Weiss 综合征 食管侧：反流性食管炎	Barrett 食管腺癌 食管侧：反流性食管炎

胃

❼

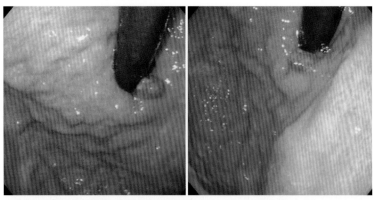

翻转观察，可见贲门部前壁的 7mm 大的山田 III 型息肉，颜色发红，表面光滑。

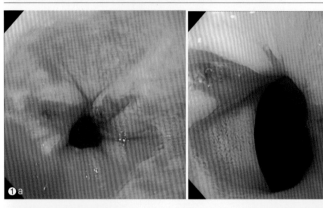

因呕血来诊，急诊内镜检查于食管胃连接部 3 点及 10 点方向见黏膜撕裂，并可见出血。

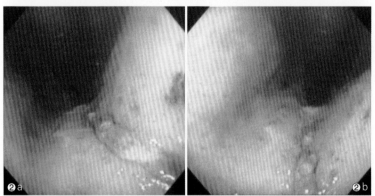

可见自贲门部至胃体上部的纵行溃疡。为呕血 3 天后的内镜所见。

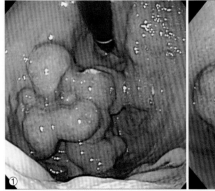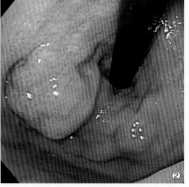

①胃贲门部至穹隆部见表面光滑的隆起性病变，蛇行，颜色发蓝，呈串珠状，不发红，记作 Lg-cf F_2RC_0。
②胃穹隆部见表面光滑的肿块形隆起性病变，颜色无明显改变，不发红，记作 Lg-cf F_3RC_0。

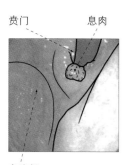

贲门　　息肉

穹隆部

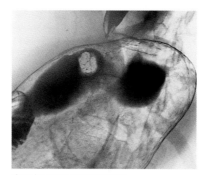

贲门部可见圆形的透光区。

胃增生性息肉 [209]

hyperplastic polyp of the stomach

表现为山田Ⅱ、Ⅲ、Ⅳ型隆起。
与见于其他部位的息肉相同，有时可见明显发红的马赛克样的黏膜像。

治疗　息肉切除术

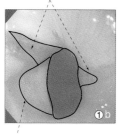

黏膜的裂创

食管胃连接部

内镜

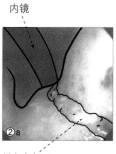

②a

纵行的溃疡

Mallory–Weiss 综合征 [210]

Mallory–Weiss syndrome

该病为伴随呕吐等引起腹压以及胃·食管内压的急剧增加而导致食管胃连接部附近产生撕裂，出现吐血·便血。有时也发生于剧烈咳嗽后或者内镜检查时。
易发生于食管胃连接部的小弯侧。
有时见于胃侧，有时跨越胃和食管。
裂创的深度大多数比较表浅，但是也有的 U Ⅰ – Ⅲ 的深溃疡。
应该予以鉴别的疾病有特发性食管破裂、伴有呕吐的黏膜下血肿等。

治疗　保守治疗（大多数可以自然止血）。出血者可行内镜下止血治疗。

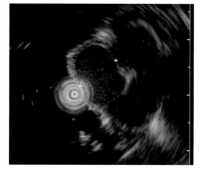

①

蛇行肿大的静脉曲张

EUS：胃静脉曲张于第 3 层（黏膜下层）见低回声至无回声的管腔像。

胃静脉曲张 [211]

gastric varices

因门静脉高压症导致胃贲门部、穹隆部出现静脉曲张。尤其是肿块状的静脉曲张有时难以与其他黏膜下肿瘤相鉴别。这种情况下需应用 EUS 进行鉴别。

治疗　内镜下治疗（EIS），应用 IVR 的治疗（B-RTO），Hassab 手术

胃
❼

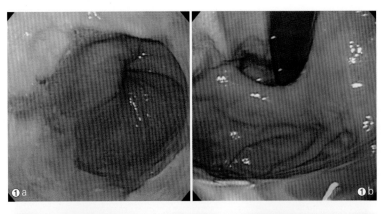

①在食管侧观察及在胃侧翻转观察，均见 EGJ 以及胃黏膜向食管侧滑脱。而且食管侧可见反流性食管炎。

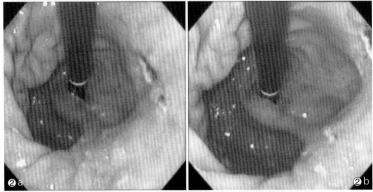

②可见滑脱疝和食管旁疝。

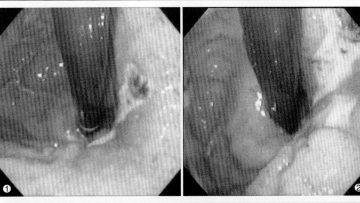

贲门部小弯侧可见地图状的大溃疡。虽然形态不规则，但至溃疡边缘均覆盖有正常黏膜，未见恶性改变。

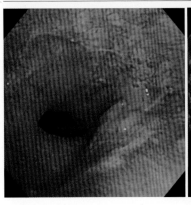
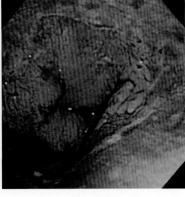

见于食管裂孔疝内的胃贲门区域，呈集簇状的褪色的结节状隆起，病理组织学为腺瘤。

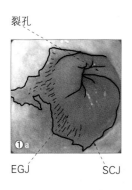

裂孔

①a

EGJ　　　　SCJ

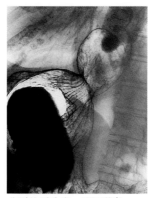

典型的裂孔疝，明显脱出。

食管裂孔疝 [212]

hiatus hernia

　　胃的一部分通过膈肌的食管裂孔向纵隔内脱出。

　　分为滑脱型、食管旁型、混合型。

　　大多数为滑脱型。

治疗 随诊观察

1）滑脱型　sliding type

　　插入内镜观察食管下段时，稍稍充气，如果从食管侧可以观察到胃黏膜，则为滑脱型疝。内镜下可见胃黏膜由食管裂孔变细处（pinchnock action）向口侧脱出，形成疝囊。从胃内翻转观察，可见食管裂孔的扩大及其口侧的疝囊。

　　可见合并反流性食管炎。

2）食管旁型　paraesophageal type

　　从胃内翻转观察，可见食管下段括约肌，其大弯侧为狭窄的 His 角，可见脱出的胃底部，为脱向纵隔内的疝囊。

3）混合型　mixed type

　　为 1）、2）的混合型。

溃疡

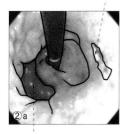

②a

脱入疝内的胃底部

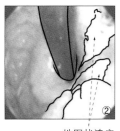

②

地图状溃疡

胃溃疡 [213]

gastric ulcer

　　急性溃疡，表现为深的带状或地图状的较大溃疡，纵向延长。称为 trench ulcer。见于贲门部、胃体上部。较少复发。

　　此外，有的伴发反流性食管炎，有的可以找到巨细胞病毒、疱疹病毒。

治疗 药物疗法

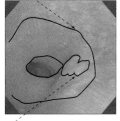

SCJ

腺瘤

胃腺瘤 [214]

gastic adenoma

　　扁平的隆起性病变，与其他部位的腺瘤相同。

　　颗粒·结节状，褪色。有时病变内可能并存癌灶。

治疗 内镜下切除

胃
❼

❼ 贲门部的病变

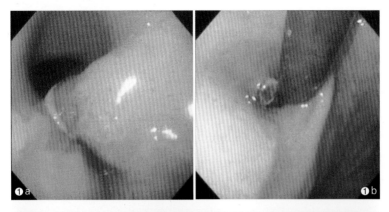

①贲门部小弯侧 5mm 大的隆起性病变，与周围界限清楚。中心部发红，不易观察到黏膜的性状。

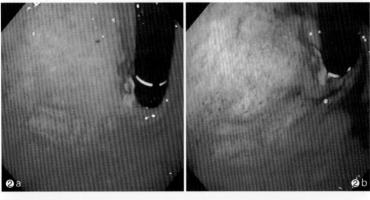

②贲门部小弯见明显发红、形状不规整的凹陷性病变。

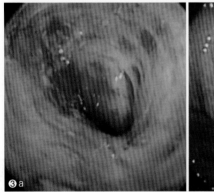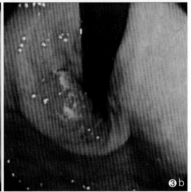

③（a）于食管胃交界处见扁平的隆起性病变。

③（b）翻转观察，位于贲门部的大弯侧，明显发红，局部伴有白苔。

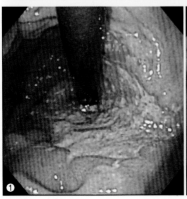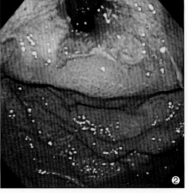

于贲门部见不规则溃疡，伴有环堤。病变的中心处能够看见内镜镜身的地方为贲门。

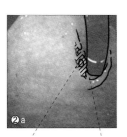

① a　Ⅰ型隆起　EGJ

　　　发红　内镜

①b　Ⅰ型隆起

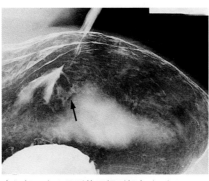

贲门部下方可见形状不规则钡斑（→）。

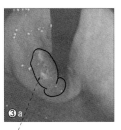

②a　浅的不规整的凹陷　贲门

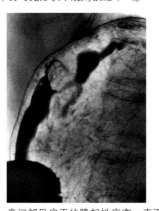

贲门部见扁平的隆起性病变，表面呈小颗粒状。

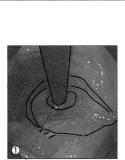

③a　发红的扁平隆起，表面伴有糜烂

贲门部早期胃癌　[215]

carcinoma of the gastric cardia

　　组织学分型大多数为高分化型管状腺癌。

　　大部分为隆起型。

　　老年人以及男性多见。

　　凹陷型者，凹陷的界限不清，与出现于其他部位的早期胃癌相比，颜色的改变也不明显。

　　从正面观察比较困难，应根据其所处位置采取直视、斜视、侧视等，并灵活使用色素内镜。

　　① 0-Ⅰ型胃癌（5mm，高分化型管状腺癌，M癌）。

　　② 0-Ⅱc型胃癌（15mm，高分化型管状腺癌，M癌）。

　　③ 0-Ⅱa型胃癌（15mm，高分化型管状腺癌，SM癌）。

治疗　①、②行内镜下切除，③贲门部侧胃部分切除

贲门部进展期胃癌　[216]

advanced gastric carcinoma of the gastric cardia

　　大多数为高分化型腺癌。

　　2，3型胃癌多见。

　　伴有淋巴细胞浸润的未分化型髓样癌是一种特殊类型癌，见于胃上部。

治疗　外科手术切除

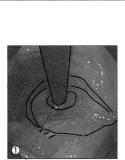

①

贲门部

胃
❼

⑦ 贲门部的病变

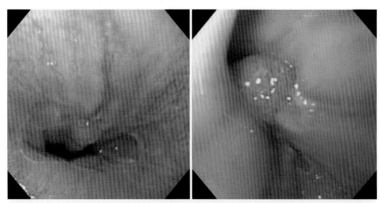

可见反流性食管炎，纵行溃疡（糜烂）的EGJ的胃侧可见被覆胃黏膜的息肉。

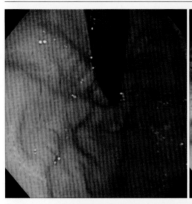
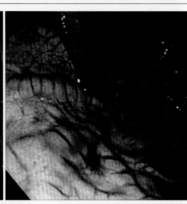

翻转观察胃上部，可见与贲门部小弯侧皱襞走行垂直的浅而细的沟，称为竹节样改变。

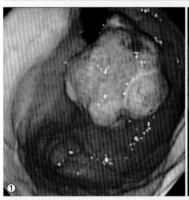
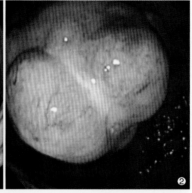

①贲门部见形状不规则的隆起性病变。亚蒂，明显向腔内突出。
②表面稍微平滑，病变整体呈上皮性肿瘤的形态，未见黏膜下肿瘤样改变，活检结果为平滑肌肉瘤。

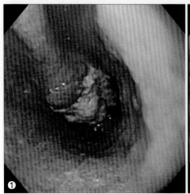
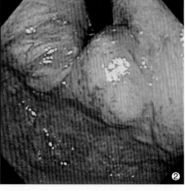

从食管侧观察，见隆起性食管癌，附着白苔。从胃侧翻转观察，于贲门部见黏膜下肿瘤样隆起。

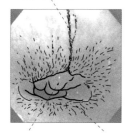

反流性食管炎

息肉　　　　　EGJ

炎症性胃食管息肉　217

inflammatory esophagogastric polyp

发生于胃食管连接部。

伴发反流性食管炎或 Barrett 食管。

应与发生于此部位的腺瘤和癌相鉴别。

治疗　随诊观察

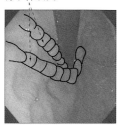

竹节样改变

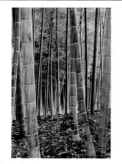

竹节样改变（bamboo-joint sign）。

胃 Crohn 病　218

Crohn's disease of the stomach

病变好发于幽门侧，产生糜烂、溃疡、鹅卵石样改变，贲门部可见竹节样改变，有时活检结果为肉芽肿。

治疗　临床随诊观察

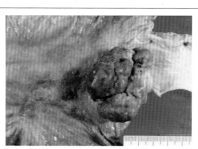

于贲门部见 4cm 大的结节状息肉样隆起性病变。

①

表面呈结节状的
息肉样肿块

食管癌肉瘤　219

esophageal carcinosarcoma

有时于贲门部可见发生于食管的肿瘤。本例肿瘤的大部分为平滑肌肉瘤样的纺锤形细胞，仅肿瘤的根部见鳞状上皮癌，诊断为食管癌肉瘤。

脉管侵袭率高，半数见淋巴结转移。

治疗　外科手术切除

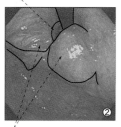

贲门部

②

黏膜下浸润

食管癌贲门浸润　220

invasion from esophageal carcinoma

食管下段癌中，组织型为 Barrett 腺癌以及鳞状上皮癌者，有时可见贲门部浸润。浸润方式为黏膜面以及黏膜下浸润。黏膜下浸润者可应用 EUS 进行观察。

治疗　外科手术切除，放射·化学疗法

胃
❼

❽ 残胃（术后残胃）的病变

从所见到诊断

①有胃切除史的患者应明确术后经过了几年，第一次手术时的疾病情况。

②检查前应参考前次的内镜检查报告以及手术记录，明确术式。

③检查时应分别观察吻合口、缝合处以及残胃。

④吻合处通常伴有吻合口炎症，可见明显的发红和肿胀，皱襞先端粗大，应该根据具体的改变，判断是否存在病变，因为这里是癌的好发部位。

⑤吻合处因为缝合，可以观察到线状的溃疡瘢痕样改变，有时整个缝合处均隆起。

⑥从吻合口可以观察到肛侧的小肠。特别应该对吻合口附近的小肠进行全周的观察，注意有无吻合口溃疡。

⑦残胃有时可见食物残渣，有时形成植物性胃石。

发生率高的病变	发生率低的病变
·**良性**	·**良性**
吻合部胃炎 (stomal gastritis) [221]	息肉样囊泡状胃炎 (gastritis cystica polypsa) [226]
吻合部溃疡 (stomal ulcer) [222]	被缝入的残胃黏膜 (suture of the gastric remnant) [227]
吻合部术后狭窄 (stenosis at the anastomosis)	缝线漏出 (exhibition of suture thread) [228]
吻合部息肉 (stomal polyp) [223]	植物性胃石 (phytobezoar) [229]
胃黄斑瘤 (gastric xanthoma)	·**恶性**
反流性食管炎 (reflux esophagitis)	胃恶性淋巴瘤 (malignant lymphoma of the stomach)
·**交界性**	残胃再发癌 (recurrence of the gastric carcinoma) [230]
胃腺瘤 (gastric adenoma)	
·**恶性**	
残胃癌 (catcinoma of the gastric remnant)	
吻合部 0 Ⅱc 型，0 Ⅱa 型胃癌	
(Type 0 Ⅱc, 0 Ⅱa gastric carcinoma) [225]	
吻合部进展期胃癌	
(advanced gastric carcinoma at the anastomosis) [224]	

残胃的解剖学位置关系

胃的幽门部切除术后即远端大部切除术后的残胃与正常胃的 U 部分在解剖学上基本上一致。

如下图所示，残胃的各个部分可以与通常的胃的 U 部分分别对应，即残胃部对应贲门部和穹隆部，缝合部对应以胃体上部小弯为中心占全周 3/4 的部分，吻合部对应以胃体上部大弯为中心的 1/4 部分。

残胃（幽门部切除术后即胃远端大部切除术后的胃）分为残胃部、缝合部、吻合部，内镜检查时应该注意按此三部分进行检查。

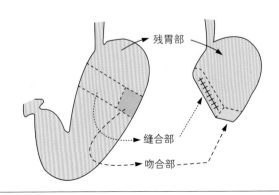

残胃部　缝合部　吻合部

残胃观察要点

	残胃部	缝合部	吻合部
内镜像			
X 线像			
形态特征	与通常的胃的穹隆部基本上一致。与 Billroth Ⅰ式相比，Billroth Ⅱ式的残胃部分更加宽阔	可见沿着小弯因缝合而出现的线状皱襞集中样改变（有时整个缝合部均隆起）	可见发红、肿大的黏膜皱襞（尤其是 Billroth Ⅱ式的大弯侧明显）
癌的发生	与贲门部癌的发生率相同	除残留癌以外基本上不发生	最易发生新生癌
溃疡的发生	基本上没有	基本上没有	见于吻合部远端近吻合口（小肠黏膜）

胃
❽

❽ 残胃（术后残胃）的病变

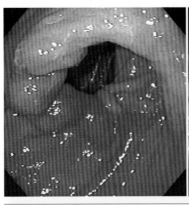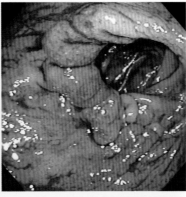

吻合部全周可见发红及水肿所致的黏膜皱襞粗大的隆起性改变。喷洒色素黏膜染色呈花瓣样改变。

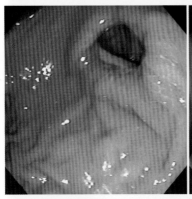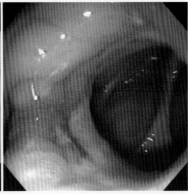

8年前因十二指肠溃疡而手术。
术式：Billroth Ⅱ式。
吻合部肛侧可见覆有白苔的溃疡。
也见多发的小溃疡，皱襞弯向对侧，可见变形。

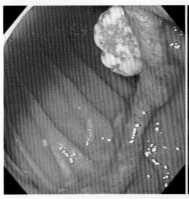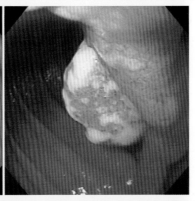

34年前因胃溃疡而手术。
术式：Billroth Ⅱ式。
吻合部小弯侧可见10mm大的隆起性改变。通常，因为残胃黏膜向十二指肠侧轻度反转，因此应该从吻合部向肛侧观察。

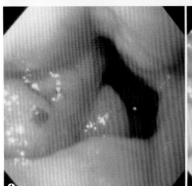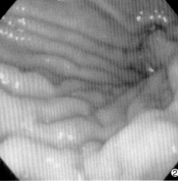

25年前因胃溃疡而行手术治疗。
术式：Billroth Ⅱ式。主诉：吞咽困难。
残胃吻合部见环周性狭窄，无法观察全貌。

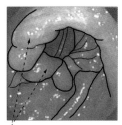

明显发红、肿胀的黏膜隆起

表面的花瓣样改变为正常所见

吻合部胃炎 [221]

stomal gastritis

组织学上为伴有水肿的腺窝上皮的增生。

吻合部可见发红及水肿样改变，环周。

其原因是含有胆汁的十二指肠液反流。

在此基础上可能发生息肉样囊胞状胃炎和癌。

治疗 随诊观察

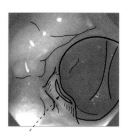

吻合部略偏肛侧的小肠黏膜处见覆白苔的溃疡

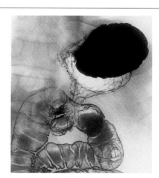

吻合部对侧的小肠呈明显的三叶草样变形。

吻合部溃疡 [222]

stomal ulcer（marginal ulcer）

发生于迷走神经不全离断术后。

吻合部肛侧（小肠侧）几乎均可见到。

心窝部剧痛的症状明显。

也可出现出血，但是较少出现狭窄。

难治病例和反复发作的病例应考虑 Zollinger-Ellison 综合征。

治疗 药物疗法

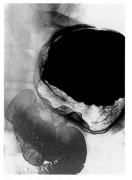

小结节状隆起

观察似乎在吻合部的肛侧

吻合部息肉 [223]

stomal polyp

常见于吻合部，缝合部较少。形态与一般的胃息肉相同。

因为吻合部黏膜向小肠侧轻度反转，所以即使在吻合口肛侧观察到，也考虑其发生于胃黏膜。

治疗 息肉切除术

① 因为吻合部严重狭窄，内镜不能通过

环周性的隆起性病变导致吻合部狭窄

吻合部进展期胃癌 [224]

advanced gastric carcinoma at the anastomosis

吻合部癌大多数为环周性的进展期癌。2 型和 3 型较多。

因有出血和狭窄等症状而发现，大多数很难再次进行手术。

浸润深度为 SE、未分化型的 3 型胃癌。

切除标本：大小为 90mm × 60mm。

治疗 外科手术切除

胃 ❽

257

⑧ 残胃（术后残胃）的病变

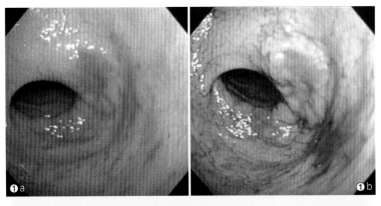

①17 年前因胃溃疡而行手术治疗。
术式：Billroth Ⅰ式。
从吻合部小弯侧至后壁可见形状不规则、发红的浅凹陷性病变。

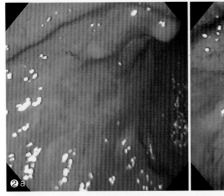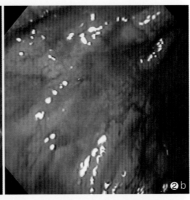

②13 年前因胃溃疡而行手术治疗。
术式：Billroth Ⅱ式。
近距离接近吻合口进行仔细观察，大弯侧偏后壁可见褪色的不规整的凹陷性病变。

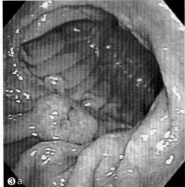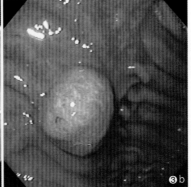

③25 年前，因十二指肠溃疡手术。
术式：Billroth Ⅱ式。
吻合部大弯侧可见稍稍褪色的隆起性病变。

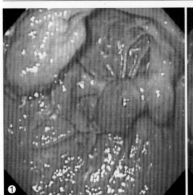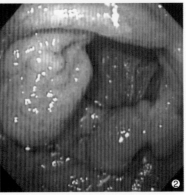

9 年前因胃癌而行手术治疗。
术式：Billroth Ⅱ式。
吻合部见明显发红的息肉样隆起，环周。

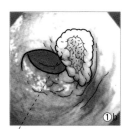

不规整的凹陷及其周围
的隆起性改变

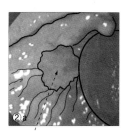

稍稍褪色的凹陷

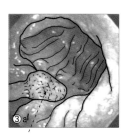

褐色的蚕豆状的隆起

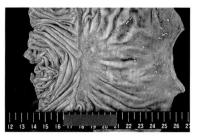

与吻合部一致的形状不规则的凹陷。

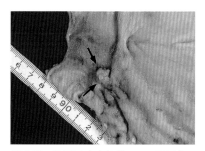

箭头所示为见于吻合部的 0 Ⅱa 型胃癌。

吻合口早期胃癌 [225]

early gastric carcinoma at the anastomosis

　　凹陷型早期胃癌的特征为稍稍发红或褪色。

　　有沿吻合部浸润的倾向，倾向于细长。

　　吻合口见较多的皱襞，胃黏膜和小肠黏膜的分界不易观察，应引起注意。

　　不仅要观察有无狭窄，还要注意胃十二指肠交界部微小的色泽改变，这对于发现凹陷型病变是非常必要的。

　　隆起型的诊断比较容易。

　　因为可能同时发生吻合部炎症，所以对于发红的隆起性病变应该引起注意。

　　①大小 30mm×20mm，浸润深度 M，分化型的 0 Ⅱc 型胃癌。

　　②大小 30mm×30mm，浸润深度 M，未分化型的 0 Ⅱc 型胃癌，行内镜下切除。

　　③切除标本，大小 20mm×17mm，浸润深度 M，分化型的 0 Ⅱa 型胃癌。

治疗　内镜下切除或者外科手术切除

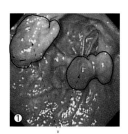

息肉样隆起，发红

息肉样囊泡状胃炎 [226]

gastritis cystica polyposa

　　也称为 stomal polypoid hypertrophic gastritis。多见于 Billroth Ⅱ式。为吻合部的息肉样隆起。组织学所见为腺窝上皮的增生和黏膜层、黏膜下层腺管的囊泡状扩张。

　　有癌变可能。

治疗　随诊观察

手术例。可见与吻合口一致的环周性的蛹状隆起。

❽ 残胃（术后残胃）的病变

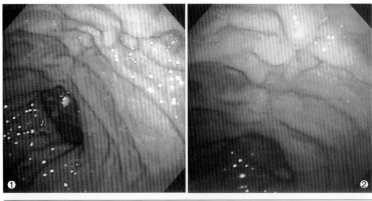

12 年前因胃癌手术。

术式：Billroth Ⅰ式。

残胃小弯侧基本为缝合部，可见皱襞集中，呈线状排列。

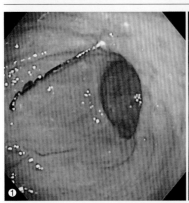
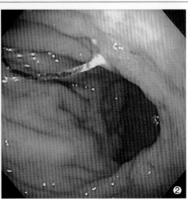

6 年前因胃溃疡穿孔手术。

术式：Billroth Ⅰ式。

从吻合口处垂下一黑色缝线。

（2 年前检查时未见缝线）。

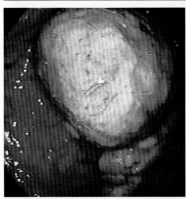
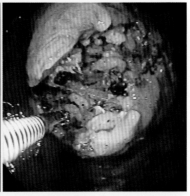

8 年前因早期胃癌手术。

术式：Billroth Ⅰ式。

残胃内可见形成团状的食物。随体位变化而移动。

用活检钳压之很容易破碎。

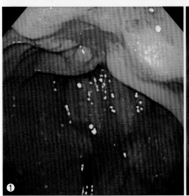
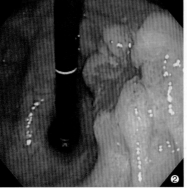

1 年零 11 个月前因胃角的 3 型进展期胃癌而手术治疗。

术式：Billroth Ⅰ式。虽然断端阴性，但是 ly (+)，v (+)，n (+)。缝合部见形状不规则的凹陷性病变。活检结果与第一次相同，均为 por2。

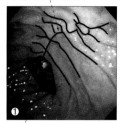

改变类似皱襞集中

❶

吻合部

被缝入的残胃黏膜 [227]

suture of the gastric remnant

缝合部由于缝合的原因，可见皱襞向中间集中。

有时也可见与吻合口相一致的明显隆起。

表面性状正常，组织学检查未见特殊所见。

治疗 随诊观察

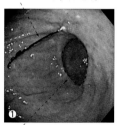

从吻合口出来的缝线

❶

吻合部

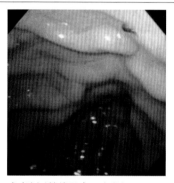

参考例（缝线露出一小段）。

缝线露出 [228]

exhibition of suture thread

见于缝合部和吻合部。

手术后不长时间，可见变成黑色的缝线。

偶有露出一小段的情况。

有时针应用异物钳取出，问题不大。

治疗 随诊观察

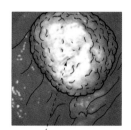

白色的植物性胃石像豆腐一样柔软易碎

植物性胃石 [229]

phytobezoar

因没有蠕动致使食物难以排空而形成。应用钳子压之极易弄碎。

即使不予处置，也可以自行排出，不致引起梗阻。有时可能伴有心前区不适感和胀满感。

不致引起吻合部的闭塞和狭窄。

治疗 随诊观察

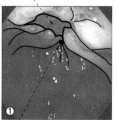

形状不规整的凹陷，发红

❶

吻合部

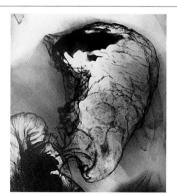

参考例。见 Billroth II 式残胃的缝合部再发的肿块影，形状不规整。

残胃再发癌 [230]

recurrence of the gastric carcinoma

一般多见于手术后 10 年以内。

大多数为 0 IIc 型胃癌的口侧断端阳性的病人。

可见缝合部的凹陷性改变。

治疗 外科手术切除

胃 ❽

❾ 上消化道异物

怀疑误咽异物时的处理

①通常是误吞异物后急性发病。

②有时老人或者幼儿也可能出现误咽。

③临床症状为喉部疼痛、胸痛、心窝部疼痛。

④如果怀疑误咽了异物，首先应该询问异物的种类以及误咽的时间。

⑤其次应该进行腹部 X 线检查，可以明确吞食的牙齿或硬币的部位。但是，PTP 包装的药物或者塑料类物品不能通过 X 线确定部位。

⑥如有怀疑应进行内镜检查。

⑦如果内镜下确定异物后，应该积极取出异物。

⑧利用钳子根据异物的形状及位置将取出异物。

⑨为避免取出异物时损伤黏膜，应在钳子的尖端安装套管或是气囊。

⑩并发症有食管裂伤、食管支气管瘘、局限性腹膜炎等。

发生率高的病变	发生率低的病变
·高龄老人常见异物	**·细长的物件（可能会刺入消化管壁）**
PTP（press through package）包装的药剂 231	鱼刺（fish bone）
假牙桩冠（假牙桩冠，尤其是治疗中）（artificial tooth）232	牙签（toothpick）234
食物块（food residue）的停滞（年糕、梅干、肉类、萝卜）	针（needle）
·幼儿常见异物	钉子（nail）
硬币（coin）233	**·精神病患者较常发生**
玩具的小零件（part of toy）	羹匙（spoon）
戒指（ring）	牙刷（teeth brush）
纽扣类（button）	记忆卡（memory card）
干电池（dry cell）	

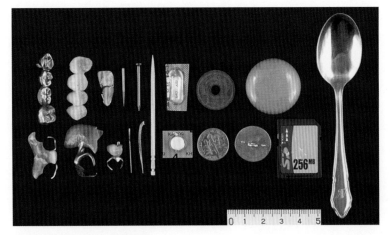

取出的各种形态的误咽异物

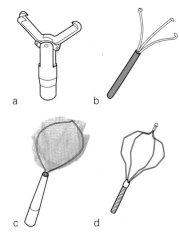

取异物用的各种各样的钳子
a. 把持钳子
b. 三爪钳子
c. 带网的圈套器
d. 网篮

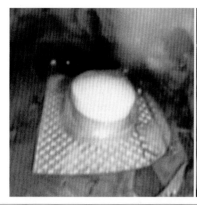
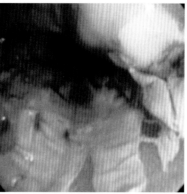

PTP 包装的药剂　[231]

press through package drug

[病例] 76 岁，女性

半个月前开始出现咳嗽和呼吸困难，怀疑哮喘、支气管炎而入院。

因为用药治疗后仍有误食样症状，于是进行内镜检查。

内镜检查发现食管下端有 PTP 包装的药剂和多处的食管裂伤。

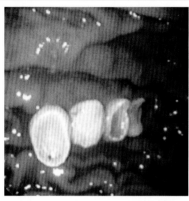
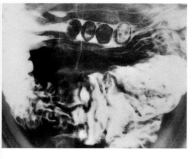

人工假牙　[232]

artificial tooth

[病例] 68 岁，男性

无症状，因 3 天前误吞假牙就诊。

腹部 X 线照片未见异物，钡剂造影后发现胃内假牙像，内镜确认的同时取出假牙。

由于假牙无 X 线穿透性，普通的 X 线片无法发现异物。

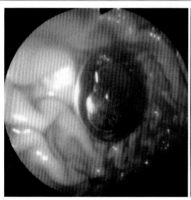
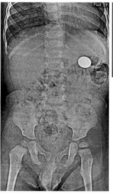

硬币　[233]

coin

[病例] 1 岁，男孩

母亲发现小孩有噎的症状而就诊。

腹部 X 线平片可见硬币像。多数情况下硬币无须特殊处理，可以随大便排出，如果不能确认是否为硬币，应该在全麻状态下经内镜取出。

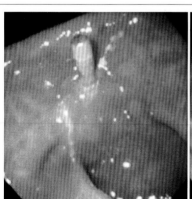
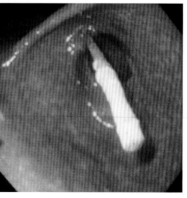

牙签　[234]

toothpick

[病例] 55 岁，男性

3 天前饮啤酒时不小心同时误吞入一枚牙签，因为没有症状而未予理会。因突然腹痛而就诊。

内镜下于胃窦部小弯侧见一枚牙签刺入胃壁，取出牙签。

牙签长度为 7cm。

胃
⑨

⑩ 有形态改变的病变

从所见到诊断

①随着时间而发生变化的病变中有恶性病变和良性病变。

②通常上皮性的恶性病变（癌）即使增大，其形状也基本相似，随着其增大而逐渐发生变化、进展。

③凹陷型早期胃癌大多数病灶内出现溃疡，与良性溃疡一样治疗后反复发作，被称为恶性循环。活动期溃疡对质子泵抑制剂、组胺 H_2 受体拮抗剂等治疗药物很敏感。

④发现溃疡后，应该注意随诊，随着溃疡的愈合，Ⅱc 的所见就逐渐明朗了。

⑤ MALT 淋巴瘤有时可以通过除菌（*H.pylori*）治疗使病变消失。

⑥在恶性淋巴瘤中，表浅的改变如多发糜烂和胃炎样改变等，在短期内易发生变化，而肿瘤性的病变即使增大，其形状也基本相似。

⑦胃溃疡的复发大多数发生于前次溃疡的附近。

⑧有时诊断为肿瘤性病变，但是在随诊过程中病变消失，称为 vanishing tumor。最具代表性的就是因异尖线虫症而出现炎症性肿块。

⑨良性胃息肉在随诊过程中也有发生自然脱落的，很少见。

发生率高的病变	发生率低的病变
·良性	·良性
胃溃疡（良性循环）[gastric ulcer（benign cycle）] [235]	胃异尖线虫症（anisakiasis of the stomach）[242]
·恶性	vanishing tumor
伴有溃疡的早期胃癌（恶性循环）[early gastric carcinoma with ulcer（malignant cycle）] [236]	胃增生性息肉 （hyperplastic polyp of the stomach）[243] [244]
0 Ⅱc 型胃癌，0 Ⅱc+ Ⅲ 型胃癌，0 Ⅲ + Ⅱc 型胃癌	胃息肉（gastric polyp）
进展期胃癌（advanced gastric carcinoma）[238] [239] [240] [241]	反应性淋巴样增生 （reactive lymphoreticular hyperplasia；RLH）[245]
	·恶性
	胃恶性淋巴瘤 （malignant lymphoma of the stomach ）[246] [247]
	表层型胃恶性淋巴瘤（胃 MALT 淋巴瘤等）[superficial malignant lymphoma of the stomach（mucosa-associated lymphoid tissue lymphoma of the stomach ）] [000]

胃癌自然病程的特征

隆起型胃癌

病变较小时的肉眼分型（早期胃癌）　　　0Ⅱa型，0Ⅱa+Ⅱc型，0Ⅰ型

病变较大时的肉眼分型（进展期胃癌）　　2型，1型

病理组织学类型几乎均为分化型腺癌，肉眼形态改变表现为在形状基本不变的前提下缓慢地增大。

病变处有时出现溃疡，大多数为肿瘤内的缺损（自发坏死）造成，很少像恶性循环那样逐渐缩小。

从5mm左右的病变进展至10～20mm，需要数年，之后再发展为进展期胃癌则需要2～5年。

凹陷型胃癌

病变较小时的肉眼分型（早期胃癌）　　　0Ⅱc型，0Ⅱc+Ⅲ型，0Ⅲ+Ⅱc型，0Ⅲ型

病变增大后的肉眼分型（进展期胃癌）　　2型，3型，4型，类似早期胃癌的进展期胃癌

病理组织学分型大多数为低分化癌，病变内几乎均合并有溃疡。

　肉眼形态的改变多种多样，有的表现为溃疡反复愈合·再发呈恶性循环，有些表现为在溃疡（癌性溃疡）存在的情况下进行性增大。对呈恶性循环的病例进行观察，多数经数年仍停留在早期胃癌阶段，但是如果有深部浸润倾向的癌，溃疡未愈就迅速发展，肉眼改变也急速出现。胃底腺区域的凹陷型胃癌表现为恶性循环，有向黏膜下组织以下更深处广泛浸润的倾向。特别是以革囊胃型胃癌为代表的4型胃癌的发生和进展都非常快。

恶性循环　malignant cycle（佐野分类）

1）开放型（村上的Hauser型）：溃疡为活动期：Ⅲ型

溃疡处于A_1阶段时，很难发现癌的表现，到了A_2阶段，可以发现露出的部分发红的癌灶。

2）边缘型（村上的圣域型）：溃疡为愈合期：0Ⅲ+Ⅱc型或0Ⅱc+Ⅲ型

在溃疡的边缘，可见病变呈Ⅱc改变。根据溃疡和癌灶的大小，较大的病变要写在前面。

3）弥漫型（村上的地层型）：溃疡为瘢痕期：0Ⅱc型

4）再生型（癌局限存在于瘢痕样的再生上皮）：溃疡为瘢痕期：0Ⅱc型

胃
⑩

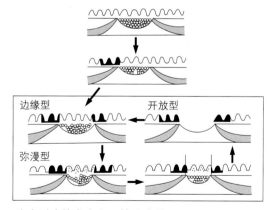

溃疡型癌的发生和恶性溃疡的 life cycle（佐野）

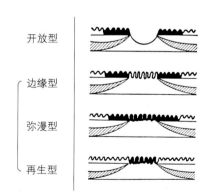

溃疡型癌的浸润形式（佐野）

⑩ 有形态改变的病变

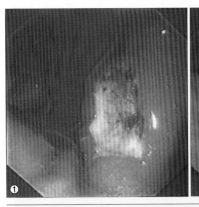
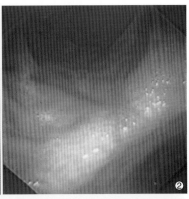

胃溃疡的病程经过，称为良性循环。本例用 PPI 进行治疗。

①初诊：A₁ 期

②2 个月后：S₁ 期

内镜检查见溃疡底部覆盖有厚的白苔和凝血块，溃疡边缘不整。②（S₁期）为 2 个月后的内镜下所见，白苔消失，瘢痕化，皱襞集中至一点。

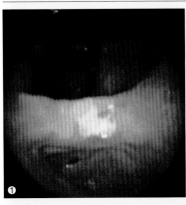
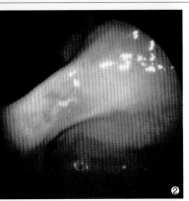

①初诊：胃角侧可见溃疡，局部见不规整的白苔凸出。

②30 个月后：溃疡缩小，白苔的边缘规整，可见一定范围的发红区。

③48 个月后：白苔消失，明显变形。

④66 个月后：圆形溃疡，边缘可见再生上皮，但局部不规整。

首次检查后的 5 年内随访观察的病例，首次可见白苔凸出，30 个月后见有一定范围的发红带，进行色素内镜检查，确切活检可做出诊断。结果溃疡部未见癌变，仅在溃疡边缘见到癌变。

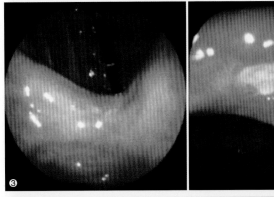

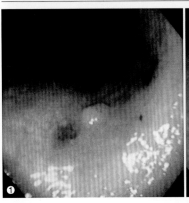
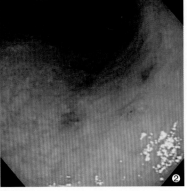

对胃体中部小弯的微小病变在 2 年 6 个月期间内进行随访的病例。最初在数个活检的组织块中有一个组织块的一部分诊断为腺癌（高分化管状腺癌），因此在其周围用墨标记，随诊观察，一直到病变的范围变得非常清晰明了。

①12 个月后：呈Ⅱa 样隆起的腺瘤变得非常明显，其肛侧见小出血点，疑为癌。

②30 个月后：病变发育增大至约 5mm，并表现出癌的特征。

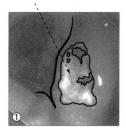

水肿明显的溃疡

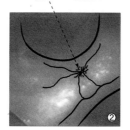

白苔消失·红色瘢痕

胃溃疡的病程经过 [235]

healing process of gastric ulcer

　　质子泵抑制剂或者 H₂ 受体拮抗剂对于绝大部分的良性溃疡的治疗都是有效的，经过活动期→愈合期→瘢痕期，好转。然而，有的可能在中间的某一个阶段出现复燃·复发。

治疗　药物疗法

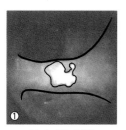

溃疡（活动期）

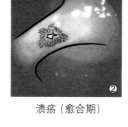

溃疡（愈合期）

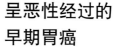

胃⑩

呈恶性经过的
早期胃癌 [236]

early gastric carcinoma which showed malignant cycle

　　伴有溃疡的癌，以前认为是溃疡的癌变，但是从现在的观点看，则是癌的溃疡化。

　　早期胃癌，尤其是凹陷型的病变内通常可见溃疡，但是溃疡的形态并不恒定，与良性溃疡一样，溃疡反复，表现为再发·治愈的交替出现，随病程的进展其肉眼形态也发生改变。

　　进展期胃癌其溃疡部为癌性溃疡，未见溃疡的缩小和消失。

　　本例为伴 UI–IV 溃疡的高分化型管状腺癌，浸润深度达 M。

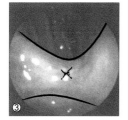

溃疡瘢痕

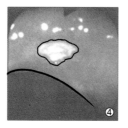

0 Ⅱc+ Ⅲ

治疗　外科手术切除

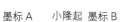

墨标 A　小隆起　墨标 B

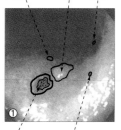

墨标 C　考虑为癌的小
　　　　出血斑

墨标 A　　　　墨标 B

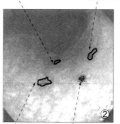

墨标 C　发育增大至
　　　　5mm 的癌

微小胃癌 [237]

minute carcinoma of the stomach

　　5mm 以下的癌定义为微小胃癌。

　　第一次活检诊断为高分化型腺癌，经过 2 年 6 个月，从点状的出血点进展为约 5mm 大的 0 Ⅱb。行内镜下切除，结果提示为高分化型腺癌，浸润深度为 M。

　　小隆起诊断为腺瘤（中度异型），活检后消失。

治疗　内镜下切除

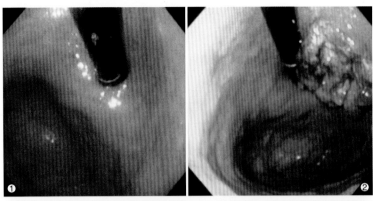

①初诊：图像为由下向上观察贲门部，从胃体上部前壁至贲门部未见明确的异常所见。

②1年10个月后：胃体上部前壁可见巨大的2型胃癌。

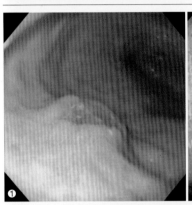
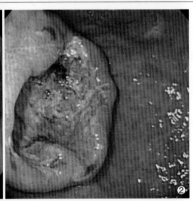

①胃窦部前壁可见黏膜缺损所致的凹陷，边缘不整，周边黏膜隆起。0 Ⅱa+ Ⅱc 型，推断为深达 sm 的病变。

②该患1年2个月后的内镜所见，基本肉眼所见没有改变，以相似的形态增大。癌性溃疡加深，环堤变高，呈典型的2型胃癌改变。本例是因其他疾病而随诊观察到的病例。

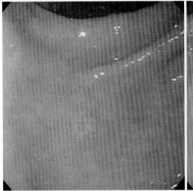
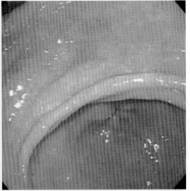

胃窦部小弯侧可见略微褪色的 0 Ⅱc 型胃癌。活检诊断为 groupV（por）。

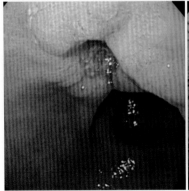
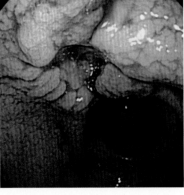

未经治疗，1年10个月后该部位的病变发展为3型胃癌。手术切除后证实，浸润深度为 SE 的低分化腺癌。

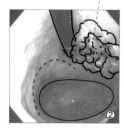

2 型胃癌

2 型胃癌 238

Type 2 gastric carcinoma

　　从 0 Ⅱb ~ 0 Ⅱc 病变，没有恶性经过，1、2 年迅速发展为 2 型胃癌者在临床上比较常见。因此为了不漏掉平坦型病变，要特别仔细观察。

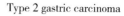

治疗 外科手术切除

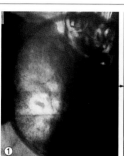 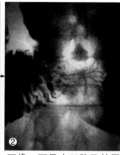 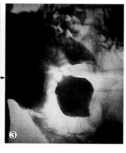

①另一病例。初次检查的加压像，可见小凹陷及其周围的隆起性病变。
②7 个月后，同一病变的隆起及凹陷更加明显，表现为 0 Ⅱa+ Ⅱc 型。
③1 年 2 个月后，发展为呈巨大火山口状的 2 型胃癌。

以相似形态进展的 2 型胃癌 239

Type 2 gastric carcinoma spreading in the analogy

　　为高分化型管状腺癌，考虑为从 0 Ⅱa+ Ⅱc 型胃癌经 1 年 2 个月后形态轮廓无明显的改变，只是明显增大。表现为 2 型胃癌的，大多数是从 0 Ⅱc 或者 0 Ⅱa 型早期胃癌以相似的形态进展而来。

治疗 外科手术切除，化学疗法

3 型胃癌 240

Type 3 gastric carcinoma

　　未分化型的胃癌，大多数从凹陷型早期胃癌发展成 3 型、4 型胃癌，有时也发展成 2 型胃癌。

胃 **❿**

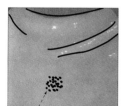

基本上平坦的褪色区域

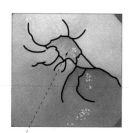

3 型胃癌

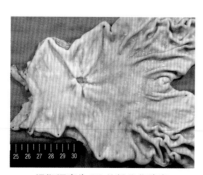

浸润深度为 SE 的低分化腺癌

治疗 外科手术切除

⑩ 有形态改变的病变

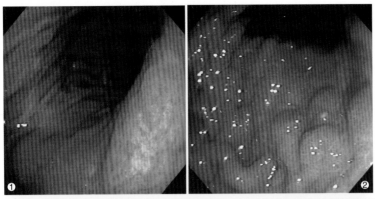

①初诊：胃体上部至中部的大弯侧可见正常黏膜和皱襞，没有明确的异常所见。

②10个月后：整个胃体部可见皱襞增粗和结节状变化，伴有胃壁的伸展不良。为4型胃癌（硬癌）。

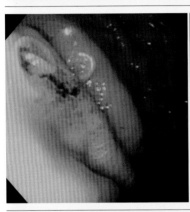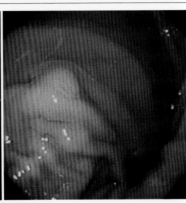

可见两个虫体钻入胃壁内，皱襞肿大。右图显示摘除刺入的虫体20日后，肿大的皱襞消肿，仅见残留的小隆起。

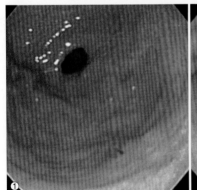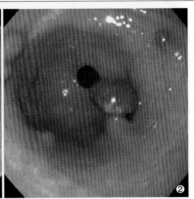

①幽门前区大弯侧可见大小约2mm的小的隆起，表面发红。

②3年后于同一部位可见大小约15mm的有蒂息肉。

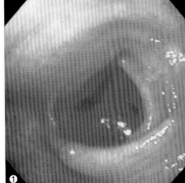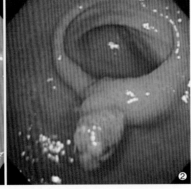

①胃窦部大弯侧皱襞上可见发红的小隆起。

②1年7个月后于相同的部位可见一约10mm的有蒂息肉。

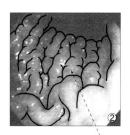

皱襞屈曲、蛇行，肿大，伸展不良

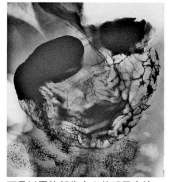

可见以胃体部为中心的明显挛缩。

4 型胃癌 [241]

Tpye 4 gastric carcinoma

认为革囊胃型胃癌（硬癌）的原发灶为胃体部无皱襞集中的 0 Ⅱ c 型。临床上诊断有困难，不能早期发现。由于很快就会进展到 4 型胃癌，所以对同一部位要进行仔细观察。

治疗 化学疗法

异尖线虫

肿大的皱襞消肿

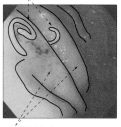

肿大的皱襞

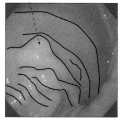

胃异尖线虫症 [242]

anisakiasis of the stomach

摄食青花鱼等海鱼数小时后，以剧烈的心前区疼痛而发病。急诊内镜检查迅速取出虫体可以改善症状。有时虫体不止一条，应引起注意。

治疗 内镜下取出虫体

小息肉

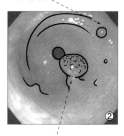

有蒂的息肉

胃增生性息肉 [243]

hyperplastic polyp of the stomach

在胃的增生性息肉中，有的逐渐增大，有的维持不变，有的缩小。有时仅凭第一次的图像难以判定，因此最好每年复查一次。

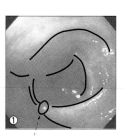

发红的小隆起

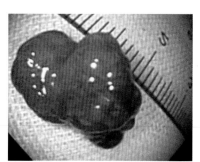

息肉切除术后，大小为 12mm×9mm×7mm，组织学检查为增生性息肉。

治疗 10mm 以下者随诊观察，10mm 以上者行息肉切除术

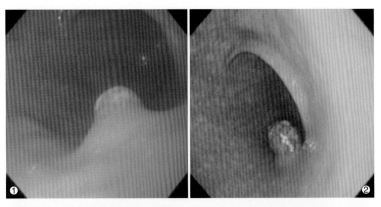

①胃角后壁可见小息肉。
②11个月后息肉逐渐增大。

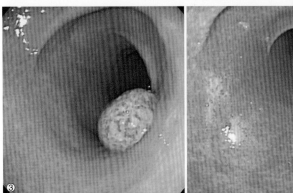

③21个月后检查发现息肉明显变大。
④34个月后息肉完全消失。考虑为坏死、脱落了。

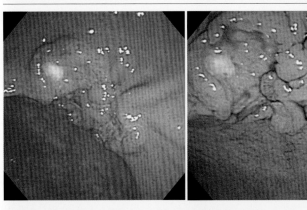

胃体下段后壁见两处形态类似圆形的浅凹陷，似相连。凹陷的周边略隆起，被覆正常的黏膜，活检结果诊断疑为恶性淋巴瘤。

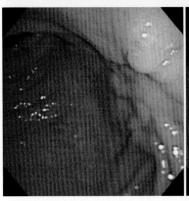

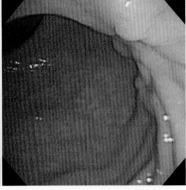

3周后内镜检查，皱襞集中更加明显，第一次检查所见的凹陷变为一个，似被黏膜覆盖。

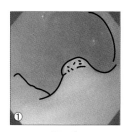

第一次

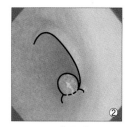

11 个月后

胃增生性息肉 244
（增大·消失）

hyperplastic polyp of the stomach

在胃的增生性息肉中，有的逐渐增大，有的维持不变，有的缩小。有时仅凭第一次的图像难以判定，因此最好每年复查一次。

H.pylori 阳性者比较多见，除菌治疗后，有时息肉缩小·消失。

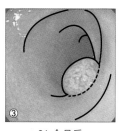

21 个月后

治疗 10mm 以下者随诊观察，10mm 以上或者有出血等症状者，可行息肉切除术

反应性淋巴样增生 245

reactive lymphoreticular hyperplasia；RLH

在黏膜层、黏膜下层，伴有胚胎中心的淋巴细胞局限性或者弥漫性增生的一种疾病。MALT 淋巴瘤的概念提出后，目前认为本病的大多数属于 MALT 淋巴瘤。

胃 ⑩

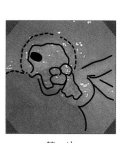

第一次

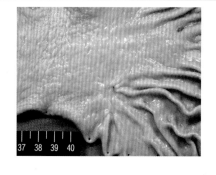

U I - II 溃疡的瘢痕

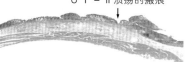

6 周后切除，病变看似良性溃疡，病理检查结果仅提示 U I - II 溃疡的瘢痕。*H.pylori* 阳性，未行除菌治疗，考虑为溃疡引起的反应性改变。

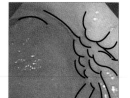

3 周后

治疗 药物疗法

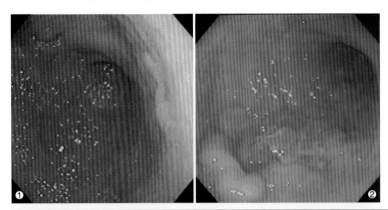

初诊时内镜检查（①），从胃体下段至幽门环可见多发的糜烂，黏膜水肿，发红。8 个月后（②）的内镜图像，于胃体部可见伴有凹陷的肿瘤像。

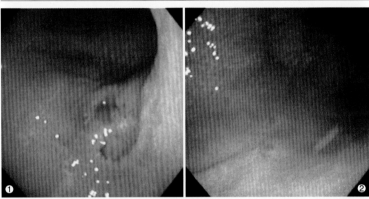

①初诊：胃角部后壁可见不规整的盘状凹陷及周边的黏膜下肿瘤样隆起。仔细检查时发现有缩小倾向，因此随诊观察。

②5 个月后：虽然未经治疗，但是同一部位变为稍稍发红的小溃疡瘢痕。

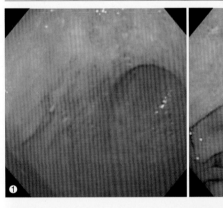
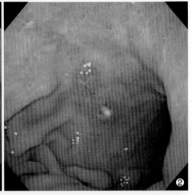

①为除菌前，②为除菌后 1 个月，③为除菌后 3 个月，④为除菌 10 个月后的内镜所见。除菌前可见多发的糜烂，局部伴有界限不清的发红，以胃体下部小弯偏前壁为中心。活检诊断为 *H.pylori* 阳性的 MALT 淋巴瘤，除菌后糜烂变得更加明显，周围发红的部分更加明了，但是整体看来病变趋于好转。其后，糜烂消失，发红消退，可见褪色的萎缩性黏膜。

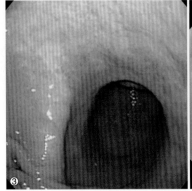
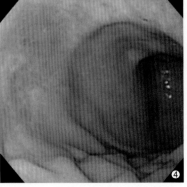

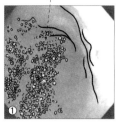

多发糜烂样改变

胃恶性淋巴瘤 [246]

malignant lymphoma of the stomach

有时内镜表现为颗粒·结节状黏膜，或者多发的糜烂·溃疡为主的浅表型，在其随诊观察的过程中，出现肿块（隆起），而诊断为恶性淋巴瘤。

本例为术后病理组织学诊断为高度恶性的 B 细胞性大细胞性恶性淋巴瘤，浸润深度达 SM，无淋巴结转移。

治疗 外科手术切除

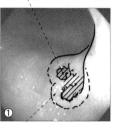

形状不规则的盘状凹陷

黏膜下肿瘤样隆起

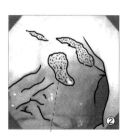

另一病例，活检诊断为恶性淋巴瘤，手术切除，仅见溃疡瘢痕，未见肿瘤细胞。

胃恶性淋巴瘤自然 [247] 消失的病例

spontaneous remission of the malignant lymphoma of the stomach

胃恶性淋巴瘤因为细胞成分丰富，故易受胃液的影响而脱落。

本例未给予除菌疗法及抗溃疡药物治疗。

治疗 临床观察

胃 MALT 淋巴瘤 [248]

mucosa-associated lymphoid tissue lymphoma of the stomach

有报道，恶性淋巴瘤中表现为浅表型的没有转移的 MALT 淋巴瘤（mucosa-associated lymphoid tissue lymphoma）在 *H.pylori* 除菌后病变消失。

为判定 *H.pylori* 除菌疗法的疗效，内镜下的密切随诊观察非常重要。

有时在短暂消失之后可能复发，应该引起注意，目前认为 70% ~ 80% 可已通过除菌治疗而缓解。

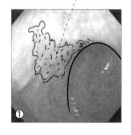

多发的糜烂、发红

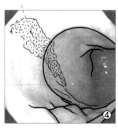

局限的发红、糜烂

残存较浅的发红区域

几乎平坦，略发红

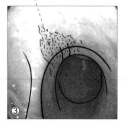

治疗 *H.pylori* 除菌

⓫ 呈特殊形态的病变

从所见到诊断

①目前认为，对于观察胃的变形，使用钡剂和泛影葡胺的 X 线造影检查要优于内镜检查。因为 X 线检查更易了解胃的整体及其与周围脏器的关系。因此认为首先应该进行 X 线检查，在完全了解 X 线检查结果的基础上，再进行内镜检查，则更有利于诊断。

②下面提到的胃的明显变形，包括胃硬癌、线状溃疡、粘连、胃、小肠、大肠瘘等，均具有特殊的 X 线表现，对比 X 线所见和内镜所见，更加容易理解。

③导致胃变形的机制多种多样，有的因为癌和溃疡的纤维化（胃硬癌、线状溃疡、对吻溃疡），有的因为与周围脏器粘连而影响胃的蠕动（粘连），有的因为胃外脏器的压迫而导致变形，也有的因为其他的原因（瘘孔）等。

④下面列出了导致胃呈现特殊形态的代表性疾病。除①为胃癌外，基本上均为良性疾病。像⑤那样在胃癌和结肠癌时出现瘘孔是极少的情况。

导致特殊形态的病变

① 4 型胃癌（Type 4 gastric carcinoma ）249

② 线状溃疡（linear ulcers）250

③ 对吻溃疡（kissing ulcer）251

④ 粘连（adhesion）252

⑤ 胃·小肠·大肠瘘（gastro-jejuno-colic fistula）253

⑥ 腐蚀性胃炎的瘢痕期（healing stage of corrosive gastritis）254

⑦ 胃憩室（gastric diverticulum）255

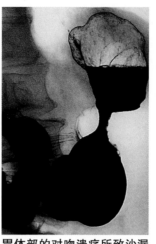

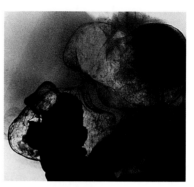

沙漏胃（双重造影）

胃体部的对吻溃疡所致沙漏胃（hourglass appearance）（充盈像）

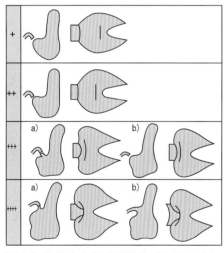

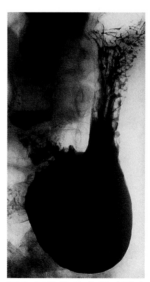

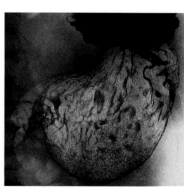

胃角部线状溃疡所致胃变形的 X 线像（双重造影像）
胃角可见线状的龛影。

胃角部线状溃疡所致胃的变形与胃手术切除后的大体标本肉眼所见对比的熊仓分类
当线状溃疡较长时胃窦部的小弯明显短缩，胃角与幽门似乎相邻接。对通过内镜了解胃的变形有重要意义。

胃角部线状溃疡所致胃变形的 X 线像（立位充盈像）
胃角开大而胃窦部小弯缩短。根据熊仓分类（左图），变形程度为（++）。

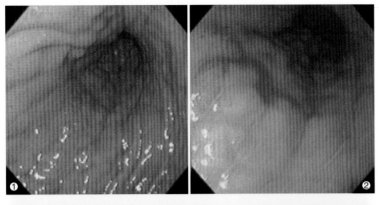

①、②胃体部膨胀不良，大弯皱襞挛缩、肿大、变直。

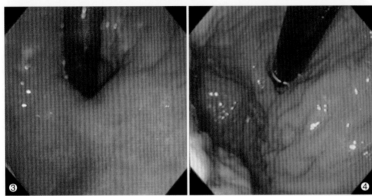

③、④胃底穹隆部扩张良好，小弯侧的浸润累及贲门。

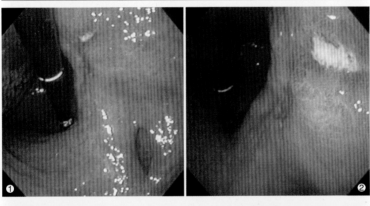

胃窦部小弯明显缩短，呈囊状，幽门环与胃角十分接近。胃角可见线状溃疡瘢痕，后壁见开放性的溃疡复发（①、②）。

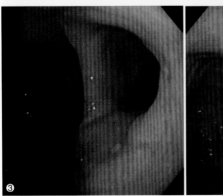
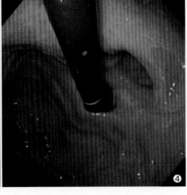

贲门下方小弯侧可见线状溃疡瘢痕，局部可见白苔，其下即见十二指肠内腔。

翻转观察，于贲门下方即见十二指肠入口，胃体至胃窦部小弯侧明显短缩。

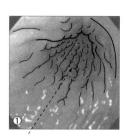

皱襞的肿大，似埋入胃壁

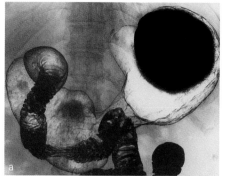

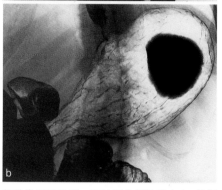

仰卧位双重造影，可见胃体部缩窄 (a)，前倾位见胃体部的皱襞肿大和直线化 (b)。

4 型胃癌 [249]

Type 4 gastric carcinoma

在胃癌的各种类型中，4 型胃癌（胃硬癌）引起胃的明显变形。

其 X 线·内镜所见有管腔狭窄·扩张不良、大弯皱襞肿大·变直·僵硬等。

本例施行开腹手术切除，结果为 H0、P0、S_2、N0，病理组织所见为 poorly differentiated adenocarcinoma, se, ly1, v0, n+ (N0, 1, 2, 3, 4s, 4d, 6, 7)。

治疗 外科手术切除或者化学疗法

胃角后壁复发的溃疡和
线状溃疡瘢痕

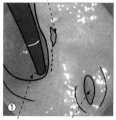

线状溃疡瘢痕
近胃角的幽门环

十二指肠入口

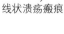

线状溃疡瘢痕

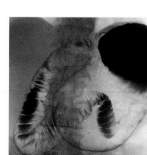

胃窦部小弯明显缩短，幽门环被拉至与胃角紧邻的位置。

贲门至胃窦整个小弯侧明显短缩，导致变形。

胃的线状溃疡 [250]

liner ucler of the stomach

胃溃疡中能够引起胃的特殊变形的有线状溃疡，好发于胃角小弯。

其引起的胃的变形表现为胃窦部小弯的短缩（囊状胃）。

导致食物排出障碍，反复呕吐。

治疗 药物疗法。有囊状胃变形者施行外科手术切除

⑪ 呈特殊形态的病变

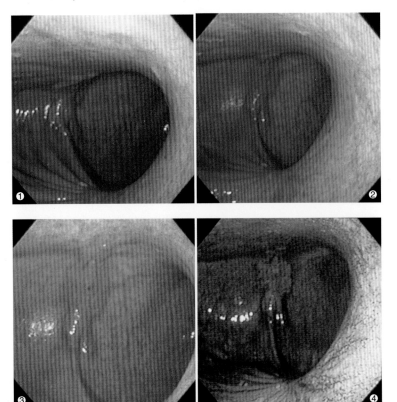

可见胃体下段前壁 0 Ⅱa+ Ⅱc 型早期胃癌和胃体下段后壁的胃溃疡瘢痕。前者病灶内伴溃疡瘢痕，与后壁的溃疡瘢痕处于前后壁对吻的位置。因此溃疡瘢痕间产生挛缩，胃体下段大弯出现缩窄。逐渐增加充气量，这种变化更加明确。

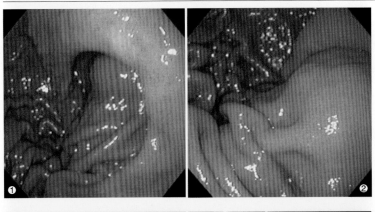

①、②的病例为 78 岁的女性。既往史：8 年前因结肠癌行横结肠部分切除术，第二年因盲肠癌切除右半结肠。

胃角部大弯侧可见黏膜明显膨隆。但是其黏膜面平滑，未见上皮的病变。

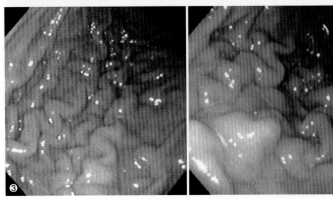

③、④的病例为 68 岁的男性，横结肠切除术后第 3 年。胃体下段大弯侧皱襞明显屈曲，充气后亦不能伸展。皱襞表面正常，未见硬癌样不规整的糜烂以及皱襞肿大。

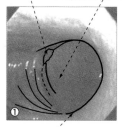

伴有 0 IIa+ IIc 的皱襞集中
大弯的缩窄、牵拉

后壁的溃疡瘢痕

胃的对吻溃疡
（对称性溃疡）

kissing ulcer（symmetrically-located ulcers）of the stomach

　　前后壁对称性的对吻溃疡引起胃变形时，胃壁受前后牵拉，引起小弯或大弯的缩窄。

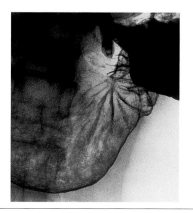

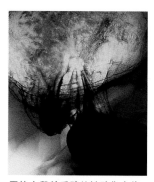

胃体中段前后壁的皱襞集中像。

治疗 药物疗法

胃
⓫

粘连

adhesion

　　粘连引起的胃变形的主要原因有胆石症术后的胃窦部的变形，以及横结肠切除术后的胃的变形等。

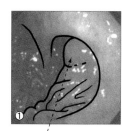

表面平滑的黏膜膨隆

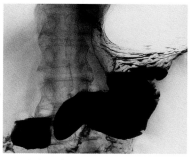

直立位充盈像，见胃角至胃窦的屈曲变形以及胃角大弯线的僵硬。

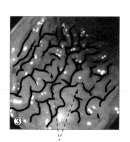

伸展不良的皱襞

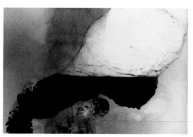

以胃体下段大弯为中心的明显的伸展不良和僵硬像。

治疗 临床观察。如果出现肠梗阻则行外科手术切除

⑪ 呈特殊形态的病变

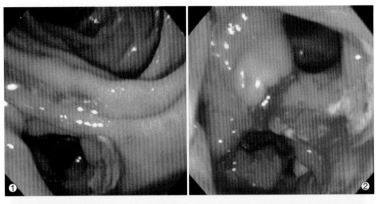

①、②于十二指肠降部可见瘘孔。将内镜插入瘘孔处可见溃疡，其前方可见回肠的管腔和横结肠的管腔。

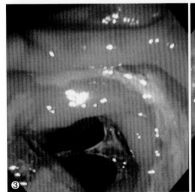
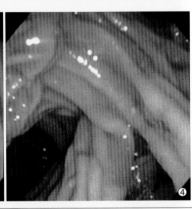

③、④瘘孔处可见环形的溃疡。

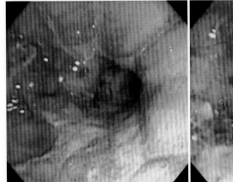
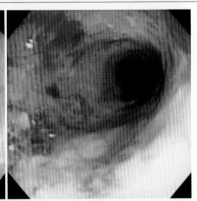

服强酸 1 个月后。于胃窦部见环周的糜烂和浅溃疡。

充气后扩张不良，瘢痕导致明显狭窄，呈铅管状。

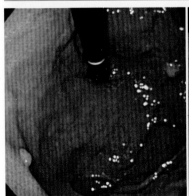
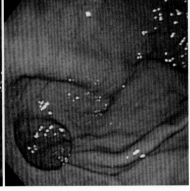

胃底部见憩室，边缘平滑，与开放性溃疡和癌的所见完全不同。

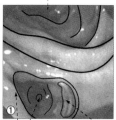

十二指肠降部

①

瘘孔

回肠　　　　溃疡

胃·小肠·结肠瘘 [253]

gastro-jejuno-colic fistula

　　Crohn 病、单纯性溃疡等小肠和大肠的炎症性病变所形成的瘘道。

　　大多数出现于小肠·小肠、大肠·小肠之间，胃·小肠·结肠瘘比较少见。

　　这里给出的是十二指肠·小肠（duodeno-ileo fistula）瘘的例子。

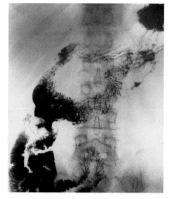

胃肠造影见钡剂从十二指肠降部突然直接进入到小肠（回肠），证实瘘道形成。本例为结肠的单纯性溃疡，虽施行了右半结肠切除术，但是吻合处回肠侧又形成溃疡，在该位置与十二指肠形成瘘。

治疗　药物疗法。瘘道引起短肠综合征时，应行外科手术切除

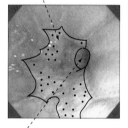

环周性的糜烂

内腔狭小

腐蚀性胃炎的瘢痕期 [254]

healing stage of the corrosive gastritis

　　腐蚀性胃炎，因强酸或者强碱对于黏膜及黏膜下层的损害范围非常广，在其愈和过程中，导致黏膜下层出现明显的纤维化。因此可见胃壁僵硬，呈环周性，大多数会出现食物的排空障碍。

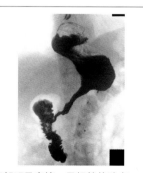

胃窦部明显挛缩，呈铅管状狭窄。

治疗　外科手术切除

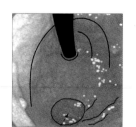

胃底穹隆部的憩室

胃憩室 [255]

gastric diverticulum

　　胃憩室表现为管腔呈洞穴状突出于胃壁外。好发于胃贲门部、胃底。

　　憩室壁平滑，被覆正常的黏膜。

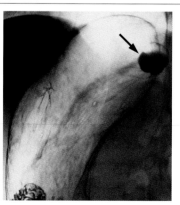

于穹隆部大弯侧见钡剂存留（箭头所示）。

治疗　临床随诊观察

从所见到诊断

凹陷型

A. 伴有皱襞集中的 0 Ⅱc 型、0 Ⅱc+ Ⅲ 型

① 皱襞集中提示为 UⅠ-Ⅱ 以上（早期癌的大多数为 UⅠ-Ⅱ）的溃疡所致的组织学改变。

② 溃疡越深，或者 SM 层的炎症及纤维化的程度越强，胃壁表现为增厚以及变形，导致其浸润深度的判断可能会过深。如果组织学的改变与癌的浸润深度不一致，则该型的深度判定更加困难。

③ 当活动性溃疡比较大时，明显水肿，即使是早期癌，也有可能被看成是进展期癌，无法进行浸润深度的诊断。当活动性溃疡比较小的时候或者呈现瘢痕的状态时，通过充气使胃壁充分伸展开，根据皱襞前端的改变进行判断。

④ 皱襞的所见

a) 先端变细（分化型比较多见）、蚕食和中断（未分化型比较多见）提示为 M，变粗、融合提示为 SM 或者更深。

b) 皱襞集中越明显，溃疡性变化越深，而且集中的皱襞越多，提示反复的恶性循环，可以诊断为癌浸润至 SM 或者更深。

B. 不伴皱襞集中的 0 Ⅱc 型

① 2cm 以下的病变，大多数呈浅凹陷，凹陷的底部有轻度的凹凸改变，诊断为 M 癌。尤其是分化型位于胃角至胃窦部者，凹陷的周围伴有隆起性改变，凹陷看起来就比较深，如果充气后隆起性改变伸展开，就可以诊断为 M 癌。

② 2cm 以上的病变，深的凹陷或者凹陷的底部无结构、均一以及局部伴有粗大的结节状隆起，均诊断为 SM 癌。

③ 凹陷的边缘部分呈现黏膜下肿瘤样隆起或者整个凹陷性病变呈现台状隆起，则无论病变大小，均可以诊断为浸润深度达 SM 以下。

隆起型

A. 0 Ⅰ 型（息肉样）

① 2cm 以下的，均诊断为 M 癌。

② 2cm 以上的，无论是有蒂的还是无蒂的，只要呈息肉样，而且胃壁未见僵硬，就可以诊断为 M 癌。隆起表面的凹凸以及发红等改变，不影响浸润深度。

③ 无蒂者，如果基底部的缩窄消失而整体呈半球形、表面结节状或者局部形成溃疡或凹陷，考虑为 SM 浸润。

B. 0 Ⅱa 型（盘状隆起）

① 2cm 以下的，均诊断为 M 癌。

② 2cm 以上的，高度较低而呈扁平的隆起者，诊断为 M 癌。

③ 然而，如果病变的局部呈结节状隆起或者凹陷，考虑为 SM 浸润。

④ 即使超过 5cm 的浅表扩大型（包括Ⅱa 集簇型），大多数也是 M 癌，因为判断局部是否存在 SM 浸润比较困难，所以目前认为浅表扩大型不是内镜下切除的绝对适应证。

C. 0 Ⅱa+ Ⅱc 型（隆起 + 凹陷型）

① 该型 SM 浸润率高，其大小即使在 1cm 左右，也有 SM 浸润的病例。

② 如果增加充气量，隆起的部分伸展开，比较柔软，则可以诊断为 M 癌。

③ 如果凹陷的部分范围比较大而且深，即使增加充气量，隆起的部分仍然无法伸展开、形态无明显变化者，或者呈黏膜下肿瘤样隆起者，可以诊断为 SM 癌。

皱襞前端的所见

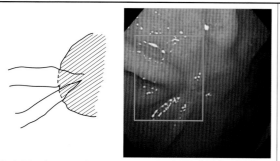

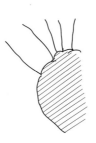

先端变细（tapering）
皱襞在癌浸润部分突然变细。

中断（abrupt interruption）
皱襞在癌浸润部分突然中断。

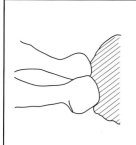

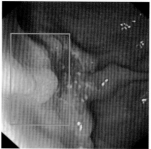

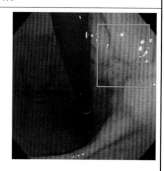

杵状肥大（clubbing）
似乎向黏膜下层钻入的样子浸润，导致隆起。

融合（fusion）
进一步侵袭至全周，并向深部浸润，导致呈环堤状隆起。

胃
⑫

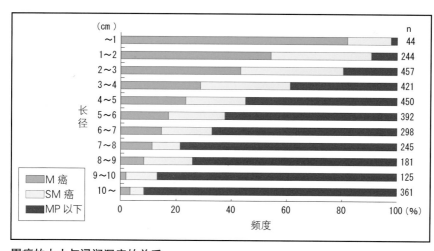

胃癌的大小与浸润深度的关系

285

M

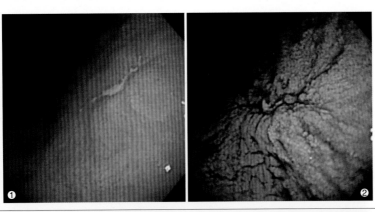

胃体中段后壁可见一凹陷性病变，不规整，皱襞集中。喷洒色素后见集中的皱襞先端呈蚕食样。皱襞的改变较轻，浸润深度诊断为 M，活检诊断为 tub1。

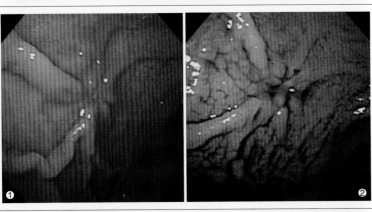

胃体中段前壁可见一凹陷性病变，不规整，皱襞集中。喷洒色素后见集中的皱襞先端变细、中断。皱襞的先端变细、中断，浸润深度诊断为 M，活检诊断为 tub2。

SM

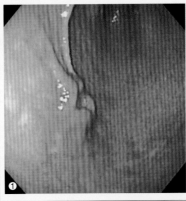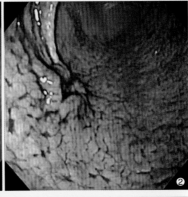

胃窦部前壁可见一凹陷性病变，不规整，伴皱襞集中，凹陷的周边隆起。喷洒色素后见集中的皱襞先端粗大，浸润深度诊断为 SM，活检诊断为 tub2。

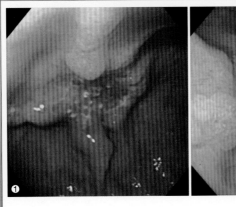

胃窦部前壁可见一深凹陷性病变，不规整，伴皱襞集中，凹陷的周边隆起。集中的皱襞先端粗大，浸润深度诊断为 SM，活检诊断为 tub2。

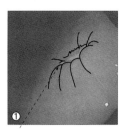

蚕食的皱襞

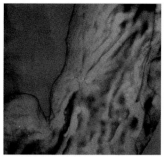

皱襞先端的蚕食像。

皱襞蚕食像

分化型者，皱襞先端改变的界限不明显（另一病例）。

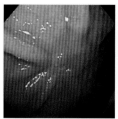
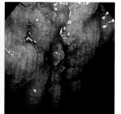

皱襞中断

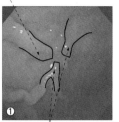

皱襞先端变细

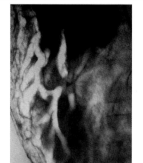

皱襞先端变细、中断像。

皱襞先端变细

皱襞先端的改变在喷洒靛胭脂后更加清晰（参考病例）。

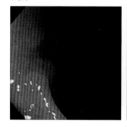
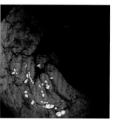

皱襞粗大

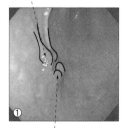

黏膜下肿瘤样隆起

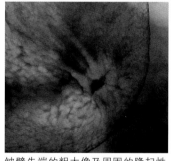

皱襞先端的粗大像及周围的隆起性改变。

皱襞先端粗大

0 Ⅱc，15mm，tub2，SM$_2$，ly（+），v（+），n（–）

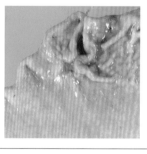

皱襞粗大

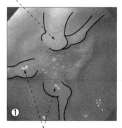

皱襞粗大

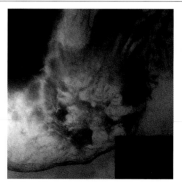

集中的皱襞先端粗大像

皱襞先端粗大

0 Ⅱc，25mm，tub2，SM$_2$，ly（+），v（+），n（+）

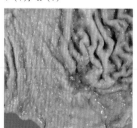

⑫ 胃癌浸润深度的诊断 （1）凹陷型：皱襞集中（+）；未分化型

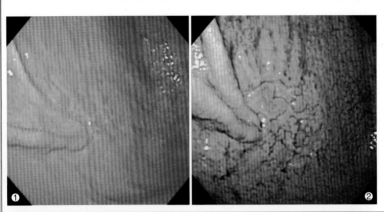

胃体下段前壁可见一浅凹陷性病变，不规整，皱襞集中。喷洒色素后见集中的皱襞先端变细。浸润深度诊断为 M，活检诊断为 sig。

切除标本诊断为 M。

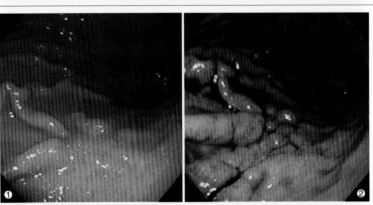

胃体中段后壁可见一凹陷性病变，不规整，皱襞集中。喷洒色素后见集中的皱襞先端变细、中断。浸润深度诊断为 M，活检诊断为 por2。

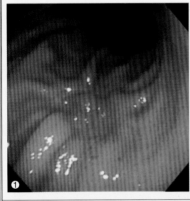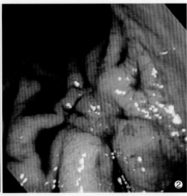

胃体中段后壁可见一深凹陷性病变，不规整，皱襞集中。喷洒色素后见集中的皱襞先端中断、融合，凹陷的底部呈不规整的结节状。

浸润深度诊断为 SM，活检诊断为 por2。

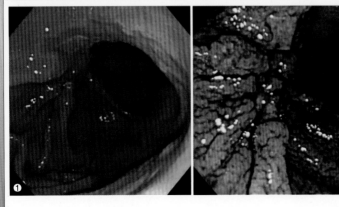

胃角前壁可见一深凹陷性病变，不规整，皱襞集中。凹陷的周围可见隆起性改变。集中的皱襞先端粗大、融合，凹陷的底部呈不规整、粗大的结节状。

浸润深度诊断为 SM 至 MP，活检诊断为 sig。

M

SM

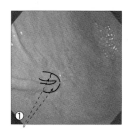

皱襞先端变细

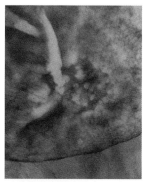

皱襞先端变细像。

皱襞变细

变细的皱襞于凹陷面处逐渐变得不明显，直至终止。一般不延续至中心部分（另一病例）。

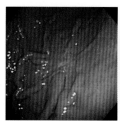 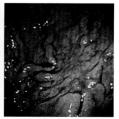

皱襞先端变细

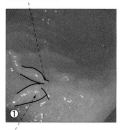

皱襞先端变细

皱襞中断

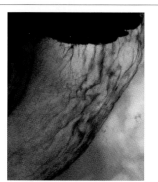

皱襞先端变细、中断像。

皱襞先端变细

0 Ⅱc，30mm×15mm，por2，M，ly (−)，v (−)，n (−)

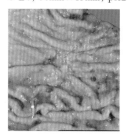

皱襞融合

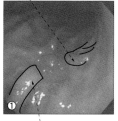

皱襞中断

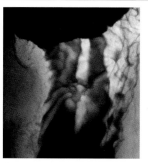

集中的皱襞先端的中断像及凹陷底部的结节状改变。

皱襞中断

0 Ⅱc，18mm×18mm，por2，SM$_2$，ly (+)，v (−)，n (−)

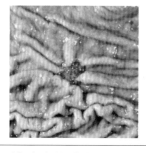

融合

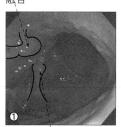

皱襞粗大

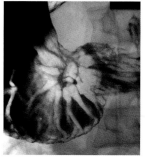

皱襞先端杵状肿大及凹陷底部粗大的结节状改变。

皱襞杵状肿大

0 Ⅱc，55mm×35mm，sig，SM$_2$，ly (−)，v (−)，n (−)

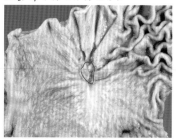

胃 ⑫

M

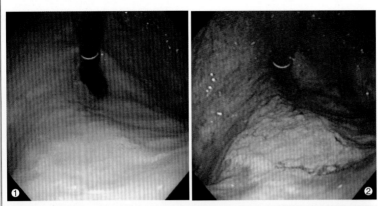

贲门下方后壁见一处发红，仅约35mm大小。

喷洒色素后明显可见浅的凹陷性病变，凹陷的边界不清晰。

浸润深度诊断为M，活检诊断为tub1。

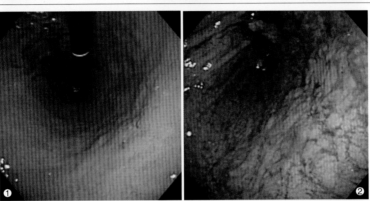

胃体下段小弯侧可见一凹陷性病变，不规整，发红。

喷洒色素后观察，凹陷比较浅，胃壁略僵硬，因此浸润深度的诊断比较困难，M或者SM，活检诊断为tub1。

外科手术后，切除标本为Ⅱc，25mm×25mm，M。

SM

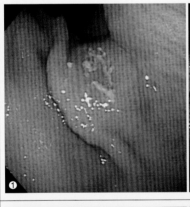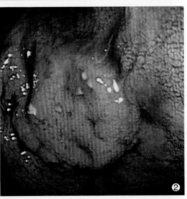

贲门下方小弯侧见一处发红的凹陷性病变，不规整，病变整体呈台状隆起。

喷洒色素后观察，凹陷比较浅，边缘呈黏膜下肿瘤样改变。浸润深度诊断为SM，活检诊断为tub1。

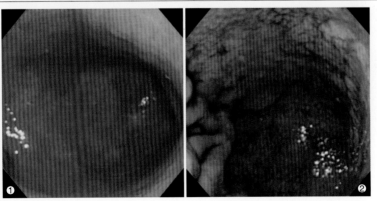

胃体下段前壁可见一处黏膜发红，约35mm。

喷洒色素后观察，中央部分的胃小区结构消失，凹凸不平，类似Ⅱb样病变界限清晰。

活检诊断为tub1。

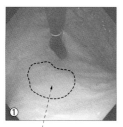

浅发红面

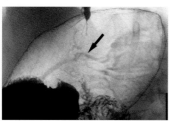

贲门下方后壁黏膜凹凸不整像。

浅凹陷及凹陷面的凹凸改变

发红的浅凹陷。凹陷面可见凹凸改变，类似胃小凹结构（另一病例）。

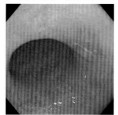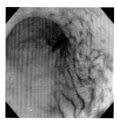

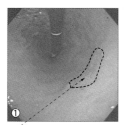

凹凸不平的发红面

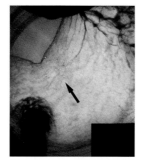

不规整的浅凹陷性病变及轻度集中的皱襞像。

发红且不规整的浅凹陷

明显发红的浅凹陷。界限清晰，凹陷面平滑（另一病例）。

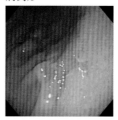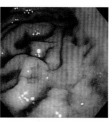

发红的凹陷

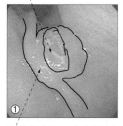

台状的黏膜下肿瘤样隆起

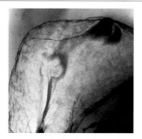

可见一不规整的隆起，中央仅见少许的凹凸改变，隆起呈黏膜下肿瘤样。

凹陷周围的黏膜下肿瘤样改变

0 Ⅱa+Ⅱc，15mm，tub1，SM3，ly (−)，v (−)，n (−)

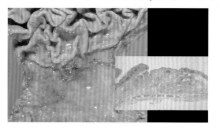

明显发红的凹陷面

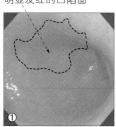

俯卧位的加压像。钡剂存留于凹陷内部，呈小结节状的透亮像。

凹陷内的局部凹凸改变

0 Ⅱc，50mm，tub2，SM_3，ly (+)，v (+)，n (−)

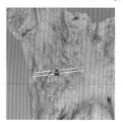

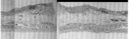

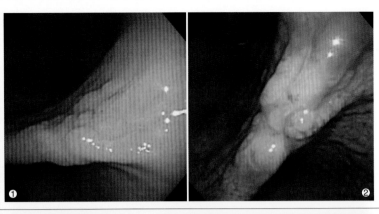

胃角后壁见一处凹陷，黏膜褪色，仅见轻微的凹凸改变。

喷洒色素后观察，虽然凹凸改变明显可见，但是仅是轻度。

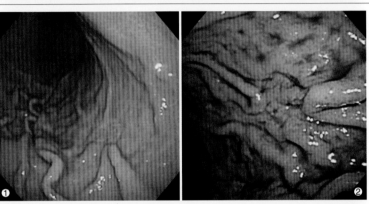

胃体中段后壁可见一凹陷性病变，褪色，界限清楚。虽然可以观察到皱襞中断，但是未见皱襞集中，与病变无关。

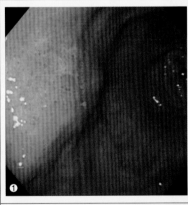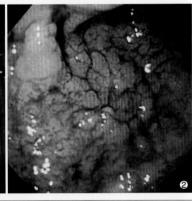

①胃窦部前壁可见一处不规整的凹陷，凹陷整体呈台状隆起。

②喷洒色素后观察，凹陷面凹凸不整，未见岛状的隆起，而呈小结节状。未见集中的皱襞。

浸润深度诊断为 SM，活检诊断为 por2。

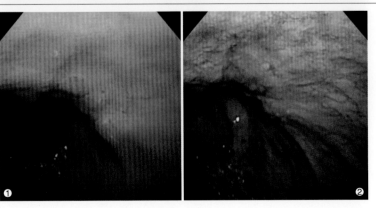

胃体中段后壁见一处褪色的深凹陷性病变，不规整。

喷洒色素后观察，凹陷面的结构消失，从大弯侧局部可见集中的皱襞，该处可见小隆起。浸润深度诊断为 SM，活检诊断为 sig。

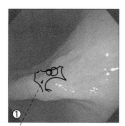

不规整的凹陷

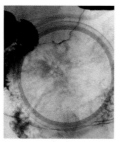

淡的钡剂残留及明显的颗粒状改变。

褐色的凹陷和岛状隆起

残存的正常黏膜呈岛状隆起，可以诊断为 M。与大小无关 (参考病例)。

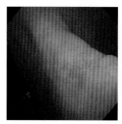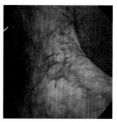

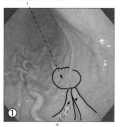

呈褐色的凹陷

皱襞中断

界限清晰、褐色的浅凹陷

0 Ⅱc, 30mm × 15mm, por2, M, ly (−), v (−), n (−)

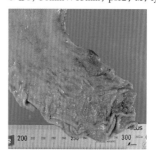

凹陷内大小不等的结节

凹陷内的结构均一或者凹凸不整，疑有 SM 浸润 (参考病例)。

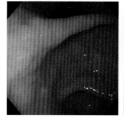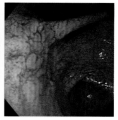

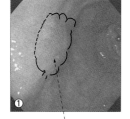

整体呈台状隆起

界限清晰的深凹陷

0 Ⅱc, 25mm × 20mm, sig, SM₂, ly (+), v (+), n (−)

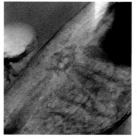

界限清晰的凹陷性病变，较多钡剂残留，凹陷面内可见小隆起。

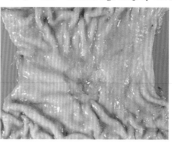

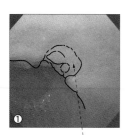

高低明显的深凹陷

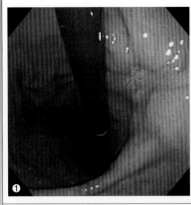
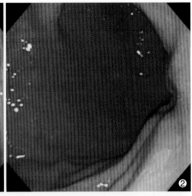

胃体下段后壁见一处深凹陷性病变。集中的皱襞明显融合，呈环堤状隆起。

从侧面观察，凹陷较深，而且该处胃壁明显僵硬变形。

浸润深度诊断为 MP 以下，活检诊断为 tub2。

皱襞集中（+）

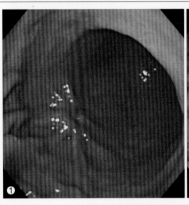
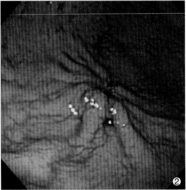

窦体交界大弯侧可见一小的凹陷性病变，集中的皱襞明显增粗、融合。

喷洒色素后观察，凹陷的周围增厚、隆起，整体呈台状隆起。

如果观察到黏膜下比较厚，则诊断为 MP 以下。活检诊断为 tub2。

皱襞集中（-）

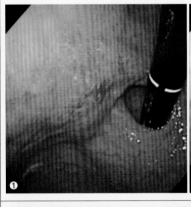
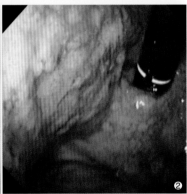

贲门下方后壁可见一处黏膜发红，浅的凹陷性改变整体呈台状隆起，胃壁看起来比较厚。

喷洒色素后观察，凹陷的发红面约 30mm，未见皱襞集中。如果凹陷性改变呈台状隆起，并伴有胃壁增厚，诊断为 MP 以下。活检诊断为 tub2。

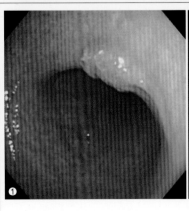
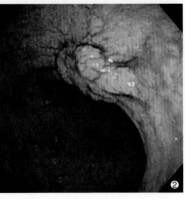

胃角部可见一凹陷性病变，凹陷整体呈台状隆起。

喷洒色素后观察，边缘处呈黏膜下肿瘤样隆起，口侧可见桥形皱襞。

如果凹陷性病变处胃壁明显增厚，诊断为 MP 以下。活检诊断为 sig。

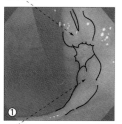

皱襞融合

环堤状隆起

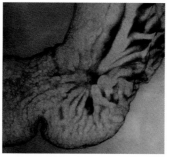

深的凹陷及集中的皱襞先端明显粗大、融合。

皱襞先端粗大、融合

2 型，25mm×30mm，tub2，SS，ly（+），v（+），n（+）

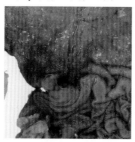

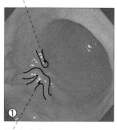

粗大

皱襞融合

病变整体呈台状隆起

Ⅱc like advanced，por2，20mm×20mm，SE，ly（+），v（+），n（+）

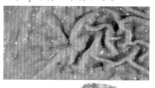

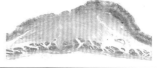

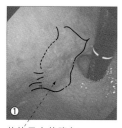

整体呈台状隆起

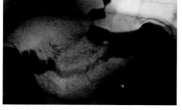

在钡剂流出的过程中拍摄的病变处照片。提示病变整体呈台状隆起样改变。

伴有胃壁增厚的凹陷

Ⅱc like advanced，40mm×35mm，tub2，SE，ly（+），v（+），n（-）

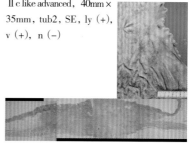

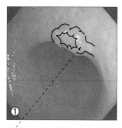

黏膜下肿瘤样隆起

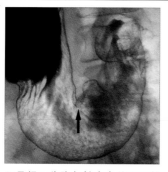

可见提示为隆起性病变的双重轮廓。

黏膜下肿瘤样改变

2 型，15mm×10mm，tub1，MP，ly（+），v（+），n（-）

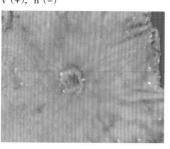

胃 ⑫

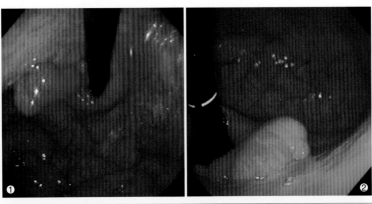

贲门下方后壁见一 15mm 大小的息肉样隆起。

隆起局部缩窄，可见明显的隆起性改变。然而，判定是否伴有胃壁的变形比较困难。浸润深度诊断为 M。活检诊断为 tub1。

M

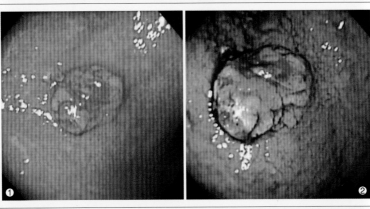

胃体中段前壁可见一处边界清楚的隆起性病变，呈息肉状。隆起的表面可见凹凸，局部易出血。

喷洒色素后观察，所见与上述所见一致，无蒂。

因为隆起的表面可见凹凸改变，浸润深度诊断为 SM，手术后诊断为 M。活检诊断为 tub2。

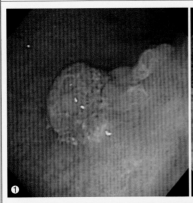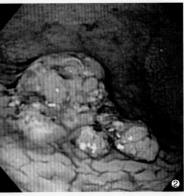

胃体中段大弯侧可见不规则的隆起性病变，凹凸不均匀，隆起的局部破溃，附着白苔。

喷洒色素后观察，呈不均匀的结节状，边界清晰明了。

即使是 Ⅰ 型的隆起，如果表面伴有凹陷，则诊断为 SM。活检诊断为 pap。

SM

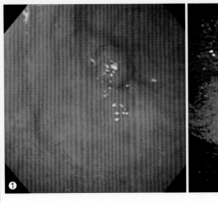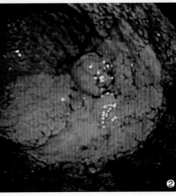

胃窦部中段大弯侧可见大小为 10mm 的隆起，隆起的周围可见范围比较广泛的褪色黏膜，隆起的基底部有轻度的牵拉感。

喷洒色素后观察，于隆起的周围清晰可见范围为 50mm 的 Ⅱc 病变。隆起性病变伴有 Ⅱc 的凹陷性病变，则诊断考虑有深部浸润。

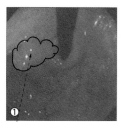

局部有缩窄的息肉状隆起

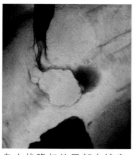

息肉状隆起的局部有缩窄，隆起明显，表面有轻度的凹凸改变。

息肉状隆起

像本例这样，如果缩窄不明显，或者底部比较宽、呈半球形，则为 SM 癌（另一病例）。

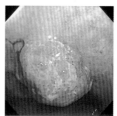
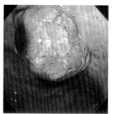

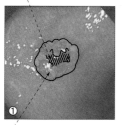

表面的局部可见凹凸改变

息肉状隆起

于界限清晰的隆起性病变的边缘未见胃壁的僵硬变形。

息肉状隆起

0 Ⅱa，19mm × 14mm，tub1，M，ly (−)，v (−)，n (−)

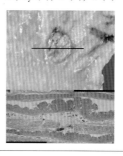

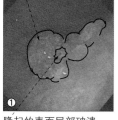

隆起的表面有凹凸改变

隆起的表面局部破溃

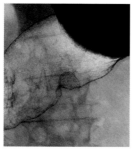

可见不规整的隆起性病变，侧面像可见硬化变形。

胃壁僵硬

0 Ⅰ型，35mm × 20mm，pap，SM₂，ly (+)，v (+)，n (−)

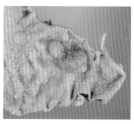

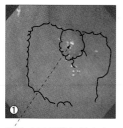

凹陷内可见隆起性改变

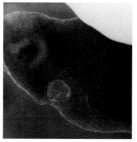

隆起的底部胃壁明显变形，怀疑局部有 SM 以下的浸润。

凹陷伴有隆起性改变的混合型

0 Ⅰ + Ⅱc like advanced，65mm × 30mm，tub1 ～ 2，MP，ly (+)，v (+)，n (+)

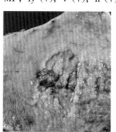

Ⅱa M

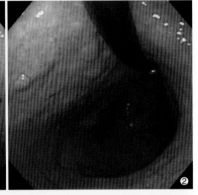

胃体下段小弯侧可见大小为 40mm 的隆起性病变，为轻度褪色的扁平隆起。

喷洒色素后观察，明显可见一盘状隆起。

扁平隆起即使很大，其浸润深度也考虑为 M。活检诊断为 tub1。

Ⅱa SM 以下

胃角部可见 Ⅱa 样的隆起，其周围可见呈小结节状的隆起性改变，范围比较广泛。

翻转像观察凹凸的改变延伸至胃体部大弯，考虑为浅表扩散型，边界不明显。Ⅱa 型浅表扩散型的大多数为 M，但是因其范围不易确定，而局部又可能存在 SM 浸润，且浸润的部位不易确定，故属于外科手术的适应证。

Ⅱa + Ⅱc M

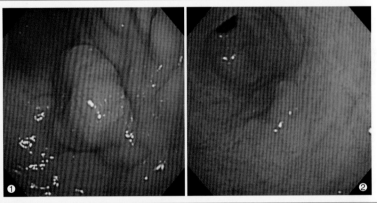

胃窦部大弯侧可见大小为 10mm 的 Ⅱa+ Ⅱc 型隆起，表面光滑，仅局部轻微发红，如果减少胃内充气量，隆起变得更加明显，则考虑比较软。Ⅱc 部分基本上不明显。

Ⅱa + Ⅱc SM

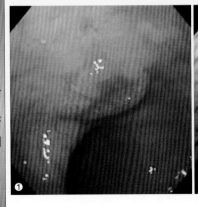
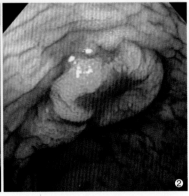

胃窦部后壁可见大小为 20mm 的 Ⅱa+ Ⅱc 型病变，Ⅱc 的部分更加清楚、明显发红。

喷洒色素后观察，Ⅱc 的凹陷比较深。

如果凹陷非常明确，则考虑浸润深度为 SM。

外科手术切除标本中，于 Ⅱc 部分的中央可见 1000μm 的 SM。

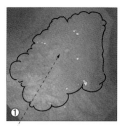

发红的扁平隆起

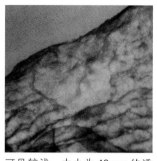

可见较浅、大小为 40mm 的透亮像，未见胃壁的僵硬、变形。

浅隆起

0 Ⅱa 集簇型，可见大小不等的颗粒状隆起，大多数为 M（另一病例）。

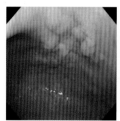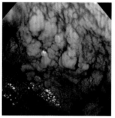

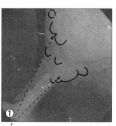

界限不清的多发小隆起

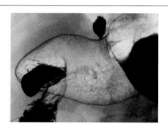

气钡双重造影像：充气量较多时可见轻度的凹凸不平，病变的范围不清晰，胃壁的伸展性良好

范围较广的浸润（浅表扩大型）

0 Ⅱb+ Ⅱa, tub1, MP, ly (+), v (+), n (+)

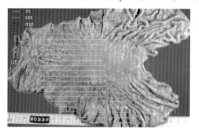

息肉状的肿块

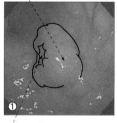

局部凹陷

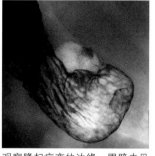

观察隆起病变的边缘，胃壁未见变形。

充气量所致的伸展性

0 Ⅱa+ Ⅱc, tub1, M, 20mm×20mm, ly (−), v (−)

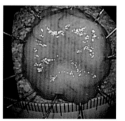

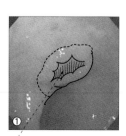

浅凹陷及周围的隆起

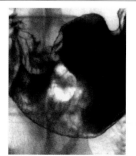

压迫像：隆起的中央的凹陷部分大而且明显。

明显的凹陷

环状的 0 Ⅱa 部分及其中央的 0 Ⅱc 部分非常明显的，无论大小，均为 SM 癌（另一病例）。

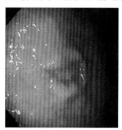

胃
⓬

❶ 隆起性病变

从所见到诊断

①十二指肠隆起性病变多见于球部，特别是 Brunner 腺瘤、异位胃黏膜比较多见，降部有时也会发现隆起性病变，癌、囊肿的发生率比较高。

②乳头部则癌和腺瘤的发生率比较高，因此，即使是一般的内镜检查，也必须检查到十二指肠降部。

③表现为十二指肠球部小隆起性病变的异位胃黏膜、胃上皮化生，在放大内镜下观察，比较容易与十二指肠绒毛相鉴别。

④观察降部时，不要将主乳头、副乳头误认为是病变。随着近来高精度电子内镜的发展，早期十二指肠癌及恶性淋巴瘤等的发现率也在提高。

发生率高的病变	发生率低的病变
· 良性	· 良性
异位性胃黏膜（ectopic gastric mucosa）[256]	十二指肠增生性息肉
胃上皮化生（gastric metaplasia）	（duodenal hyperplastic polyp of the duodenum）
Brunner 腺增生（adenoma of the Brunner's gland hyperplasia）[257]	十二指肠纤维瘤（fibroma of the duodenum）
	十二指肠平滑肌瘤（leiomyoma of the duodenum）
黏液分泌性隆起（mucous secreting polyp）[258]	十二指肠囊肿（cystoma of the duodenum）
十二指肠炎（duodenitis）[259]	十二指肠淋巴管瘤（lymphangioma of the duodenum）[266]
十二指肠淋巴滤泡（duodenal lymph follicle）[260]	十二指肠静脉曲张（duodenal varices）[267]
十二指肠囊泡（duodenal cyst）	十二指肠脂肪瘤（lipoma of the duodenum）[268]
十二指肠 GIST（gastrointestinal stromal tumor the duodenum）	十二指肠神经纤维瘤（neurofibroma of the duodenum）
十二指肠淋巴管扩张症	十二指肠幼年性息肉（juvenile polyp of the duodenum）
（lymphangiectasia of the duodenum）	家族性大肠息肉病（familial polyposis coli）
· 良性~恶性	十二指肠炎性纤维性息肉
十二指肠腺瘤（duodenal adenoma）[261]	（inflammatory fibroid polyp of the duodenum）[269]
十二指肠绒毛腺瘤（villous tumor of the duodenum）	Peutz-Jeghers 综合征（Peutz-Jeghers syndrome）[270]
· 恶性	十二指肠壁内血肿（duodenal hematoma）
十二指肠类癌（carcinoid tumor of the duodenum）[262]	· 恶性
十二指肠恶性淋巴瘤（malignant lymphoma of the duodenum）[263]	十二指肠癌（duodenum carcinoma）
	十二指肠平滑肌肉瘤（leiomyosarcoma of the duodenum）
十二指肠 GIST（gastrointestinal stromal tumor the duodenum）	十二指肠神经纤维肉瘤（neurofibrosarcoma of the duodenum）
十二指肠乳头部癌	转移性十二指肠肿瘤（metastatic tumor of the duodenum ）
（carcinoma of the duodenal papilla）[264] [265]	胰腺癌浸润（invasion of pancreas cancer）

基本病变的鉴别诊断要点

1）多发小隆起性病变

	十二指肠炎（黏膜粗糙）	异位胃黏膜	十二指肠淋巴滤泡
内镜像			
肉眼形态	大小不一的隆起 凸凹不平	多发小隆起或岛状	多发小隆起
大小	数 mm	数 mm ~ 数 cm	1 ~ 2mm
色调	发红 ~ 白色	淡红色半透明	略呈白色

2）呈黏膜下肿瘤形态的病变

	十二指肠黏膜下肿瘤	十二指肠类癌	Brunner 腺瘤
内镜像			
表面	30% ~ 50% 有中心凹陷、桥样皱襞	随着肿瘤的增大而出现糜烂、溃疡	光滑、轻微颗粒状 有时局部发红
大小	多种	多在 10mm 以下	多种
部位	50% 在降部	多在球部	多在球部

十二指肠 ❶

❶ 隆起性病变

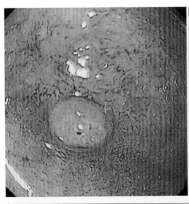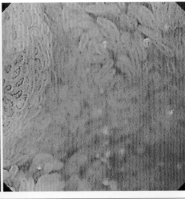

十二指肠球部前壁可见隆起性病变，色白。放大内镜下观察隆起及其周围的黏膜，相当于隆起处的部分可见与胃内所见一样的微细黏膜结构，其周围则为十二指肠的特征性绒毛结构。综上所述，该隆起可以诊断为异位性胃黏膜。

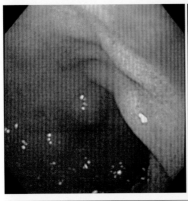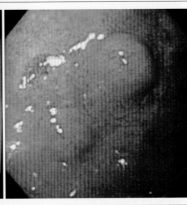

十二指肠球部大弯侧见隆起性病变，大小7～8mm，隆起比较平缓。表面光滑，与周围黏膜无异。

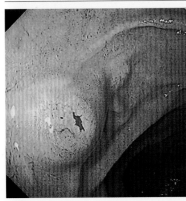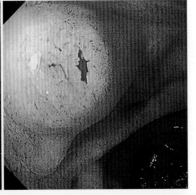

十二指肠降部的隆起性病变，隆起比较平缓，其顶部可见上皮缺损，呈割裂状，有时从上皮缺损的部分可以观察到黏液样物质。

称为 mucous secreting polyp。

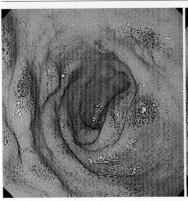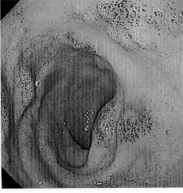

整个十二指肠球部散在发红的隆起，其间黏膜也可以观察到浑浊、肿胀。

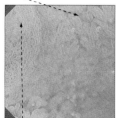

绒毛结构

微细黏膜结构

异位性胃黏膜 [256]

ectopic gastric mucosa

在消化道中最常见于十二指肠球部，小隆起呈散在、孤立性分布，有时形成较大的隆起。美蓝染色不着色。组织学检查多呈胃底腺结构，有时类似于幽门腺黏膜。

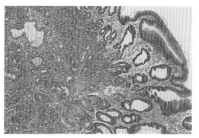

组织学所见类似胃底腺的黏膜结构，表层为不完全的肠绒毛和胃底腺的胃小凹上皮。

治疗 随诊观察

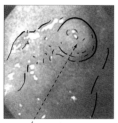

黏膜下肿瘤样的隆起性病变

Brunner 腺增生 [257]

adenoma of the Brunner's gland hyperplasia

好发于十二指肠球部。分布在黏膜固有层深层及黏膜下层。由 Bunner 腺增生形成，具有黏膜下肿瘤的特征。呈无蒂到有蒂的各种各样的形态。

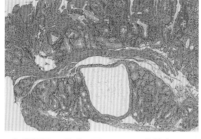

黏膜深层及黏膜下层 Bunner 腺增生。

治疗 随诊观察

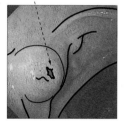

Bunner 腺的开口

黏液分泌性隆起 [258]

mucous secreting polyp

隆起的顶部有小凹陷，可见黏液分泌，考虑为 Brunner 腺的开口。呈绒毛状围成开口部。

治疗 随诊观察

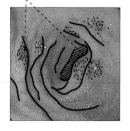

多发的发红、糜烂

十二指肠炎 [259]

duodenitis

分类一般分为发红、糜烂、黏膜粗糙型。根据病因分类则分为特异性和非特异性。呈大小不等的隆起，可伴有糜烂。

糜烂型及黏膜粗糙型均可见隆起，一般局限于球部。

治疗 随诊观察或者内科治疗

十二指肠 ❶

303

❶ 隆起性病变

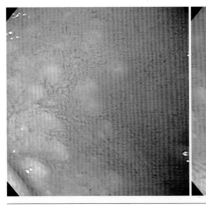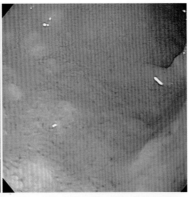

十二指肠球部前壁、大弯及后壁可见多发的 1～2mm 小隆起，表面呈白色，周边黏膜未见异常。

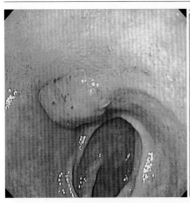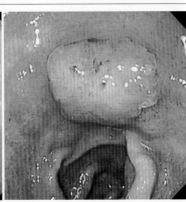

十二指肠球部上面可见一低隆起性病变，表面光滑，大小约 10mm，色略红，局部明显发红。与周围十二指肠黏膜的界限非常清晰。

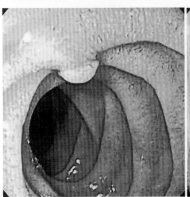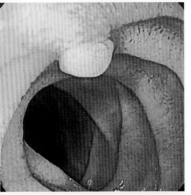

十二指肠降部 papilla vater 的肛侧前壁可见一白色的亚蒂性隆起，因隆起的根部有缩窄，故诊断考虑为上皮性病变。活检结果为管状腺瘤。

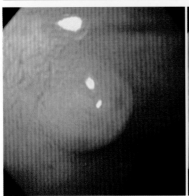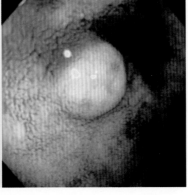

十二指肠球部前壁可见 10mm 大小的半球形隆起，表面颜色正常，局部黏膜呈颗粒状。

十二指肠淋巴滤泡 [260]

duodenal lymph follicle

多发、表面呈白色的 1 ~ 2mm 的小隆起。由黏膜内淋巴滤泡形成。
发生频率较高。

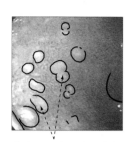

多发的，表面略呈白色的小隆起

治疗 随诊观察

十二指肠腺瘤 [261]

duodenal adenoma

十二指肠腺瘤是比较罕见的病变。即使活检结果为腺瘤，也有合并癌的可能，因此，应该尽可能地切除。大小在 30mm 以下的，行内镜下切除；大于 30mm 的较大病变，则应行外科手术切除。

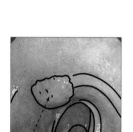

浅隆起性病变

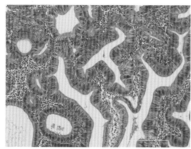

EMR 标本的组织学照片

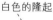

白色的隆起

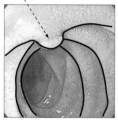

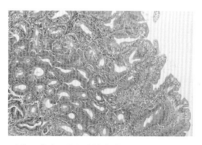

形状比较规则的腺管密集、增殖，细胞呈高的圆柱状，核细长，位于基底部。细胞异型及核异型不明显，也未见结构异型。

治疗 随诊观察或者内镜下切除

十二指肠类癌 [262]

carcinoid tumor of the duodenum

消化道各个部位类癌的发生率从高到低依次为直肠（35%）、胃（28%）、十二指肠（14%）。其中十二指肠类癌多见于球部。向黏膜层的深部进展，呈黏膜下肿瘤的形态。其大小大多数在 10mm 以下。

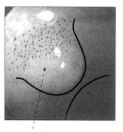

与周围黏膜颜色相同的半球形隆起

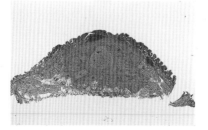

组织像于黏膜深层见类癌组织。

治疗 EMR 或者外科手术切除

十二指肠 ❶

❶ 隆起性病变

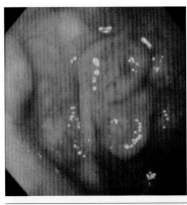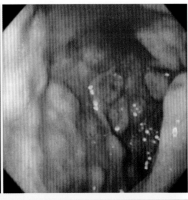

　　十二指肠降部可见中心凹陷的多发的小圆形隆起。表面黏膜与周围黏膜相同，呈黏膜下肿瘤的形态。

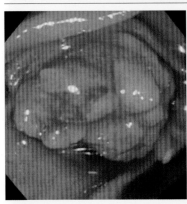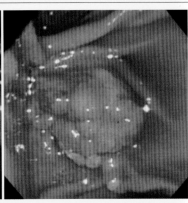

　　十二指肠乳头部肿大，表面不整呈粗大颗粒状。表现为露出型肿瘤，肿瘤的肛侧可见纵行皱襞。

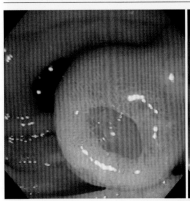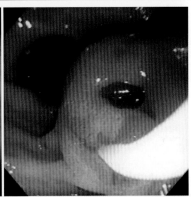

　　十二指肠乳头部被覆正常黏膜，明显肿大。中央部可见凹陷，乳头开口于其肛侧。

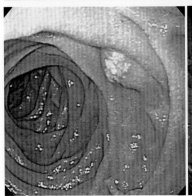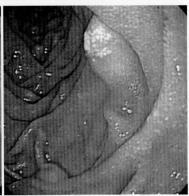

　　十二指肠降部 Vater 乳头部的对侧可见平缓突出的隆起性病变，表面局部伴有白色颗粒样改变，其余黏膜与周围黏膜颜色一致。

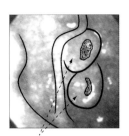

伴中心凹陷的多发性隆起

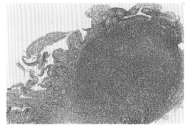

在十二指肠壁全层可见小圆形细胞形成滤泡，浸润性生长。

十二指肠恶性淋巴瘤 [263]

malignant lymphoma of the duodenum

　　非常少见，仅占消化道恶性肿瘤的1%左右。

　　发生的部位依次为胃、小肠、大肠，而发生在小肠的以回肠多见。发生在十二指肠的以球部、降部居多，表现为比较大、颜色减退、多发的隆起性病变。

治疗　外科手术切除或者内科治疗

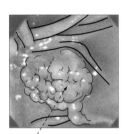

粗大颗粒状隆起

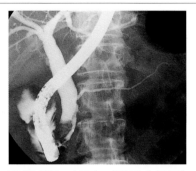

ERCP 所见，由于十二指肠乳头部癌致胆总管下段及胰管处出现充盈缺损。

十二指肠乳头部癌 [264]
（露出肿瘤型）

carcinoma of the duodenal papilla

　　发生在 Vater 乳头部的癌。

　　发生梗阻性黄疸，大多数行胰头十二指肠切除术。本例是露出肿瘤型的乳头部癌。

治疗　外科手术切除

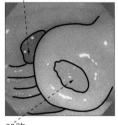

十二指肠憩室

凹陷

十二指肠乳头部癌 [265]
（非露出肿瘤型）

carcinoma of the duodenal papilla

　　乳头部癌的肉眼形态分型：①肿瘤型（非露出肿瘤型，露出肿瘤型），②混合型（肿瘤溃疡型，溃疡肿瘤型），③溃疡型，④其他型。癌肿从十二指肠侧无法观察到即为非露出肿瘤型。

治疗　外科手术切除

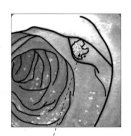

白色颗粒状隆起性病变

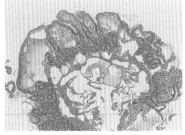

十二指肠上皮未见异型性，从黏膜固有层到黏膜下层可见大小不等的淋巴管。

十二指肠淋巴管瘤 [266]

lymphanginoma of the duodenum

　　是一种少见病，多见于降部，有时也见于水平部、球部。关于其大小，最大的有手掌大小的病例报道，但是无恶变的报道。组织学上的分类有单纯性、海绵状、囊肿性。

治疗　随诊观察

十二指肠 ❶

❶ 隆起性病变

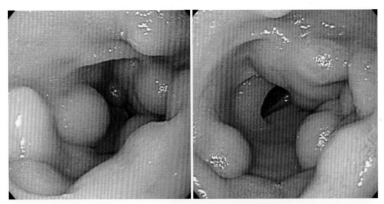

于十二指肠降部见隆起性病变，表面光滑，呈串珠状，饱满。

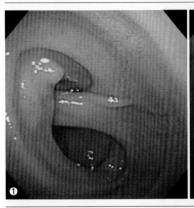
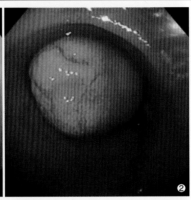

①为明确便血的病因而行内镜检查。于十二指肠降部见较长的蒂，进一步于其肛侧见头部，呈黏膜下肿瘤的形态。
②应用活检钳钳夹头部向口侧牵拉、观察，其表面的糜烂处可见渗血，考虑该处出血导致的便血。

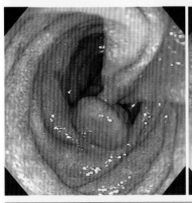
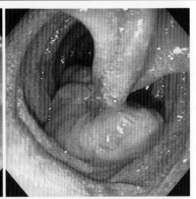

于十二指肠水平部可见大小约20mm的隆起性病变，有蒂。

隆起的表面呈粗大结节状，凸凹不平，糜烂，发红。

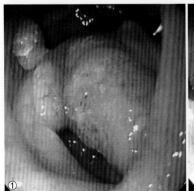
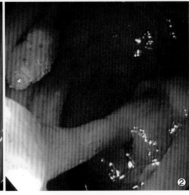

①31岁，女性。十二指肠水平部可见大的、小的分叶状息肉。
②大的息肉有蒂，垂向肛侧。本例施行了息肉切除术。

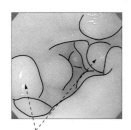

串珠状的曲张静脉
RC 征阴性

十二指肠静脉曲张 [267]

duodenal varices

门静脉高压症时形成侧支循环，出现食管·胃静脉曲张，在对其进行治疗等因素的影响下，血流方向发生改变，导致出现异位性的消化道静脉曲张（十二指肠，小肠，结肠）。这些也是消化道出血的原因之一，应该引起足够的重视。

治疗 内镜下治疗，应用 IVR 的曲张静脉栓塞术，外科手术治疗

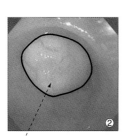

表面光滑的隆起

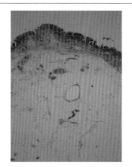

施行息肉切除术。病理组织学检查诊断为黏膜下的脂肪瘤。

十二指肠脂肪瘤 [268]

lipoma of the duodenum

在十二指肠黏膜下肿瘤中，GIST、平滑肌肉瘤、平滑肌瘤比较多见。另外，可见脂肪瘤、神经源性肿瘤（神经鞘瘤、神经纤维瘤等）。脂肪瘤表面光滑，略呈黄色。十二指肠黏膜下肿瘤多发生在十二指肠降部。

治疗 随诊观察

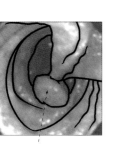

有蒂的结节状隆起

从十二指肠降部至水平部可见结节状的透亮像。

十二指肠炎性 [269]
纤维性息肉

inflammatory fibroid polyp of the duodenum

目前尚不清楚是肿瘤性的还是炎症性的。好发于胃，无十二指肠上皮成分的增殖，而是由纤维间质成分的增殖引起的。

治疗 息肉切除术

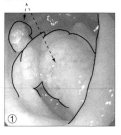

大小不等的、结节状的息肉

①

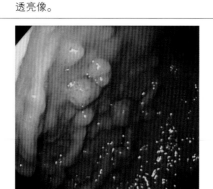

同一病人，于胃体部见多发的小息肉。

Peutz-Jeghers 综合征 [270]

Peutz-Jeghers syndrome

显性遗传病，幼年时发病。其特征为色素沉着（口腔，唇，四肢末端）及遍布整个消化道的、大小不等的多发息肉。

最多见于小肠，有蒂的息肉常导致肠套叠。为错构瘤，目前认为有癌变的可能。

治疗 内镜下切除，外科手术切除

十二指肠 ❶

❷ 凹陷性病变

从所见到诊断

①十二指肠的凹陷性病变大多数是良性溃疡、糜烂和十二指肠炎。近来，十二指肠癌、恶性淋巴瘤等也时有发现。

②然而，伴有溃疡（白苔）的十二指肠癌及其少见。

③乳头部的癌有时表现为浅溃疡。

④凹陷性十二指肠癌的形态大多数表现为周围略隆起的、相当于结肠的 IIc+ IIa 型癌。

⑤放大内镜非常有利于恶性淋巴瘤的诊断。

⑥ MALT 淋巴瘤经 *H.pylori* 除菌治疗，有时可以消失。

⑦霜斑样病变有时见于溃疡的愈合过程中，或者是糜烂的一种表现。

发生率高的病变	发生率低的病变
·良性	·良性
十二指肠溃疡 (duodenal ulcer) [271] [272]	Schönlein–Henoch 紫斑病 (Schönlein–Henoch purpura)
十二指肠糜烂 (duodenal erosion)	十二指肠球部胆管瘘 (duodeno–bile duct fistula) [274]
十二指肠憩室 (diverticulum of the duodenum) [273]	十二指肠克罗恩病 (Crohn's disease of the duodenum)
霜斑样病变 (shimofuri)	·恶性
克罗恩病阿弗他 (aphta of Crohn's disease)	转移性十二指肠癌
·恶性	(metastatic carcinoma of the duodenum) [277]
十二指肠恶性淋巴瘤	胰腺癌的十二指肠浸润
(malignant lymphoma of the duodenum) [275]	(duodenal invasion of pancreas cancer) [278]
十二指肠癌 (carcinoma of the duodenum) [276]	

溃疡的时相分类

活动期（active stage）

A$_1$: 溃疡底覆厚白苔，伴有出血和凝血块附着。周围发红、水肿等炎症明显，环堤状隆起明显，该期无再生上皮。

A$_2$: 周围水肿和炎症减轻，溃疡边缘更加清晰，可见少许再生上皮，并见黏膜皱襞集中。

愈合期（healing stage）

H$_1$: 周边环堤水肿消失，溃疡变浅，再生上皮明显。黏膜皱襞集中至溃疡边缘。

H$_2$: 溃疡收缩，白苔变薄，再生上皮的范围增大。

瘢痕期（scarring stage）

S$_1$: 白苔逐渐消失，残存发红的再生上皮，集中的黏膜皱襞伸展至中心。

S$_2$: 发红消失，仅可见轻度的黏膜集中。

（摘自崎田等的文献）

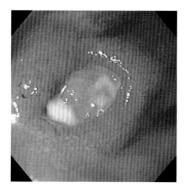

十二指肠溃疡（活动期）

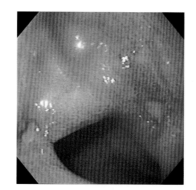

十二指肠溃疡（愈合期）

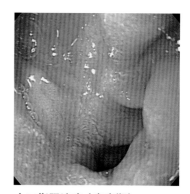

十二指肠溃疡（瘢痕期）

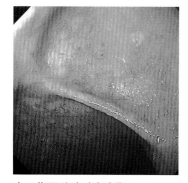

十二指肠溃疡（瘢痕期：Kissing ulcer scar）

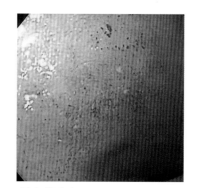

霜斑样病变

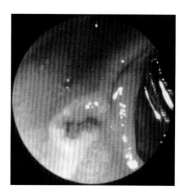

十二指肠癌

十二指肠❷

② 凹陷性病变

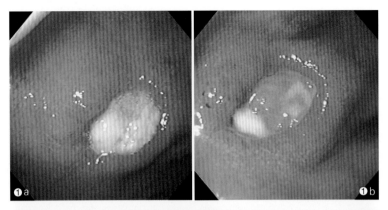

①十二指肠球部小弯侧见一溃疡，底覆厚白苔，周边黏膜发红、水肿明显。可见少许再生上皮。

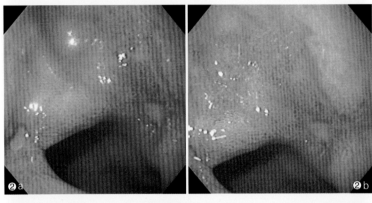

②前后壁可见对吻溃疡。溃疡逐渐变小，再生上皮的范围增大。周围轻度水肿，皱襞集中明显。

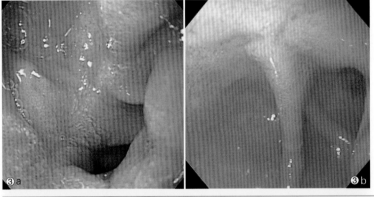

③白苔消失，尚残存再生上皮。③(a)为瘢痕期，可见球部变形，形成囊袋状。③(b)发红消失，仅可见轻度的皱襞集中。

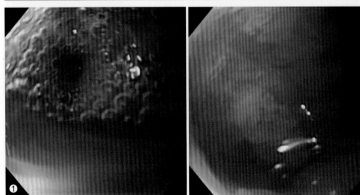

①球部前壁可见溃疡，于溃疡底见大小约2mm的穿孔部分。给予禁食、静滴（PPI）、胃肠减压、抗生素、止痛药，进行保守治疗。3日后腹痛减轻。

②1周后内镜检查，见溃疡缩小，穿孔处闭锁，开始进食。又过了1周后出院。

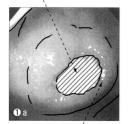

厚白苔

周围发红、水肿

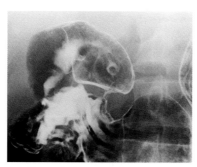

十二指肠球部龛影及其周围水肿。

十二指肠溃疡 271

duodenal ulcer

1) 活动期

与胃溃疡相比，年轻人多见，男女比例为 3：1，发生部位几乎都在球部。

病期分类与胃溃疡分类相同。十二指肠溃疡的特征性改变是多发，线状的倾向明显，而且在愈合过程中易引起球部变形。

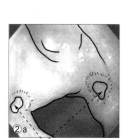

愈合期的溃疡

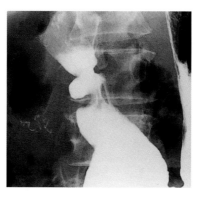

球部两侧变形

2) 愈合期

前后壁对称存在的溃疡也称为对吻溃疡（kissing ulcer）。在愈合的过程中形成嵴状突起而引起典型的球部变形。

又称三叶草状变形。

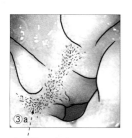

瘢痕期的溃疡

3) 瘢痕期

为溃疡瘢痕期的病例。左图示多发、线状溃疡的瘢痕形成。

局部散在霜斑样小糜烂，是十二指肠溃疡的特征。

治疗 内科治疗

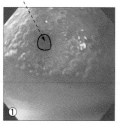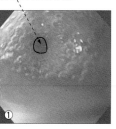

穿孔部分的小孔

①

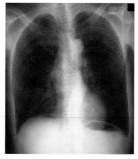

立位腹平片，于右侧膈下可见游离气体。

十二指肠溃疡穿孔 272

perforation of the duodenal ulcer

需要急诊手术。近年来，在外科严密观察的条件下，可以保守治疗。保守治疗的适应条件是：①全身状态良好，无严重的并发症；②腹膜刺激征局限于上腹部；③腹部超声、腹部 CT 检查仅见少量的腹水。

治疗 禁食、静滴（PPI）、胃肠减压、抗生素、止痛药

❷ 凹陷性病变

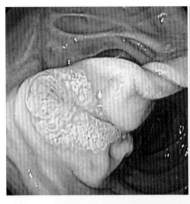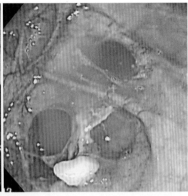

papilla vater 的口侧可见比较大的深凹陷。

凹陷内可见肠液及食物残渣潴留，黏膜菲薄，被覆上皮，可见多发的皱襞集中，为巨大的十二指肠憩室。

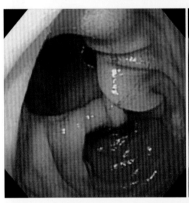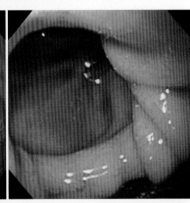

于十二指肠降部可见憩室的入口，憩室内的黏膜正常，未见出血或食物残渣。

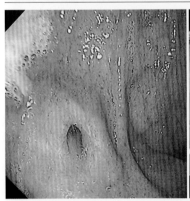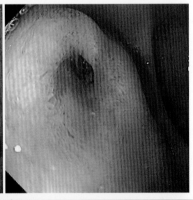

从十二指肠球部向降部的移行部前壁可见黏膜正常的深凹陷，该处可见胆汁流出。近距离观察，黏膜未见明显异常改变，诊断为球部胆管瘘。

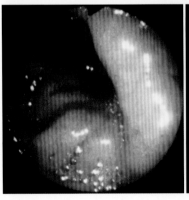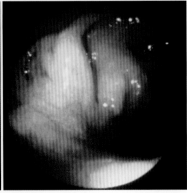

伴有黏膜集中的凹陷性病变。

十二指肠降部的 Vater 乳头部对侧可见伴有黏膜集中的凹陷性病变。集中的皱襞颜色减退，略肥大。

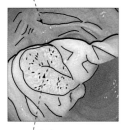

较大的憩室

Vater 乳头

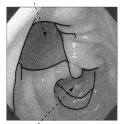

憩室的入口

降部

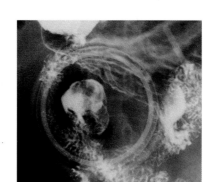

于十二指肠内可见袋状的憩室

十二指肠憩室 [273]

diverticulum of the duodenum

　　一般呈袋状球形，憩室壁固有肌层缺如。

　　好发部位多在十二指肠 C 环的内侧，特别是 Vater 乳头旁多见。乳头旁憩室大多数合并胆石症和胰腺炎。

　　临床上大多数无症状，有时合并出血或穿孔。

治疗　无须治疗

十二指肠球部胆管瘘 [274]

duodeno–bile duct fistula

　　十二指肠和相邻脏器之间形成的瘘叫十二指肠内瘘。一般与胆管、胆囊、结肠形成瘘。

　　大多数由于胆囊炎、胆管炎等后天因素引起。

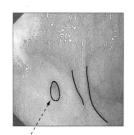

胆管瘘的入口

治疗　随诊观察

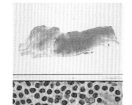

十二指肠黏膜下见淋巴瘤细胞呈膨胀性生长。

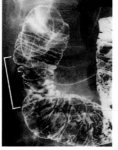

降部可见散在的、有凹陷的小圆形隆起。

十二指肠恶性淋巴瘤 [275]

malignant lymphoma of the duodenum

　　十二指肠降部呈原发的溃疡形态的恶性淋巴瘤。

　　本例患者在球后溃疡的随诊观察过程中出现大出血而行胰十二指肠切除术。

治疗　外科手术切除或者化学疗法

十二指肠 ❷

❷ 凹陷性病变

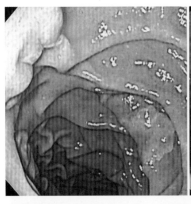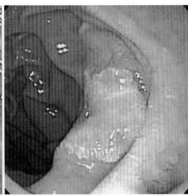

十二指肠降部 papilla vater 肛侧外侧壁可见一处病变，略呈白色，中央凹陷，近观见病变的边缘与周围的界限非常清晰，呈上皮性改变。凹陷处发红。

活检病理结果为分化较好的管状腺癌。

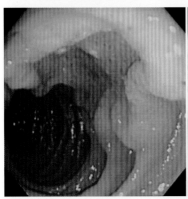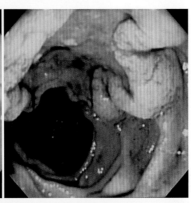

降部前壁可见较大的、形状不规则的凹陷，周边呈堤状隆起。活检病理结果为高分化型腺癌。

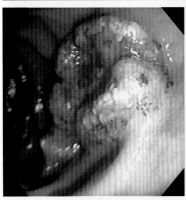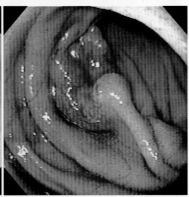

十二指肠降部至水平部可见多发的大小不等的 2 型样病变。

活检病理结果为鳞状上皮癌，为肺癌转移所致。

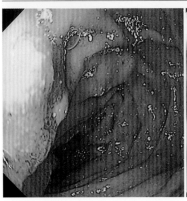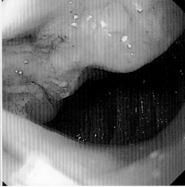

十二指肠降部内侧壁可见不规则隆起性病变，表面凹凸不平，周围的 Kerckring 皱襞肥厚几乎占据 1/2 周。

近观隆起性病变，中央可见很深的凹陷。与原发性十二指肠肿瘤的鉴别之处在于其隆起比较平缓。

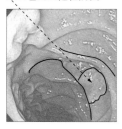

呈白色的凹陷性病变

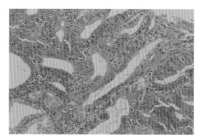

于黏膜层见管状腺癌。

十二指肠癌 [276]

carcinoma of the duodenum

　　十二指肠癌（乳头部癌除外）的发生占小肠癌的一半。其发生部位，在进展期癌中无差别，而早期癌的半数以上发生在球部。几乎都是隆起型，腺瘤内癌多见。

　　组织学上，乳头管状腺癌、分化型腺癌多见。

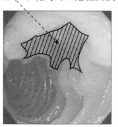

形状不规则的凹陷性病变

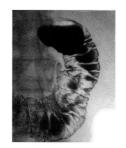

低张性十二指肠造影检查，于降部十二指肠乳头水平前壁见形状不规则的凹陷，周边呈堤状隆起。

治疗　内镜下切除或者外科手术切除

转移性十二指肠癌 [277]

metastatic carcinoma of the duodenum

　　原发部位多在结肠、胆囊、胰腺等，肺癌转移的少见。

　　单发性的多见，但而多发的大多数为恶性淋巴瘤、恶性黑色素瘤。

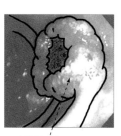

2 型样的环堤

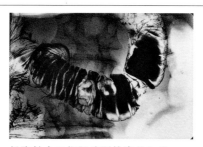

低张性十二指肠造影检查的 bull's eye sign。十二指肠水平部可见明显的隆起性病变，中心凹陷。

治疗　化学疗法

胰腺癌的十二指肠浸润 [278]

duodenal invasion of pancreas cancer

　　胰头部癌一般情况下极易直接侵袭十二指肠。

　　增殖的肿瘤压迫十二指肠内壁并浸润。浸润的肿瘤露出于表面，发红，形成糜烂、溃疡。

治疗　外科手术切除或者化学疗法

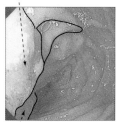

壁外的压迫

溃疡形成

十二指肠 ❷

❸ 弥漫性病变

从所见到诊断

①对于弥漫性病变的诊断，在进行内镜检查时，不能仅观察至十二指肠球部，从十二指肠降部到 Vater 乳头部甚至水平部的一部分都应观察。

②引起十二指肠弥漫性改变的疾病比较少见。

③其中临床上比较常见的疾病是急性十二指肠炎。急性十二指肠炎大多数是与药物性、酒精性、应激性等胃的急性病变合并存在的，也有因脑外科的疾病、肾功不全的患者在透析期间发生的、仅发生于十二指肠的。另外还有原因不明的非特异性的十二指肠炎。

④发生率比较低的有与 Crohn 病、溃疡性大肠炎（尤其是结肠全切术后）、肠结核等炎症性肠病并存的，有的伴随全身性疾病如淀粉样变性、Schonlein-Henoch 紫斑病等。

⑤鉴别诊断应注意考虑其他脏器的变化和临床症状。

⑥在弥漫性的肿瘤性疾病中，可见恶性淋巴瘤及 MALT 淋巴瘤，但是非常少见。

⑦在观察镜下改变的时候，应该注意到 Kerckring 皱襞以及黏膜的变化。当看到 Kerckring 皱襞的肥厚、消失，一定要考虑是否为全身性疾病的局部改变。如果黏膜面附着明显的白苔，大多数为急性十二指肠炎；如果呈褪色的颗粒状改变，则考虑是否为 MALT 淋巴瘤；阿弗他糜烂及铺路石样等则为 Crohn 病的特征性改变。

发生率高的病变	发生率低的病变
· 良性	· 良性
急性十二指肠炎（acute duodenitis）[279]	Zollinger-Ellison 综合征（Zollinger-Ellison syndrome）[280]
非特异性的十二指肠炎（non-specific duodenitis）	十二指肠淀粉样变性（amyloidosis of the duodenum）[281]
	十二指肠 Crohn 病（Crohn's disease of the duodenum）[282]
	十二指肠结核（duodenal tuberculosis）
	溃疡性结肠炎（ulcerative colitis）[283]
	十二指肠黑变病（melanosis of the duodenum）
	系统性红斑狼疮（systemic lupus erythematosus）
	进行性系统性硬化症（硬皮病） （progressive systemic sclerosis；PSS）(scleroderma)
	囊胞性纤维症（cystic fibrosis）
	十二指肠静脉曲张（duodenal varix）[284]
	Schonlein-Henoch 紫斑病（Schönlein-Henoch purpura）[285]
	缺血性十二指肠炎（ischemic duodenitis）
	Peutz-Jeghers 综合征（Peutz-Jeghers syndrome）
	Whipple 病（Whipple disease）
	乳糜泻（celiac disease）
	梨形鞭毛虫病（giardiasis）
	· 恶性
	十二指肠 MALT 淋巴瘤（mucosa-associated lymphoid tissue lymphoma of the duodenum）[286]
	十二指肠恶性淋巴瘤（malignant lymphoma of the duodenum）
	卡博氏肉瘤（Kaposi's sarcoma）
	十二指肠成人型 T 细胞淋巴瘤 [adult T cell lymphoma (ATL) of the duodenum] [287]

炎症性疾病的鉴别诊断要点

	急性十二指肠炎	克罗恩病	溃疡性结肠炎
内镜像	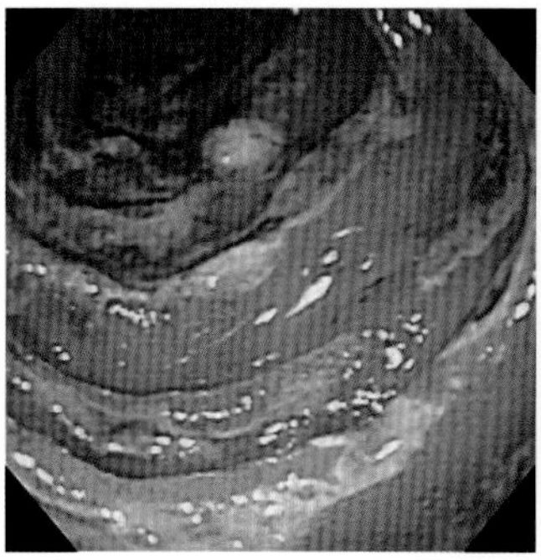	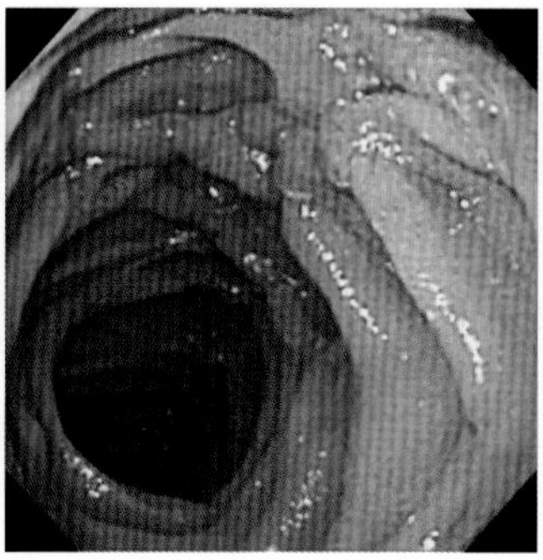	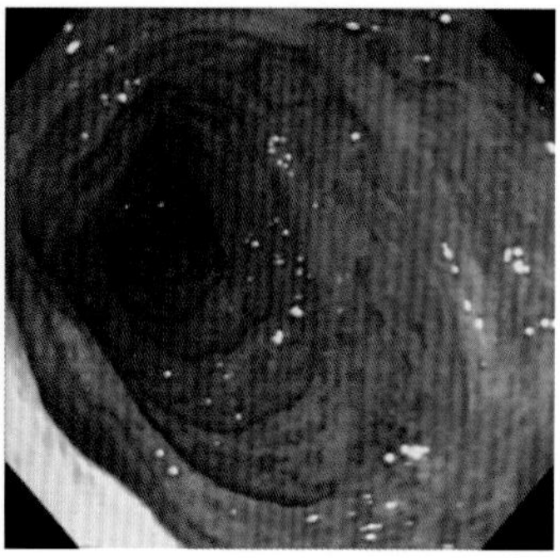
病变模式图	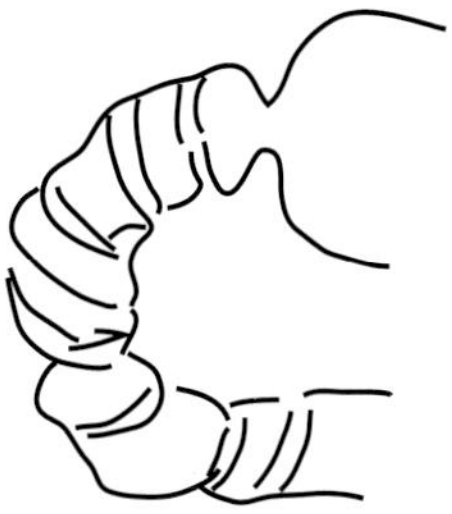	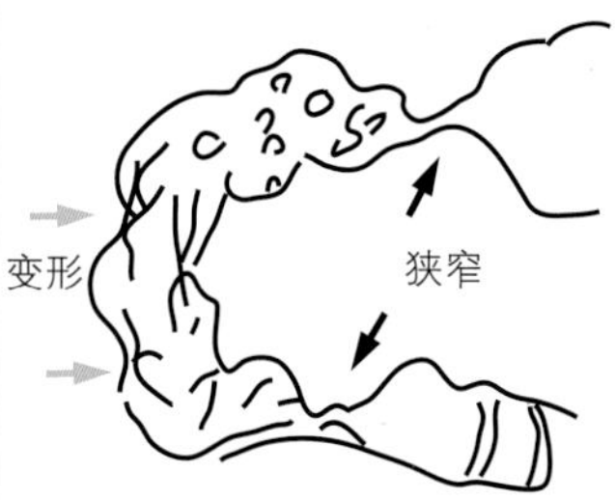 变形　狭窄	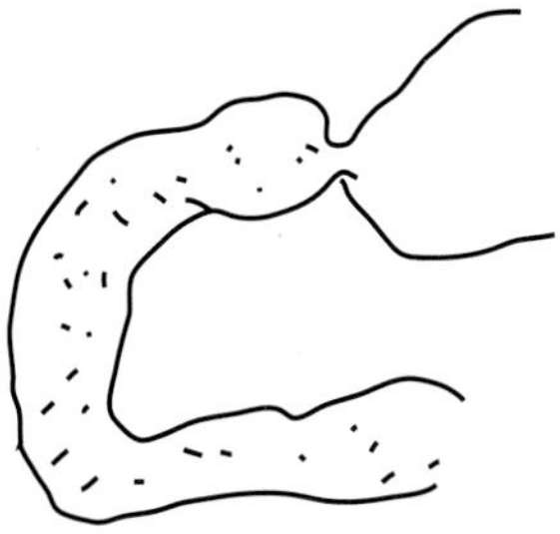
Kerckring 皱襞的改变	水肿状	中断，肥厚（边缘僵硬，伴有狭窄）	消失
黏膜的改变	发红，糜烂，白苔	线状糜烂，阿弗他 纵行溃疡 卵石状	易出血性的发红 糜烂 颗粒状改变
其他	一般发生于应用药物或应激之后	伴有小肠、结肠病变	大多数发生于结肠手术之后

十二指肠 ❸

319

❸ 弥漫性病变

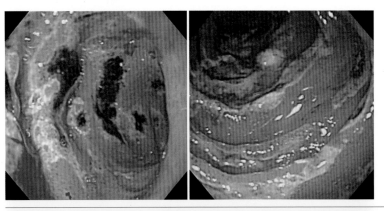

从十二指肠球部至降部可见多发的糜烂和溃疡。

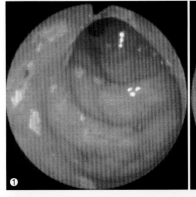
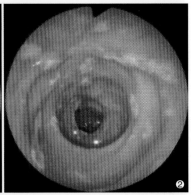

术式：Billroth I 式
在胃切除术后的十二指肠上，可见多发的线状糜烂（①、②）。
（①～⑥为九州大学第二内科的病例）

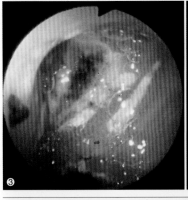
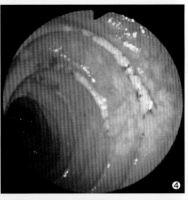

术式：Billroth II 式
在吻合部的空肠侧可见多发的线状糜烂（③、④）。线状糜烂位于 Kerckring 皱襞上，皱襞肥厚、发红。常合并吻合部溃疡（③）。

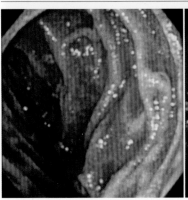
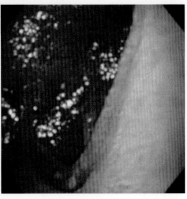

从十二指肠球部至降部可见黏膜呈细颗粒状或小隆起状。

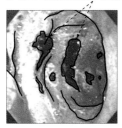

多发的出血性糜烂和溃疡

急性十二指肠炎 〚279〛
acute duodenitis

本例为肝癌动脉栓塞术后出现的十二指肠多发溃疡、糜烂。

从十二指肠上角至降部的溃疡称为球后溃疡。除上述外，亦可见于 Zollinger-Ellison 综合征。

治疗 药物治疗

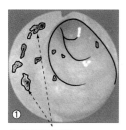

① 多发的浅糜烂

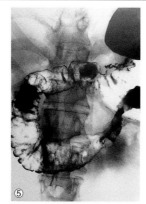

⑤

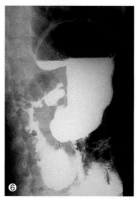

⑥

Zollinger-Ellison 〚280〛 综合征的十二指肠病变
duodenal lesion of the Zollinger-Ellison syndrome

Zollinger-Ellison 综合征是由胃泌素瘤引起胃酸分泌过多所致，出现顽固的溃疡。如果 X 线、内镜检查有比较典型的表现，则应怀疑本病。典型的表现最常见于十二指肠。除内镜检查外，X 线检查也能显示明显的水肿和糜烂。

⑤ Billroth I 式，水肿的十二指肠（与①、②对应）
⑥十二指肠水肿和酸分泌过多所见（与③、④对应）

治疗 外科手术切除

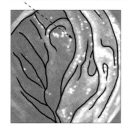

因细颗粒导致的粗糙黏膜

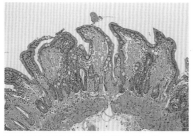

黏膜固有层内可见淀粉状蛋白沉着。

十二指肠淀粉样变性 〚281〛
amyloidosis of the duodenum

分为原发性和继发性淀粉样变。从黏膜层至肌层可见淀粉样物质构成的蛋白沉着，由于沉着在肌层和神经纤维，有时引起肠管变形。

治疗 临床观察

❸ 弥漫性病变

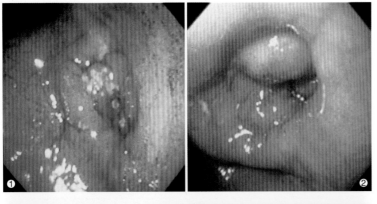

Crohn 病患者的幽门部～十二指肠球部·球后部发生狭窄性病变。内镜下，幽门环变形，铺路石样的隆起和溃疡并存，呈明显的狭窄（①、②），内镜无法通过。

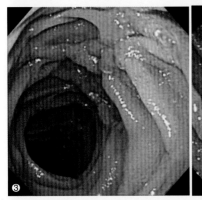
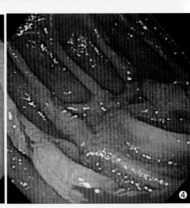

十二指肠降部可见多发的糜烂。糜烂的周围不伴有水肿样改变。纵行排列于 Kerckring 皱襞上。

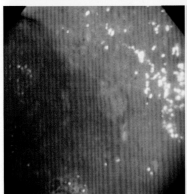
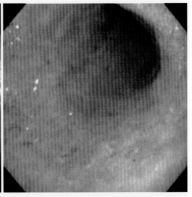

24 岁，女性。12 岁发病、全结肠型的溃疡性结肠炎病例。十二指肠全程可见小的发红和带白苔的多发糜烂。而且伴有 Kerckring 皱襞消失。

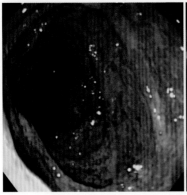
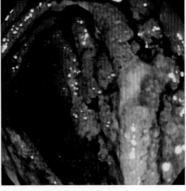

29 岁，女性。主诉：心窝部痛、后背痛。为全结肠型的溃疡性结肠炎，行全结肠切除术及回肠人工肛门造瘘，其后行人工肛门闭锁。术后两周因出现心窝部痛、后背痛而行内镜检查，于十二指肠见多发的糜烂、溃疡，环周，所见与结肠改变一致。

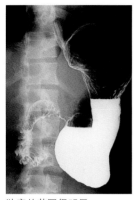

狭窄的范围很明显

线状糜烂

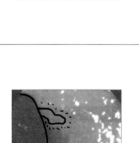

十二指肠 Crohn 病 [282]

Crohn's disease of the duodenum

Crohn 病可发生于整个消化道。胃、十二指肠病变约占 40%（作为诊断标准的口疮样溃疡更多见）。铺路石样改变、溃疡及多发是本病的基本病变。

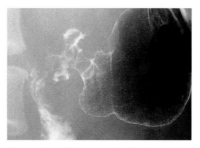

接近观察，隆起明显，与十二指肠溃疡不同。

治疗 狭窄的病例行内镜下扩张术

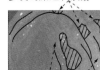

有薄白苔的多发糜烂

多发的糜烂和溃疡

肿大的皱襞

溃疡性结肠炎 [283]

ulcerative colitis

溃疡性结肠炎合并弥漫性十二指肠炎的病例比较少见。

多见于全结肠炎型，形态类似。

尤其发生于结肠切除术后。

Kerckring 皱襞肿大或消失。

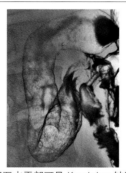

从球部至水平部可见 Kerckring 皱襞消失和黏膜小颗粒状改变。

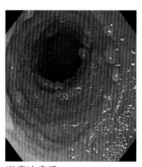

激素治疗后。

治疗 药物疗法

❸ 弥漫性病变

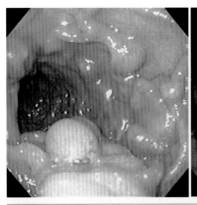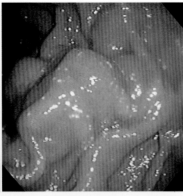

十二指肠降部散在肿大的静脉，突向腔内。表面可见与周围黏膜色泽相同的部分和略呈白色的部分。

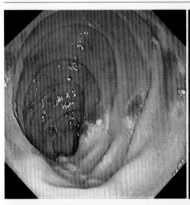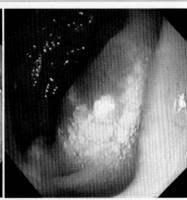

23 岁，男性，因虫刺后出现腹痛而发病，同时下肢出现紫斑及关节痛。内镜下于十二指肠降部见多发的血泡样发红、糜烂（hemorrhagic belb）。

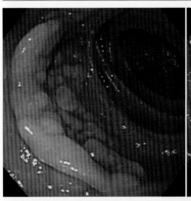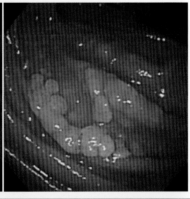

十二指肠降部多发的隆起性病变，颗粒状，色白。活检结果诊断为 MALT 淋巴瘤。

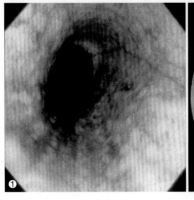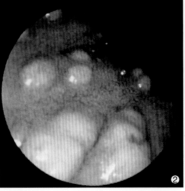

食管浸润的病例，可见无数的细小颗粒状隆起，黏膜表面无糜烂等变化（①）。十二指肠浸润处可见比较大的、均一的多发隆起（②）。活检可以检出 ATL 细胞。

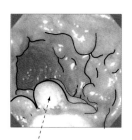

肿大的静脉

十二指肠静脉曲张 [284]

duodenal varices

消化道的静脉曲张在食管最多见，其次是胃。发生在十二指肠的报道也在增多。

其发生部位大多数在十二指肠的降部。多是由于门静脉高压的远肝性侧支循环形成所致。

治疗 随诊观察或者内科治疗

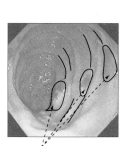

多发的血泡样糜烂

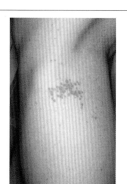

小腿可见紫斑

Schönlein–Henoch [285] 紫斑病

Schönlein–Henoch purpura

可以有皮肤症状、肾症状、关节症状等。45%～95%出现消化道症状。其成因为仅限于细小血管的坏死性血管炎及IgA阳性物质的沉积，可见伴随血管炎的黏膜出血（hemorrhagic belb）、糜烂及溃疡。好发部位可见于胃、十二指肠及结肠。

治疗 药物疗法，外科手术

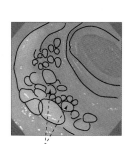

白色的颗粒状隆起

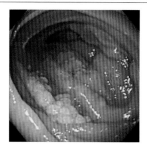

本病例因HP阳性而行除菌治疗，但是3个月后复查未见明显变化，故给予化疗。

十二指肠 MALT [286] 淋巴瘤

MALT lymphoma of the duodenum

发生率低于胃MALT淋巴瘤，好发部位以降部最多，球部次之，呈单发的或者多发的隆起性病变或者溃疡性病变。

有时呈弥漫性的白色颗粒状隆起。

治疗 除菌疗法。如果无效，可行化学疗法或者放射疗法。

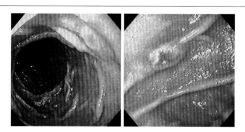

ATL细胞浸润十二指肠的病例

十二指肠成人型 [287] T细胞淋巴瘤

adult T cell lymphoma（ATL）of the duodenum

ATL患者的ATL细胞浸润消化道，形成多发的隆起，有时须与息肉病相鉴别。

治疗 化学疗法

❶ 出血性病变——有关急诊内镜检查

从所见到诊断

①上消化道（食管、胃、十二指肠）的出血，有时严重的可能会危及生命，需要行急诊内镜检查，紧急进行诊断，据此选择止血措施。

②上消化道中，Treitz 韧带以上的出血称为呕血。

③因上消化道出血而排黑便或柏油样便称为便血。

④下消化道出血大多数排便混有鲜血，称为血便。

⑤因呕血、便血而来诊的病人，有时处于失血性休克的状态。最关键的是，充分考虑患者的安全，在补液、输血、改善循环状态的基础上，行急诊内镜检查。

⑥止血的方法有多种，根据出血性病变的情况而选择止血方法。

⑦依据胃溃疡诊疗规范，针对出血性病变胃溃疡内镜下止血治疗的适应证为 Forrest 分级的Ⅰa、Ⅰb、Ⅱa。

	发生率高的病变	发生率低的病变
食道	反流性食管炎（reflex esophagitis）[288] 食管溃疡（esophageal ulcer）[289] 食管癌（esophageal cancer）[290] Mallory-Weiss 综合征 （Mallory-Weiss syndrome）[291] 食管静脉曲张（esophageal varices）[292]	食管憩室（diverticulum of the esophagus） 食管血管瘤（hemangioma of the esophagus） 胸主动脉食管瘘（thoracic aortic esophageal fistula）
胃	胃癌（早期癌，进展期癌） （gastric cancer）[293] 胃溃疡（gastric ulcer）[294] Dieulafoy 溃疡（Dieulafoy's ulcer）[295] 吻合口溃疡（anastomotic ulcer）[296] 恶性淋巴瘤 （gastric malignant lymphoma）[297] 急性胃黏膜病变 （acute gastric mucosal lesion）[298] 出血性胃炎（hemorrhagic gastritis）	胃息肉（gastric polyp） 胃腺瘤（gastric adenoma） 胃窦部毛细血管扩张症（gastric antral vascular ectasia；GAVE） 弥漫性胃窦部毛细血管扩张症 （diffuse antral vascular ectasia；DAVE）[299] 门脉高压性胃病（portal hypertensive gastropathy） 胃黏膜下肿瘤（gastric submucosal tumor）（GIST，血管瘤， 血管肉瘤，错构瘤，脂肪瘤，异位胰腺等）[300] 胃憩室（gastric diverticulum） 胃动静脉瘘（A-V malformation of the stomach）[301] 胃静脉曲张（gastric varices）[302]
十二指肠	十二指肠糜烂（duodenal erosion）[303] 十二指肠溃疡（duodenal ulcer）[304]	胆道出血（hemobilia）·胰管内出血（intraductal hemorrhage） 十二指肠癌（carcinoma of the duodenum） 十二指肠静脉曲张（duodenal varices） 十二指肠黏膜下肿瘤（submucosal tumor of the duodenum） 十二指肠动静脉瘘（A-V malformation of the duodenum）[305] 血管扩张症（angiectasia of the duodenum） 血管瘤（hemangioma of the duodenum） 十二指肠憩室（diverticulum of the duodenum） 恶性淋巴瘤（malignant lymphoma of the duodenum） 克罗恩病（Crohn's disease of the duodenum） Schönlein-Henoch 紫斑病（Schönlein-Henoch purpura）

出血性病变的性状及其应选择的止血法

病变的性状	止血法
喷射性出血	钛夹止血法，高渗盐水 - 肾上腺素局部注射法
	无水乙醇局部注射法，热凝固法
	激光法，高频电凝固法
露出血管	钛夹止血法，高渗盐水 - 肾上腺素局部注射法
	无水乙醇局部注射法，热凝固法
	激光法，微波凝固法
	高频电凝固法
活动性出血	氩离子凝固法，凝血酶喷洒止血法
食管静脉曲张	内镜下套扎法，内镜下硬化疗法

出血性胃溃疡内镜下止血的适应证

Forrest 分类	
Ⅰa	喷射性出血
Ⅰb	活动性出血
Ⅱ	可见出血痕迹的溃疡
Ⅱa	露出血管
Ⅱb	附着血痂
Ⅱc	溃疡底呈黑色
Ⅲ	干净的溃疡底

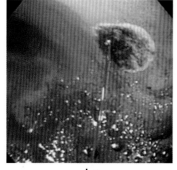

Ⅰa

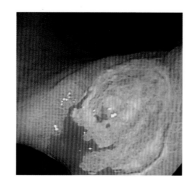

Ⅰb

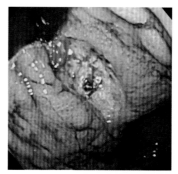

Ⅱa

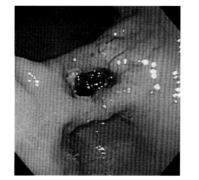

Ⅱb

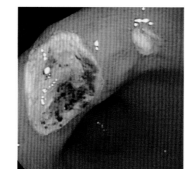

Ⅱc

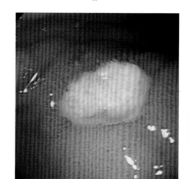

Ⅲ

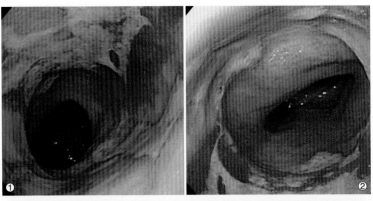

食管胃连接处见黏膜损伤，近乎环周，伴有活动性出血。LA 分级为 Grade D 级。

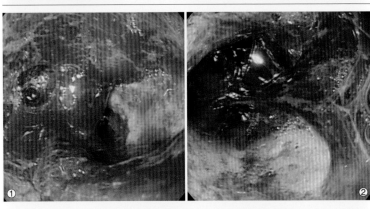

食管下段可见明显的血液。在血液的下面可见一部分损伤的黏膜。

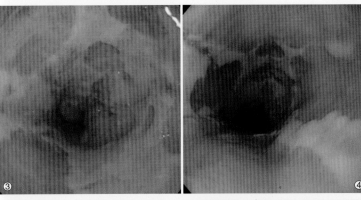

药物治疗后食管下段的出血停止，可见白苔。于食管下段见瘢痕性狭窄。④为③口侧的内镜像。

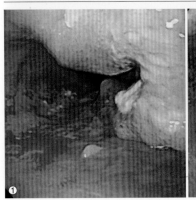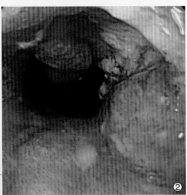

胸部食管中段见不规则的凹陷性病变，伴有环堤，溃疡底覆不均质白苔，局部可见出血。

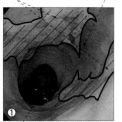

黏膜损伤　　　　　出血

食管裂孔疝

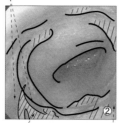

出血

黏膜损伤　　　　　出血

反流性食管炎　[288]

reflux esophagitis

　　因胃内容物反流入食管，于食管胃连接处产生黏膜损伤。病因可为食管裂孔疝、LES 松弛。内镜下的分级应用 LA 分极。Grade C 及 Grade D 的严重病例大多数可导致出血。

治疗　禁食，药物疗法

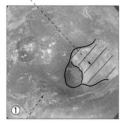

黏膜损伤

①

凝血块

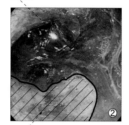

出血

②

黏膜损伤

食管溃疡　[289]

esophageal ulcer

　　除反流性食管炎伴有的溃疡以外，病因可以是特发性、药物性、食管异物、误服酸·碱、病毒性、白塞氏病·克罗恩病·结核等。

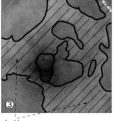

③

白苔

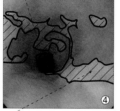

瘢痕狭窄

④

白苔

治疗　禁食，药物疗法、内镜下止血术

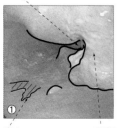

不规则凹陷

①

出血　　　　　环堤

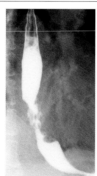

胸部食管下段可见边缘不整的狭窄。

食管癌　[290]

esophageal cancer

　　好发部位为胸部食管中段，男女性别之比为 3∶1，男性居多，分为局限于黏膜下层的浅表性癌及浸润至固有肌层以下的进展期癌。进展期癌中，有时溃疡底可以出血。

治疗　内镜下止血术，外科手术切除

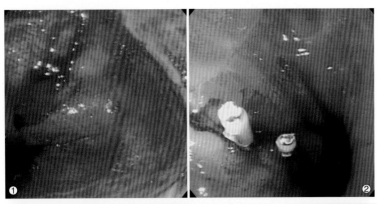

于食管胃连接处胃侧可见较深的纵行黏膜缺损，该处可见出血。
以止血用钛夹夹闭。

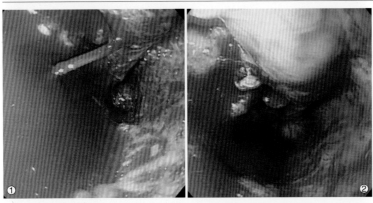

于食管下段可见与食管长轴方向一致的蛇行隆起，明显扩张，较软，其上局部见喷射性出血。其他部位也可见浅隆起。

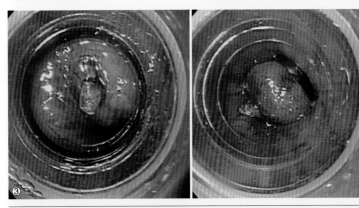

内镜下曲张静脉套扎术止血治疗。

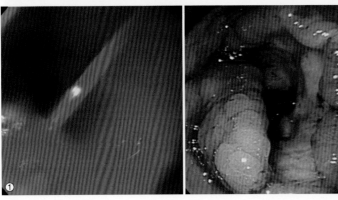

于急诊内镜检查时见明显的喷射性出血。止血治疗后行内镜检查，胃窦部见伴有巨大不规则溃疡的病变，溃疡底凹凸不平，溃疡的周围伴有环堤。

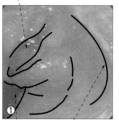

较深的纵行黏膜缺损

① 出血　食管胃连接处

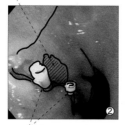

出血

钛夹夹闭

Mallory-Weiss 综合征 ［291］

Mallory–Weiss syndrome

　　大量饮酒后因剧烈呕吐而引起大量吐血的疾病。于食管胃连接处附近的黏膜（大多数为胃黏膜）产生纵行的裂伤。因裂伤严重而导致出血。

治疗　内镜下止血术，禁食，药物疗法

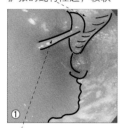

扩张的蛇行隆起，较软

① 喷射性出血

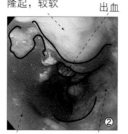

扩张的蛇行隆起，较软　出血

② 出血　扩张的隆起

食管静脉曲张 ［292］

esophageal varices

　　因门静脉压升高而引起的疾病，食管的黏膜下静脉扩张。根据内镜下的观察，曲张静脉的破裂大多数见于红色征（RC-sign）阳性的情况。

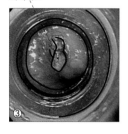

纤维栓

③

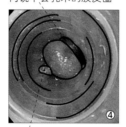

内镜下套扎术的胶皮圈

④ 纤维栓

治疗　内镜下曲张静脉套扎术，内镜下硬化疗法

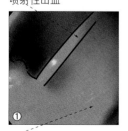

喷射性出血

① 大量的血液

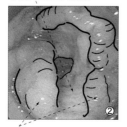

不规则的巨大溃疡

② 环堤

胃癌 ［293］

gastric cancer

　　有时浅表型的凹陷型，因组织较脆，可见活动性出血。另外，有时在2型以及3型胃癌的溃疡底也看见活动性出血或者喷射性出血。

治疗　内镜下止血术，药物疗法，外科手术切除

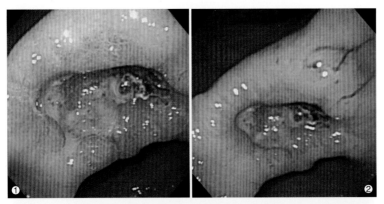

胃角可见界限非常清楚的凹陷性病变，于凹陷底的边缘可见露出的血管。

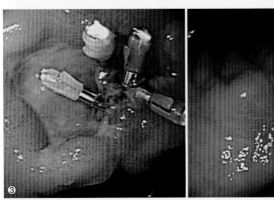

钳夹溃疡底的露出血管，④为③的10日后的图像，出现了再生上皮，有愈合的倾向。

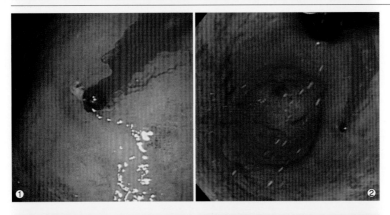

于胃体中段后壁见露出的血管残端。露出的血管残端局部未见明确的溃疡形成，血管处可见活动性出血。

钳夹止血。
④为③的7日后的内镜图像，确认已经止血。

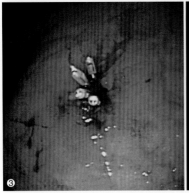

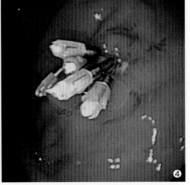

胃溃疡 294

gastric ulcer

露出血管

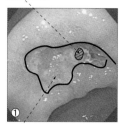

①

溃疡底

组织缺损侵及黏膜下层以下即为溃疡。其原因可以是 *H.pylori* 感染、非甾体类消炎镇痛药（NSAIDS）以及 Zollinger-Ellison 综合征等引起。在上消化道出血中，胃溃疡出血的发生率最高。溃疡底的喷射性出血、活动性出血以及露出血管均为内镜下止血的适应证。

钛夹

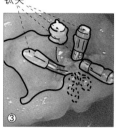

③

再生上皮

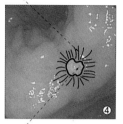

④

缩小的溃疡

治疗 内镜下止血术，药物疗法

Dieulafoy 溃疡 295

Dieulafoy's ulcer

出血

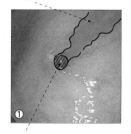

①

露出血管

因血管走行异常，胃内血管露出并导致出血。好发部位为贲门部及胃体上段，也可以发生于其他部位。一般不形成明确的溃疡。有时是大出血的原因。

活动性出血

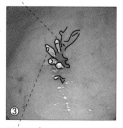

③

钛夹

钛夹

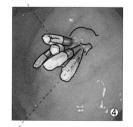

④

白苔

治疗 内镜下止血术，药物疗法

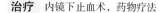

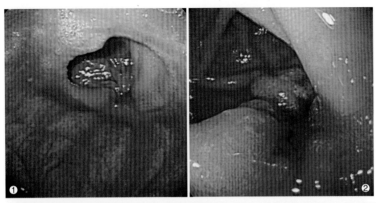

残胃的吻合口6点位的肛侧可见较浅的凹陷性病变，边缘清楚。凹陷面可见活动性出血。

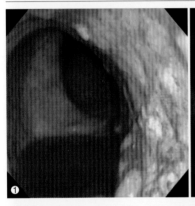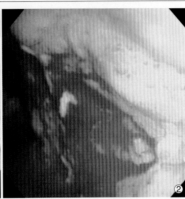

以胃体上段至下段后壁为中心的浅凹陷性病变，范围大。凹陷底凹凸不平，可见活动性出血。

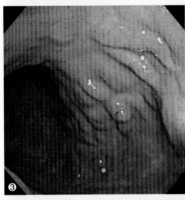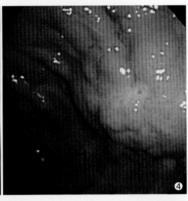

止血后行化学疗法，病变基本消失，被覆正常黏膜。

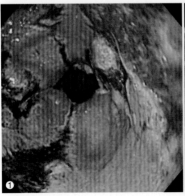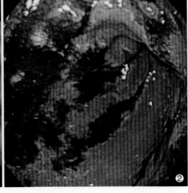

胃窦部可见多处地图状的黏膜缺损，附着黑色的凝血块。

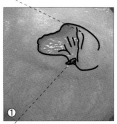

吻合口

溃疡

❶

溃疡底可见出血

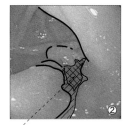

❷

吻合口溃疡 [296]

anastomotic ulcer

　　指发生于消化性溃疡以及癌术后吻合口的溃疡。好发部位大多数为吻合口的肛侧，多发生于术后 5 年内，有时也见于术后 20 年以上或者术后仅几日的患者。

治疗　内镜下止血术，药物疗法

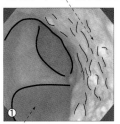

浅而范围广的凹陷性病变

❶

血液潴留

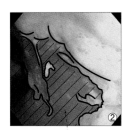

❷

凹陷性病变处的出血

胃恶性淋巴瘤 [297]

gastric malignant lymphoma

　　为非上皮性恶性肿瘤，呈各种黏膜下肿瘤样形态。如果形成溃疡，则大多数会导致出血。与进展期胃癌相比，溃疡的边缘大多数界限不清。

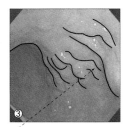

❸

轻度凹凸不整的黏膜

治疗　内镜下止血术，药物疗法，化学疗法，外科手术切除

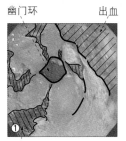

幽门环　　　　出血

❶

地图状的黏膜缺损及黑色的凝血块

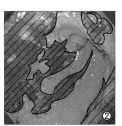

❷

胃窦部大面积的地图状黏膜缺损及凝血块

急性胃黏膜病变 [298]

acute gastric mucosal lesion

　　发病时伴有剧烈的上腹痛，大多数伴有恶心、呕吐。多因饮酒、应激以及药物引起。多发生于胃窦部，可见黏膜缺损及附着黑色的凝血块。

治疗　内镜下止血术，药物疗法

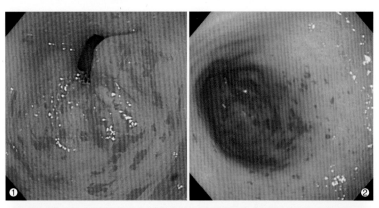

胃窦部散在扩张的毛细血管及点状出血。

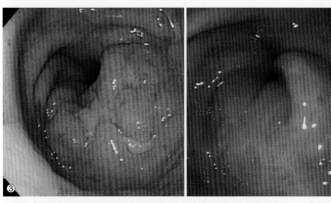

微波治疗后出现溃疡（③），1个月后病变消失（④）。

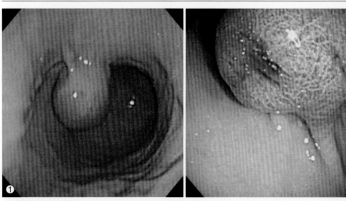

胃体下段小弯侧可见被覆正常黏膜的隆起性病变，表面光滑。仅于肿块顶部的中心凹陷处见少许血液附着。

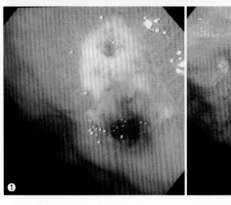
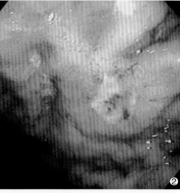

胃体中段后壁见浅凹陷性病变，边界清楚。溃疡底的局部见血液附着。本例曾有多次因呕血及便血而入出院的经历。

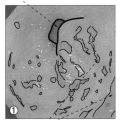

幽门环

毛细血管扩张·点状出血

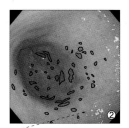

病变在胃窦部最明显

弥漫性胃窦部毛细 [299]
血管扩张症

diffuse antral vascular ectasia，DAVE

　　胃窦部弥漫性的点状发红的疾病，其内镜所见称为 honeycomb stomach。发病机制目前尚不清楚。大多数出现活动性出血，可以采用凝固疗法等进行止血治疗。

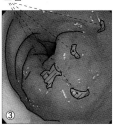

白苔

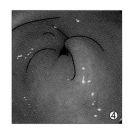

未见黏膜损伤

治疗 内镜下止血术，药物疗法

胃黏膜下肿瘤 [300]

gastric submucosal tumor

中心凹陷处附着血液

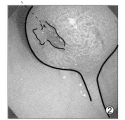

　　病变主要存在于胃黏膜下的隆起性病变，其中的大部分为非上皮性肿瘤。bridging fold 为其肉眼特征之一。如果肿瘤的顶部伴有中心凹陷，则易导致出血。

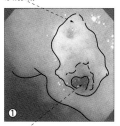

表面光滑的隆起性病变

治疗 内镜下止血术，外科手术切除

胃动静脉瘘 [301]

A–V malformation of the stomach

　　为先天性错构瘤性病变，由扩张的动脉和静脉形成。血管造影可以确诊。其特征为反复的出血。

溃疡底

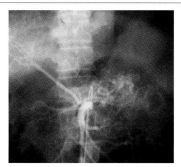

血液附着

血管造影检查，明确为动静脉畸形。

治疗 coil 栓塞术，外科手术切除

337

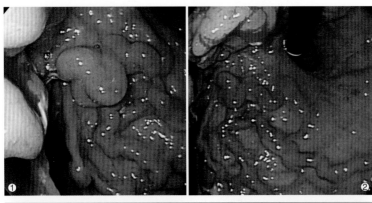

胃贲门部可见柔软、蛇行的隆起性病变，略呈蓝色。该部位可见活动性出血。

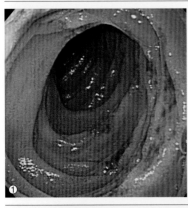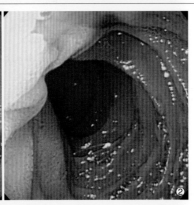

十二指肠降部 Kerckring 皱襞上可见较多的黏膜缺损以及发红，附着血液。

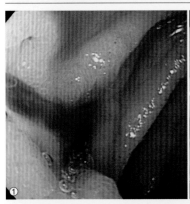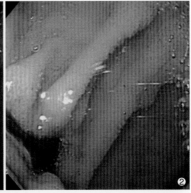

十二指肠球后部 Kerckring 皱襞之间可见浅凹陷性病变，边缘清楚。可见自溃疡底的活动性出血。

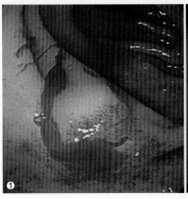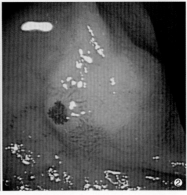

十二指肠球后部光滑的隆起处可见活动性出血，隆起的局部略呈蓝色。

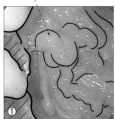

柔软、蛇行的隆起

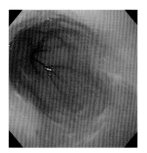

食管未见确切的曲张静脉。

胃静脉曲张 [302]

gastric varices

与食管静脉曲张相同，伴随门静脉高压症，穹隆部可见扩张的血管。在记录内镜检查所见时，分别记为 Lg-c（邻近贲门部的曲张静脉）和 Lg-f（距离贲门部稍远的、孤立的曲张静脉）。发红是治疗的适应证。

治疗 EIS，BRTO，TOPS

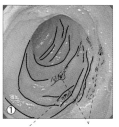

附着血液　黏膜损伤

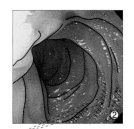

黏膜损伤

十二指肠糜烂 [303]

duodenal erosion

因药物、饮酒以及应激等发病，有时也可能伴有 Zollinger-Ellison 综合征。有时从球部延续至降部。

治疗 内镜下止血术，药物疗法

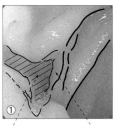

活动性出血　溃疡底

十二指肠溃疡 [304]

duodenal ulcer

与胃溃疡一样，在与发病有关的因素中，与 *H.pylori* 的关系非常密切。与胃溃疡相比，大多数处于高酸状态，好发部位为十二指肠球部。

治疗 内镜下止血术，药物疗法

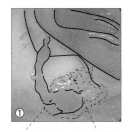

活动性出血　光滑的隆起

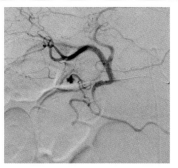

血管造影检查可以明确动静脉畸形。

十二指肠动静脉瘘 [305]

A–V malformation of the duodenum

为先天性错构瘤性病变，由扩张的动脉和静脉形成。血管造影可以确诊。其特征为反复的出血。

治疗 coil 栓塞术，外科手术切除

339

■参考文献

[1] 「胃と腸」編集委員会(編)(責任編集：多田正大・丸山雅一・藤野雅之)：胃と腸ハンドブック，医学書院，1992．

[2] 鈴木博昭(編)：消化器内視鏡のコツと落とし穴(上部消化管)，中山書店，1997．

[3] 磨伊正義・望月福治：胃疾患のX線・内視鏡診断と臨床病理，医学書院，1993．

[4] 佐野量造：胃疾患の臨床病理，医学書院，1974．

[5] 白壁彦夫：腹部X線読影テキスト1 — 食道・胃・十二指腸球部，文光堂，1979．

[6] 中村恭一：胃癌の構造(第2版・増補)，医学書院，1990．

[7] 日本食道疾患研究会(編)：臨床・病理　食道癌取扱い規約，第9版，金原出版，1999．

[8] 日本胃癌学会(編)：胃癌取扱い規約，第13版，金原出版，1999．

[9] 日本消化器内視鏡学会(監)・日本消化器内視鏡学会卒後教育委員会(責任編集)：消化器内視鏡ガイドライン，医学書院，1999．

[10] 日本消化器内視鏡学会用語委員会(編)：消化器内視鏡用語集，医学書院，1999．

[11] 多田正大，小越和栄，吉田操，牛尾恭輔，下田忠和(責任編集)：消化器形態用語の使い方・使われ方(CD-ROM版)，医学書院，1997．

[12] 竹本忠良・長廻紘(編集)：消化器内視鏡診断テキスト　①食道・胃・十二指腸(第2版)，文光堂，1997．

[13] 多賀須幸男：パンエンドスコピー — 上部消化管の検査・診断・治療，医学書院，1994．

[14] 鈴木茂(編)：ベーシック電子内視鏡テキスト　①上部消化管，秀潤社，1999．

[15] 熊倉憲二：図譜による胃X線診断学 — 基本所見の成り立ちと読影，金原出版，1968．

[16] Eisenberg RL : Thickening of gastric folds, In Gastrointestinal Radiology, A Pattern Approach, 2nd ed, p223-237, p228-270, B Lippincott, 1990．

[17] 松井敏彦：胃癌の鑑別診断，藤野雅之・多田正大(編)：早期胃癌ハンドブック，p82-93，中外医学社，1995．

[18] 金澤曉太郎，紀健二：Ménétrier病．臨床消化器内科9：1295-1305，1994．

[19] 堺勇二，渕上忠彦，平川雅彦，他：梅毒の上部消化管病変—鑑別診断を中心に．胃と腸29：1401-1410，1994．

[20] 中嶋秀麿，牛尾恭輔，飯沼元，他：消化管ポリポーシスにおける上部消化管病変の特徴．胃と腸29：1389-1400，1994．

[21] 檜沢一興，飯田三雄：家族性大腸腺腫症の臨床と研究の現況．日消誌92：829-835，1995．

[22] 青崎真一郎，濱田富志夫，馬場泰忠，他：血液疾患における上部消化管病変．胃と腸29：1377-1388，1994．

[23] 幕内博康：内視鏡所見3．二重染色．常岡健二(監修)：逆流性食道炎，文光堂，1988．

活检组织诊断的
基本知识和诊断方法

第 5 章

Ⅰ. 活检组织诊断总论

1 活检的目的 （表5-1）

· 通过病理所见对内镜所见进行进一步的理解、分析。

· 对内镜所见和病理所见进行 1 对 1 的对比是非常重要的。

· 活检时一般有发生出血等偶发的并发症的可能性。

· 必须有知情同意。

· 必须有书面同意书。

2 活检的禁忌证

◆ 全身性因素的禁忌证

① 患有不宜内镜检查的疾患。

② 有出血倾向的患者。

③ 正在服用抗凝药、抗血小板药 （表5-2）。

3 活检的并发症

· 伴随活检的偶发的并发症发生率为 0.004%。

· 一般常会伴有出血，也有穿孔的报道。

· 在活检之后，应该确认出血已经停止之后再拔出内镜。

表 5-1　活检的目的

1. 癌的确诊	5. 良恶性的鉴别诊断
2. 确定癌的浸润范围	6. 良性病变的病理组织学诊断
3. 确定癌的组织型	7. 幽门螺杆菌的诊断
4. 恶性疾病的确诊	8. 炎症、萎缩、肠上皮化生等的诊断

表 5-2　有抗凝作用的主要药物

药物	药效	停药时间
阿司匹林	解热，镇痛，抗炎	7 日以上
盐酸噻氯匹定	抑制血小板凝聚	7 日以上
Epadel（2 基 EPA）	抑制血小板凝聚	7 日以上
西洛他唑	抑制血小板凝聚	4 日
阿加曲班	抑制血小板凝聚	1 日
尿激酶	溶解血栓	1 日
华法令（华法令钙）	抗凝药	7 日以上

（引自文献 2）

▶ **病例 1** 胃活检后出血病例

患者为 44 岁男性，于胃角部前后壁见溃疡瘢痕，因此常规取病理进行检查。活检后当时的内镜所见（**图 5-1a**），出血时间与正常比较略延长，待确认出血已经停止后撤出内镜。当夜出现柏油样便，急诊入院。病理组织学所见为溃疡瘢痕的再生黏膜，未取到粗的动脉（**图 5-1b**）。

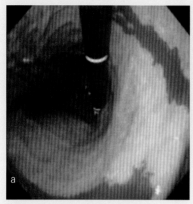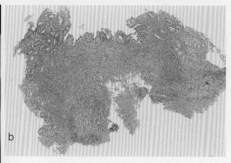

图 5-1　胃活检后出血病例
a：活检后当时的内镜像。
b：组织学像。为再生黏膜像，未取到动脉。

·检查后要详细说明注意事项，并要告知，如果病情有变化，及时来院。

4 内镜诊断与病理诊断的关系及诊断方法

·为了进行内镜诊断或者确定内镜所见以及更好地理解内镜下所见的形成而取组织进行病理诊断。

·当内镜诊断与病理诊断不一致时，必须重新进行。

·当未得到能够说明内镜所见的组织所见时，考虑可能所取材的部位存在问题。

·如果所取材的部位存在问题，必须重新取材。

·即使得到了能够说明内镜所见的组织所见，如果两者诊断不一致，应：①重新分析内镜所见；②直接与病理医生沟通、确认。

·有时病理标本的 deeper cut（把石蜡包埋的标本再进行深切）非常有效。

·病理诊断也不是 100%。

·内镜医生不是取病理的技师。

·必须详细记录内镜所见。

▶ **病例 2**　deeper cut 有效的病例

　　图 5-2 为在高度怀疑为Ⅱc病变的溃疡边缘取材的病理组织学像（原始图片），提示为再生上皮，未找到恶性所见。进行 deeper cut，提示为高分化型管状腺癌（**图 5-3**）。

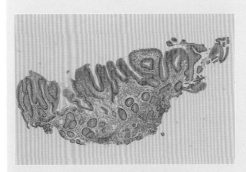

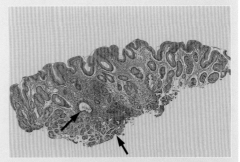

图 5-2　病理组织学像（原始图片）
通常方法制作的标本中未找到恶性所见。

图 5-3　deeper cut 后的组织学像
deeper cut 后找到提示癌的部分（箭头所示）。

▶ **病例 3**　活检误诊为癌的一例

　　图 5-4a 为取材自怀疑是增生性息肉的病变的活检组织学像，可见增生的腺窝上皮以及表层的糜烂。表层可见有大的核的异型细胞（**图 5-4b**）。应该知道，多数情况下于增生性息肉的表层可以出现这种异型细胞（组织细胞以及肿大的血管内皮细胞）。本例为外院请求会诊的病例，外院的病理报告为 poorly differentiated adenocarcinoma。

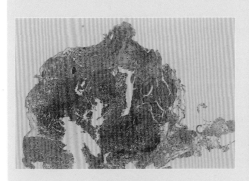

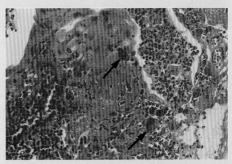

图 5-4　易误诊为恶性的所见
a：腺窝上皮增生性息肉的表面伴有糜烂性改变。
b：更加放大像。可见核大、不规整的异型细胞。

5 标本取材注意事项

· 在最确切的部位取材。

· 在病理申请书中详细记载（所见、取材部位、诊断等）。

· 标本的制作非常重要。

· 使用好的活检钳。

· 立即放入福尔马林中。

· 标本瓶不要弄错。

· 垂直方向钳取。

Ⅱ. 食管的活检

1 食管活检的特点

- 因为心脏的搏动有时可能导致很难确切地取材。
- 应用直视镜对直线状的管腔脏器进行检查，有时与活检部位呈切线方向，组织活检比较困难（活检钳从内镜钳道仅仅伸出一点点，对准病变张开活检钳，稍微吸引腔内气体，顶住腔壁，活检）。
- 异型增生（dysplasia）的诊断尚有待探讨。
- 炎症性病变（包括溃疡）所致的上皮异型改变与肿瘤性异型改变（dysplasia，癌）之间的鉴别诊断有时比较困难。
- 注意静脉曲张。

2 病理诊断的基础

◆ 正常组织

- 从内腔侧开始，食管黏膜是由黏膜上皮（复层鳞状上皮）、黏膜固有层、黏膜肌层、黏膜下层及固有肌层构成。
- 黏膜固有层是疏松的结缔组织，含有血管、淋巴管和食管腺等。

◆ 食管肿瘤

- 在食管肿瘤中，组织学上有待探讨的主要是：①癌与 dysplasia 的鉴别诊断；②癌的组织学分型（尤其是特殊型）。

1）食管鳞癌（图 5-5）

- 肿瘤细胞核不整、大小不等，核小体明显。
- 缺乏细胞层状分化倾向。
- 可见从基底细胞层到黏膜固有层的浸润像。
- 可见角化或者单一细胞角化不良（single cell dyskeratosis）。

2）食管腺癌

- 日本的食管腺癌还非常少。
- 发生于 Barrett 上皮的腺癌（Barrett 食管癌）在逐渐增多。
- 除 Barrett 食管外，也可能发生于食管腺、食管 – 贲门腺、异位胃黏膜。

3）食管 dysplasia

- 异型增生（dysplasia）是指上皮内肿瘤，即其异型性还没有达到上皮内癌的程度。
- 异型增生的诊断与胃的腺瘤一样，在其组织学诊断标准上有一些差异。尤其是重度异

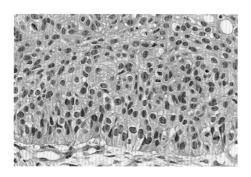

图 5-5　食管鳞癌
明显大小不等。未见细胞的层状分化倾向。

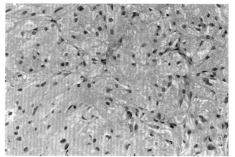

图 5-6　食管颗粒细胞瘤
胞浆内可见嗜酸性颗粒，免疫染色 S-100 阳性。

型增生（severe dysplasia）与 m1 癌之间的鉴别诊断，有时比较困难。

4）食管癌肉瘤（carcinosarcoma of the esophagus）

· 上皮性恶性肿瘤的癌与非上皮性恶性肿瘤的肉瘤两种成分存在于同一个病灶内的肿瘤。

· 鳞癌常常有肉瘤样改变。

· 真正的癌肉瘤的诊断，需要可见明确的、向非上皮性成分（平滑肌、骨、软骨等）的分化。

· 上皮性与非上皮性的标志物，免疫染色有诊断价值。

5）食管平滑肌瘤（leiomyoma of the esophagus）

· 在非上皮性肿瘤中发生率最高。

· 有发生于黏膜肌层的平滑肌瘤。

· 应注意，鳞癌有时存在于平滑肌瘤的表面。

6）食管颗粒细胞瘤（granular cell tumor of the esophagus）（图 5-6）

· 呈黄色、边界清楚的黏膜下肿瘤，中央略凹陷。

· 表现为大臼齿状或 sweet corn 样。

· 组织学上，其特征为胞浆内可见嗜酸性颗粒（PAS 阳性）。

· 起源不明，根据其免疫染色 S-100 蛋白阳性，考虑为来源于 Schwann 细胞。

◆ 非肿瘤性病变

· 食管的非肿瘤性病变有很多种。

· 经常需要与癌进行鉴别诊断。

1）食管炎（esophagitis），食管溃疡（esophageal ulcer）（图 5-7）

· 大多数为伴随胃食管反流病（GERD）的反流性食管炎。

· 除反流性食管炎外，也有感染性（单纯疱疹病毒、CMV 等）、药物、物理化学刺激以及伴随 Crohn 病、Behcet 病的食管炎及食管溃疡等。

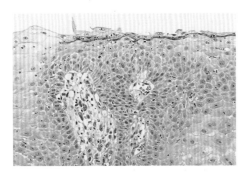

图 5-7　食管炎
复层鳞状上皮变得菲薄，可见细胞浸润及黏膜乳头的延长。

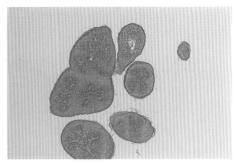

图 5-8　食管乳头状瘤
无异型的复层鳞状上皮呈乳头状增殖。

· 在伴随反流性食管炎的溃疡性病变的边缘取活检，常常可以观察到异型细胞，应该注意异型增生以及癌的鉴别诊断问题。

· 在不伴有内镜下黏膜损害的食管炎（发白、黏膜下透见的血管网消失）中，在组织学上也可见复层鳞状上皮稍显菲薄，上皮内细胞浸润，黏膜乳头延长。

2）食管乳头状瘤（papilloma of the esophagus）（图 5-8）

· 一般的，将好发于食管中段的白色小隆起（真正的乳头状瘤）与发生于食管下端（SC Junction）的发红的隆起，均称为乳头状瘤，但是两者却截然不同。

· 前者在内镜下表现为比较小的白色隆起，接近观察发现，与其名称一致，呈乳头状。

· 后者是伴随胃酸反流而引起的炎症性隆起。

· 前者是没有异型的复层鳞状上皮呈乳头状增殖，仅有极其轻度的炎症细胞浸润，可见黏膜乳头的延长。

· 后者可见复层鳞状上皮变得菲薄，黏膜固有层内有明显的炎症细胞浸润及毛细血管增生。

· 后者应用 PPI，有时可以消失。

3）食管糖原棘皮症（glycogenic acanthosis）

· 内镜下表现为多发的白色扁平隆起。

· 大多数见于高龄者。碘染色表现为强阳性。

· 组织学上表现为肿大的鳞状上皮增生（因富含糖原，碘染色强阳性）。

4）食管念珠菌病（candidiasia of the esophagus）（图 5-9）

· 内镜下呈白色的半球形小隆起。

· 组织学上于剥离的鳞状上皮及坏死组织内可见长的假性菌丝，PAS 阳性。

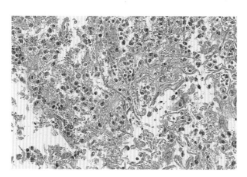

图 5-9　食管念珠菌病
在纤维素性渗出物、坏死组织中可见细长的菌丝。

5）异位胃黏膜（heterotopic gastric mucosa）

· 多发生于食管入口处。

· 内镜下呈椭圆形，边界清楚，发红。

Ⅲ. 胃的活检

1 活检的禁忌

◆ 局部禁忌证

1) 胃静脉曲张（gastric varix）

· 从贲门部到胃底穹隆部的结节状的、略呈蓝色的隆起。

· 表面光滑、有饱满感。

· 与周围的曲张静脉相延续。

2) 血管扩张症（vascular ectasia of the stomach）

· 周围伴有白色带的黏膜发红。

· 鲜红色，界限清楚。

· 治疗上，局部注射乙醇，APC。

3) 血管残端（visible blood）

· 溃疡底部突起的小隆起（**图 5-10**）。

· 是内镜下止血治疗的适应证。

4) 胃窦部毛细血管扩张症（gastric antral vascular ectasia；GAVE）

· 胃窦部数条发红的隆起（**图 5-11**）。

· 组织学上（切除标本）于黏膜固有层内可见明显的毛细血管扩张和血栓形成。

· 治疗上，APC（argon plasma coagulate），热凝，激光照射。

5) 其他的血管性病变

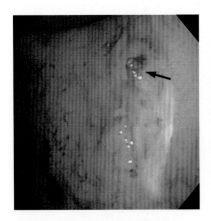

图 5-10　胃溃疡底的血管残端
溃疡底的血管残端（箭头所示）。

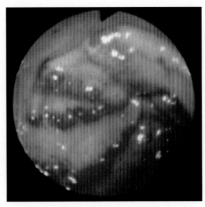

图 5-11 胃窦部毛细血管扩张症
胃窦部可见纵行的发红，即表现为所谓的 water melon stomach。

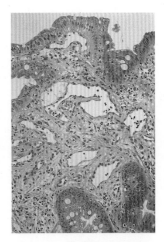

图 5-12　胃窦部毛细血管扩张症的病理组织切片像
黏膜固有层内明显的毛细血管扩张和血栓形成。

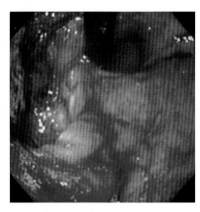

图 5-13　胃蜂窝织炎的内镜像
炎症波及胃壁全层，形成溃疡。周围因
炎症形成黏膜下肿瘤样的平缓隆起。

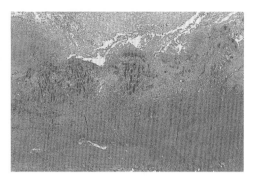

图 5-14　胃蜂窝组织炎的病理组织切片像
胃壁全层可见明显的炎性细胞浸润和表层纤维素渗
出。

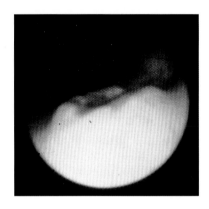

图 5-15　转移性胃恶性黑色素瘤
伴有平滑隆起的凹陷性病变。凹陷底呈
黑色。

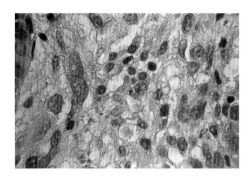

图 5-16　胃恶性黑色素瘤的病理组织切片像
胃黏膜固有层内有茶褐色颗粒的黑色素细胞。

◆ 活检时应注意的病变

1）胃憩室（gastric diverticulum）

- ·胃憩室常见于胃底穹隆部、胃体上部后壁、贲门部和胃窦大弯。
- ·深凹陷。
- ·凹陷面的黏膜与周围的黏膜相同。

2）胃蜂窝组织炎（phlegmone of stomach）（图 5-13）

- ·累及胃壁全层的严重炎症（手术切除标本）（**图 5-14**）
- ·胃壁脆弱。
- ·如果活检，有穿孔的可能。

3）胃恶性黑色素瘤（malignant melanoma of the stomach）

- ·胃恶性黑色素瘤几乎都是转移性的。
- ·中心凹陷，周围隆起。
- ·凹陷底呈黑色（**图 5-15**）。

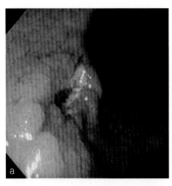
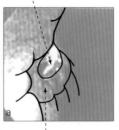

胃癌的活检位置（胃角部前壁的 0 Ⅱc+ Ⅲ 型胃癌）

应该注意活检引起的出血及病变的范围。本病变疑诊为 0 Ⅱc+ Ⅲ，因为小弯侧未见确切的 0 Ⅱc，在表现为 Ⅲ 的位置活检。前壁侧 0 Ⅱc 明显，在该处活检。其中 1 块应在与非癌黏膜的交界处活检。最后为了确定癌是否有湿润，也应该在内镜下考虑为非癌的位置进行活检。特别要在口侧进行活检。

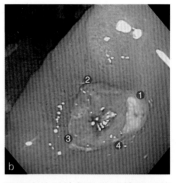

胃溃疡的活检部位及活检取材的顺序

活检组织从溃疡边缘取材。不能从溃疡底取材。取材的顺序一般考虑血液流出的方向从后壁及口侧开始取材。

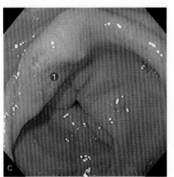

胃糜烂的活检部位

张开的活检钳的中心对准附着薄白苔的位置。

应该与微小胃癌、小胃癌相鉴别，因此取材的第一块非常重要。

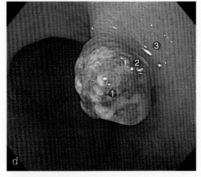

胃息肉的活检

疑诊为增生性息肉（隐窝上皮型）的隆起性病变的活检。

在息肉的顶部及近基底部的息肉部分进行取材。也应在息肉基底部的非息肉部分进行取材。

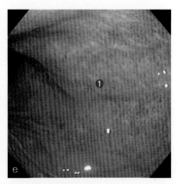

萎缩性胃炎的活检

因为萎缩性胃炎的活检目的是为了明确萎缩以及炎症的程度，因此在取活检的时候应该取到黏膜肌层，即取到黏膜层的全层。为了取到黏膜层的全层，应该将活检钳垂直对准胃壁。综合考虑画面中活检钳出来的地方以及活检的部位。

图 5-17　活检组织取材的部位

- 恶性黑色素瘤的活检引起转移的可能性大，所以活检时应注意。在保证确诊的前提下应尽量少取活检。
- 病理组织学上，如发现含有茶褐色颗粒的黑素细胞（melanocyte）即可确定诊断（**图 5-16**）。

2　活检组织取材的部位 （**图 5-17**）

- 为了得到正确的组织学诊断，在适当的位置活检是最重要的。
- 为了知道从病变的某个部位钳取组织是否正确，内镜医生必须要有病理知识。

1）胃癌（carcinoma of the stomach）

- 应该在癌与非癌的交界处活检。

- 内镜下正确地判断癌的范围的能力是很重要的（因此要多看一些切除胃的大体标本）。
- 附着白苔的部分是坏死组织。
- 对癌的活检还有一点需要注意，不仅要从已经明确是癌的组织处钳取数个标本，而且应该在内镜下可能为癌的部位以及非癌部位分3部分分别进行活检。
- 微小胃癌时，取材的第一块是非常重要的（取材后引起的出血可能掩盖病变）。

2）胃溃疡 (gastric ulcer)

- 与癌的鉴别诊断。
- 在溃疡边缘活检。
- 在溃疡（白苔部）与周围再生上皮的交界处活检。
- 组织学上，同时取到肉芽组织、坏死组织、再生上皮是最理想的。
- 在溃疡周围的几个地方（4处）活检。
- 临床上有极少数呈恶性循环的胃癌，有时直到愈合期、瘢痕期以后恶性所见才变得明确清楚。
- 必须追踪随诊观察。

3）胃息肉 (gastric polyp)

- 在隆起表面钳取组织。
- 有时增生性息肉 (hyperplastic poply) 表面出现糜烂、附着纤维素性渗出物，导致无法充分地钳取到上皮细胞。
- 在基底部活检是必要的。
- 对于胃底腺息肉 (fundic gland polyp) 活检一块就足够了。
- 对于增生性息肉，一般首先选择大的、形态异常的、表面明显凹凸不平的息肉进行活检。
- 对于多发性胃底腺息肉（胃底腺息肉一般均为多发），应该选择较大的息肉进行活检。

4）胃炎 (gastritis)

- 与癌的鉴别（尤其是糜烂性胃炎）。
- 对于单发的糜烂、发红，应引起足够的注意。
- 诊断有无炎症、活动性、萎缩、肠上皮化生、幽门螺杆菌 (*H.pylori*)。
- 应该钳取黏膜全层。
- 活检时，活检钳子要与胃壁成直角，在钳取的瞬间，稍稍压迫胃壁并稍微吸引胃腔内空气，有可能钳取到黏膜全层。

3 组织诊断的基础

◆ 正常组织 (normal histology)（图 5-18，图 5-19）

- 在幽门腺区域，幽门腺与隐窝上皮的比例为 1∶1。
- 在胃体腺区域，胃体腺与隐窝上皮的比例为 2 ~ 3∶1。
- 少数小圆形细胞仅存在于黏膜固有层间质。

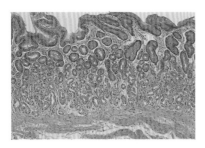

图 5-18　胃正常组织 – 幽门腺区域
幽门腺与隐窝上皮的比例为 1：1

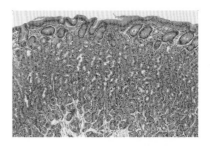

图 5-19　胃正常组织 – 胃体腺区域
胃体腺与隐窝上皮的比例为（2～3）：1

表 5-3　胃癌的组织学分类

1）**一般类型**　common type（略语）

　　乳头状腺癌　papillary adenocarcinoma（pap）

　　管状腺癌　tubular adenocarcinoma（tub）

　　　高分化型　well differentiated type（tub1）

　　　中分化型　moderately differentiated type（tub2）

　　低分化腺癌　poorly differentiated adenocarcinoma（por）

　　　实体型　solid type（por1）

　　　非实体型　non-solid type（por2）

　　印戒细胞癌　signet-ring cell carcinoma（sig）

　　黏液腺癌　mucinous adenocarcinoma（muc）

2）**特殊类型**　special type

　　腺鳞癌　adenosquamous carcinoma

　　鳞癌　squamous cell carcinoma

　　类癌　carcinoid tumor

　　其他癌　miscellaneous carcinomas

（引自文献 14）

◆胃癌（carcinoma of the stomach）

- 胃癌中大多数为腺癌。
- 因为组织学类型的不同导致临床病理学存在差异，所以不是仅仅活检后简单地诊断为 "癌" 就满足了。
- 胃癌的组织学分类见**表 5-3**。

【一般类型】

1）乳头状腺癌【papillary adenocarcinoma (pap) 】（图 5-20）

- 癌细胞包绕狭细的细胞间质生长增殖。
- 凸向腔内生长增殖。
- 癌细胞呈立方形至圆柱状。
- 大多数呈隆起型癌的形态。

2）管状腺癌 – 高分化型【tubular adenocarcinoma，well differentiated type (tub1) 】（图 5-21）

- 形成明显腺管结构的癌。
- 形成的腺管没有复杂的分支。

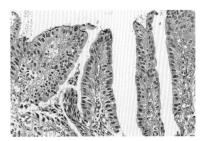

图 5-20　乳头状腺癌（pap）
呈间质细长的乳头状结构。

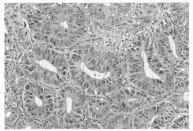

图 5-21　管状腺癌（高分化型）（tub1）
形成明显的腺管，N/C 比增大，核大小不等，极性紊乱。

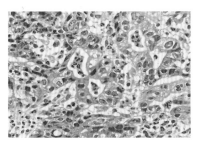

图 5-22　管状腺癌（中分化型）（tub2）
可见腺管形成，但是比较小，不规则，核圆而肿大。

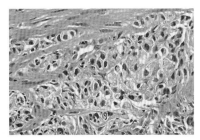

图 5-23　低分化腺癌（实体型）（por1）
癌细胞呈小的癌巢，条索状结构，多数为膨胀性增殖。

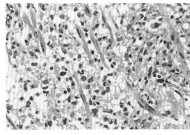

图 5-24　低分化腺癌（非实体型）（por2）
不形成腺管，呈散在性。

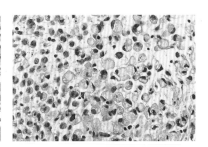

图 5-25　印戒细胞癌（sig）
癌细胞内潴留较多的黏液，核偏在。

- 癌细胞呈立方形至圆柱状。

- 高分化型癌与腺瘤的鉴别诊断通常比较困难，因病理医生之间诊断标准存在差异。

3）管状腺癌 – 中分化型【tubular adenocarcinoma，moderately differentiated type (tub2)】（图 5-22）

- 可见腺管形成，但是与 tub1 相比，其结构不规则。

- 癌细胞自身的轴性消失。

- 癌细胞核呈椭圆形，形状不规整。

4）低分化腺癌 – 实体型【poorly differentiated adenocarcinoma，solid type(por1)】（图 5-23）

- 基本看不到腺管结构。

- 癌细胞巢呈实体性髓样发育型。

- 伴有淋巴结增生的胃癌（gastric cancer with lymphoid stroma；GCLS）即为本型。

5）低分化腺癌 – 非实体型【poorly differentiated adenocarcinoma，non–solid type(por2)】（图 5-24）

- N/C 比高的癌细胞是浸润型。

- 有时在浸润时癌细胞形成微小腺管，或形成小的癌巢，并伴有纤维化。

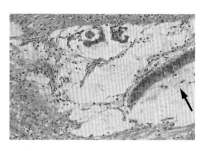

图 5-26　黏液腺癌（muc）
细胞外潴留较多的黏液，黏液结节中有癌
细胞漂浮。

6）印戒细胞癌【signet-ring cell carcinoma (sig) 】（图 5-25）

· 癌细胞的胞体内含有大量的黏液，因此细胞核被挤压向边缘。

· 根据胞体内所见，将印戒细胞分为经典型（classical type）、嗜酸型（eosinophilic type）、杯
状细胞型（goblet cell type）（图 5-25）。

7）黏液腺癌 [mucinous adenocarcinoma (muc)]（图 5-26）

· 黏液腺癌是癌细胞飘浮在大量的黏液中，或者围绕在黏液周围。

· 有的来源于印戒细胞癌，有的来源于高分化型腺癌。

· 因为黏液量很多，癌巢呈结节状。

· 黏液露出至表面时，可见表面附着水洗不易脱落的黄色黏液。

[特殊类型]

1）腺鳞癌（aenosquamous carcinoma）

· 在一个癌巢中同时有腺癌和鳞癌的成分。

· 必须看到明确的角化像、细胞间桥，才可以诊断为鳞癌。

· 应该与腺癌的 squamoid patten 相鉴别。

· 有关其发生的机制有多种学说，目前认为是在腺癌中伴有鳞状上皮分化的细胞。

2）鳞癌（squamous cell carcinoma）

· 癌全部由鳞癌成分组成。

· 必须看到明确的角化像、细胞间桥等鳞癌特有的表现才能诊断。

· 诊断胃食管连接处的鳞癌时必须有确实的证据证明癌发生于胃。

3）类癌（carcinoid tumor）（图 5-27 ~ 图 5-29）

· 肿瘤细胞的胞体丰富，核为小的椭圆形，核质均一。

· 呈小巢状、条索状或杆状，有时形成玫瑰花环或腺管。

· 嗜银反应、亲银反应、免疫染色以及电子显微镜下所见（胞体内有内分泌颗粒）有助于
诊断。

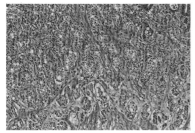

**图 5-27 类癌的组织学像
（HE 染色）**

大小比较均一的细胞呈小巢状增殖。

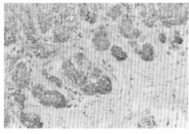

**图 5-28 类癌的组织学像
（Grimelius 染色）**

经 Grimelius 染色，细胞质中可见茶褐色颗粒。

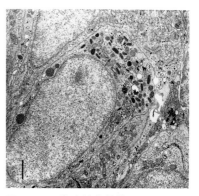

图 5-29 类癌的电镜像

细胞质中可见内分泌颗粒。

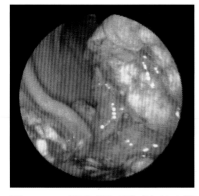

图 5-30 绒癌（绒毛膜癌）的内镜像（57 岁，男性）

从胃角后壁至大弯可见巨大的不规则溃疡性病变。

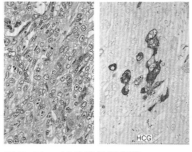

图 5-31 绒毛癌的组织像

可见类似合体滋养细胞（syncytiotrophoblast）的大型嗜酸性多核细胞。HCG 免疫染色阳性。

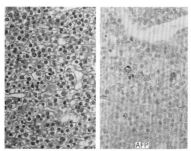

**图 5-32 肝细胞癌样胃癌
（hepatoid carcinoma）**

a. 细胞质发亮的细胞呈肝细胞索样排列。
b. 抗 AFP 免疫染色。茶褐色为阳性。

4）小细胞癌（内分泌细胞癌）【 small cell carcinoma （endocrine cell carcinoma）】

·N/C 比值很大的中型细胞呈片状、实体型、条索状增殖。

·与类癌相比，核明显增大，染色质丰富。

·有明显的异型性。

·嗜银反应、免疫染色以及电子显微镜所见有助于诊断。

5）其他

①绒癌（绒毛膜癌）（chorioma, choriocarcinoma）（图 5-30，图 5-31）

·可见类似于合体滋养细胞（syncytiotrophoblast）的大型嗜酸性多核细胞。

·根据血清 HCG 值的升高以及免疫组织学检查可以明确诊断。

·预后极差。

②产生 α-fetoprotein 的胃癌（AFP producing carcinoma）（图 5-32）

·此种癌的细胞质发亮或略呈嗜酸性，核大，有时核形奇特（bizarre）。

·这些癌细胞形成不规则的腺腔，呈索状（肝细胞索样）。

·免疫组织化学染色可以确诊。

· 排列成类似肝细胞索样，AFP 产生性胃癌有时也称为肝细胞癌样胃癌（hepatoid carcinoma）。

③ 其他

· 一直以来胃癌一般分为分化型和未分化型两大类（欧美分为 intestinal type 和 diffuse type）。

· 一般认为分化型癌由肠上皮化生而来，未分化型癌则来自胃固有腺。

· 近来大多根据黏液的性质分为胃型、肠型和混合型。

· 其中胃型分化型癌具有以下特征：①异型性低，活检诊断困难；②生物学恶性程度高。

◆ **胃恶性淋巴瘤**（malignant lymphoma of the stomach），**胃 MALT 淋巴瘤**

（mucosa-associated lymphoid tissue lymphoma of the stomach）（**图 5-33 ～图 5-35**）

· 胃恶性淋巴瘤占胃恶性肿瘤的 1% ～ 2%。

· 倾向于使用 REAL（A Revised European-American classification of the Lymphoid neoplasms）分型。

▶ **病例 4**　除菌疗法治疗后消失的 MALT 淋巴瘤

　　患者 32 岁，女性。**图 5-33**，**图 5-34** 为胃窦部后壁的 MALT 淋巴瘤。在取得患者的同意和理解的基础上，进行针对幽门螺杆菌的除菌治疗。除菌治疗结束后第 4 年的内镜所见，溃疡的部位变成褐色的萎缩黏膜（图 5-35）。同部位活检未见淋巴瘤细胞，仅见间质稀疏的黏膜。这种褐色的萎缩黏膜即为 MALT 淋巴瘤消失的内镜所见。

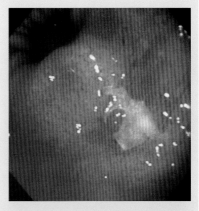

图 5-33　MALT 淋巴瘤 - 除菌前
胃窦后壁可见不规则溃疡，周边发红。

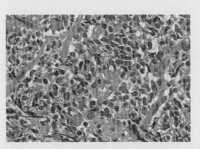

图 5-34　MALT 淋巴瘤 - 活检组织像
可见小型异型淋巴细胞浸润的 lymphepithelial lesion（LEL）。

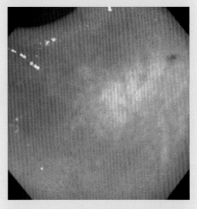

图 5-35　MALT 淋巴瘤 - 除菌后
除菌成功后，可见褐色的萎缩黏膜像。

表 5-4　恶性淋巴瘤的 WHO 分型 (局部略有改动)

B- 细胞性淋巴瘤 B-cell neoplasms

前体 B 细胞性肿瘤 Precurosor B-cell neoplasms

前体 B 淋巴母细胞白血病 / 淋巴瘤 precurosor B-lymphoblastic leukemia/lymphoma

成熟 (末梢性) B 细胞性肿瘤 mature(peripheral) B-cell neoplasms

B 细胞性慢性淋巴细胞白血病 (小淋巴细胞淋巴瘤) B-cell chronic lymphocytic leukemia

浆细胞性骨髓瘤 / 浆细胞瘤 plasma cell myeloma/ plasmacytoma

结外性边缘带 B 细胞性淋巴瘤 MALT 型 extranodal marginal zone B-cell lymphoma of MALT type

滤泡性淋巴瘤 follicular lymphoma

套细胞淋巴瘤 mantle cell lymphoma

弥漫性大细胞型 B 细胞性淋巴瘤 diffuse large B-cell lymphoma

Burkitt 淋巴瘤 /Burkitt 细胞性白血病 Burkitt lymphoma/Burkitt cell leukemia

T・NK 细胞性淋巴瘤 T and NK-cell neoplasms

前体 T 细胞性肿瘤 precurosor T-cell neoplasms

前体 T 淋巴母细胞白血病 / 淋巴瘤 precurosor T-lymphoblastic leukemia/lymphoma

成熟 (末梢性) T 细胞性肿瘤 mature(peripheral) T-cell neoplasms

成人 T 细胞性白血病 / 淋巴瘤 adult T-cell leukemia/lymphoma

节外 NK/T 细胞性淋巴瘤，鼻型 extranodal NK/T-cell lymphoma，nasal type

蕈样肉芽肿 / Sezary 综合征 mycosis fungoides/Sezary syndrome

末梢性 T 细胞性淋巴瘤 (除特殊类型外) peripheral T-cell lymphoma,not otherwise characterized

血管免疫母细胞型 T 细胞性淋巴瘤 angioimmunoblastic T-cell lymphoma

未分化大细胞型淋巴瘤，全身型 anaplastic large cell lymphoma,primary systemic type

霍奇金淋巴瘤 (霍奇金病)Hodgkin lymphoma(Hodgkin disease)

结节性淋巴细胞为主型霍奇金淋巴瘤 nodular lymphocyte predominance Hodgkin lymphoma

经典型霍奇金淋巴瘤 classical Hodgkin lymphoma

结节性硬化型 nodular sclerosis

多淋巴细胞经典型 lymphocyte-rich classical

混合细胞型 mixed cellularity

淋巴细胞减少型 lymphocyte depletion

表 5-5　胃恶性淋巴瘤的肉眼分型 (佐野)

1. 表浅型

2. 溃疡型

3. 隆起型

4. 弥漫浸润型

5. 巨大皱襞型

・最新分类为 WHO 分型 (**表 5-4**)。

・肉眼分型中普遍使用佐野分型 (**表 5-5**)。

・肉眼所见特点是多种多样，局部表现为黏膜下肿瘤的形态。

・在组织学诊断中，除 HE 染色外，必须进行免疫组织化学检查。

・消化道的恶性淋巴瘤中，B- 细胞性最多。

・MALT 淋巴瘤的概念是由 Isaacson 提出的，一般理解为 "恶性度低的淋巴瘤"。

表 5-6　MALT 淋巴瘤诊断的组织学评分

分级	描述	组织学特征
0	正常	固有层散在浆细胞，无淋巴滤泡
1	慢性活动性胃炎	固有层有小的淋巴细胞群，无淋巴滤泡，无 LELs
2	慢性活动性胃炎伴红斑淋巴滤泡形成	被套区和浆细胞环绕的突出的淋巴滤泡，无 LELs
3	可疑淋巴浸润达固有层，可能是反应性的	被淋巴滤泡环绕的淋巴滤泡浸润达固有层，偶尔达上皮层
4	可疑淋巴浸润达固有层，可能是淋巴瘤	被 CCL 细胞环绕的淋巴滤泡浸润达固有层，少数小的集群达上皮
5	低级别的 MALT B 细胞淋巴瘤	固有层有弥漫性的 CCL 细胞浸润，伴有明显的 LELs

CCL=centrocyte-like，LET=lymphoeithelial lesion

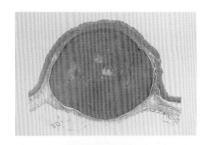

图 5-36　胃黏膜下肿瘤（胃平滑肌的组织剖面像）
与固有肌层相连的胃黏膜下肿瘤。肿瘤被覆与周围黏膜相同的正常黏膜。

表 5-7　呈黏膜下肿瘤形态的疾病

1. GIST
2. 肌原性肿瘤
3. 神经源性肿瘤
4. 类癌
5. 异位胰腺组织
6. 胃炎性纤维性息肉
7. 胃静脉曲张
8. 胃血管瘤
9. 胃脂肪瘤
10. 胃囊肿
11. 胃颗粒细胞瘤
12. 胃血管球瘤

· REAL 分型中，marginal zone 发生的 B- 细胞淋巴瘤定义为 marginal zone B-cell lymphoma。

· MALT 淋巴瘤与 *H.pylori* 感染的关系极具相关性，除菌疗法为第一选择。

· 组织学上，在套细胞的周边可见细胞的增殖，细胞为中型，核可见小裂，称为 CCL 细胞（centrocyte like cell）。这些细胞浸润至腺管，形成淋巴上皮病灶（lymphoepithelial lesion）(LEL)。

· MALT 淋巴瘤除菌后的活检病理组织学诊断使用 Wotherspoon 评分（**表 5-6**）。

◆ **胃黏膜下肿瘤**（submucosal tumor of the stomach）

· **图 5-36** 为典型的黏膜下肿瘤的剖面像。

· 不仅表面没有产生 delle（中心凹陷），通常的活检也很难取到肿瘤细胞。

表 5-8 　(1) GIST
GIST，平滑肌型，良性（平滑肌瘤）
GIST，平滑肌型，交界性
GIST，平滑肌型，恶性（平滑肌瘤）
GIST，平滑肌型，上皮样变异，良性（上皮样平滑肌瘤或良性成平滑肌瘤）
GIST，平滑肌型，上皮样变异，交界性（交界性上皮样平滑肌肿瘤或交界性成平滑肌瘤）
GIST，平滑肌型，上皮样变异恶性（上皮样平滑肌肉瘤或恶性成平滑肌瘤）
GIST，神经型（恶性）
GIST，平滑肌 – 神经混合型（考虑为恶性或潜在恶性）
GIST，缺乏平滑肌 – 神经型（考虑为恶性或者潜在恶性）

（引自文献 11）

(2) GIST（Erlandson）

1. 平滑肌型
2. 神经型
3. 混合型
4. 未分化型 (not otherwise specified =undifferentiated type)

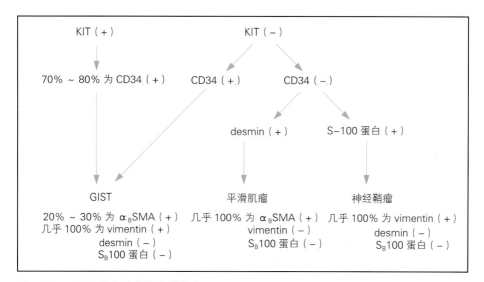

图 5-37　GIST 的免疫组织化学染色

· 为了进行术前的确诊，可以在人为地制造溃疡后活检，或者进行 EUS 下的穿刺细胞学检查。

· 呈黏膜下肿瘤样形态的疾病如**表 5-7** 所示。

· EUS 对于肿瘤的发生部位、浸润方式以及良恶性的判定非常有价值。

· SMT 中的大多数为 GIST (gastrointestinal stromal tumor)。

· GIST 的概念有广义和狭义之分（**表 5-8**）。近来认为，KIT 阳性者，以及 KIT 阴性但是 CD34 阳性者，考虑为 GIST（**图 5-37**）。

▶ **病例 5**　一例 GIST

　　图 5-38a 所示病例以柏油便为主诉入院。内镜下呈典型的黏膜下肿瘤的表现。组织学检查，由纺锤形细胞构成，免疫组织化学染色 S-100(-)，desmin(-)，actin(-)，vimentin (+)，CD34 (+)，KIT (+)（**图 5-38b**），诊断为 GIST。

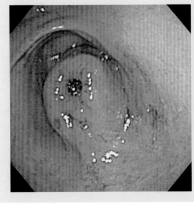 

图 5-38　胃的 GIST
a：胃窦部大弯的黏膜下肿瘤，中心凹陷。
b：免疫组织化学染色，KIT 阳性。

・GIST 为病理学的诊断名称。
・只要未经组织学证实，仅仅通过 X 线、内镜、EUS，不能诊断 GIST。

◆ 胃炎（gastritis）

・胃炎有很多种分型。
・近年来，通常使用综合内镜所见与病理所见的胃炎分型（Sydney System）（**图 5-39**，**图 5-40**）。

1) 萎缩性胃炎（atrophic gastritis）（图 5-41）

・内镜下可见非常明确的血管透见。
・而且组织学上固有腺减少。

2) 红斑的胃炎（erythematous gastritis）（图 5-42）

・以发红为主。
・表现为点状、斑状以及弥漫性。
・组织学上可见明显的炎症细胞浸润，*H.pylori* 阳性。

3) 糜烂性胃炎（erosive gastritis-flat type）

・可见平坦的糜烂。
・组织学上，表现为表层上皮的缺损。缺损部分可见坏死剥离的上皮细胞和机体的反应性细胞浸润。
・这种表层上皮的缺损、坏死物质的附着在内镜下表现为糜烂。

4) 糜烂性胃炎（erosive gastritis-raised type）（图 5-43）

・整体隆起，顶部可见糜烂（表层上皮的缺损、坏死物质的附着）。
・隆起包括糜烂所伴随的炎症引起的隆起以及幽门腺的过度增生和黏膜肌层的肌束纤维上翘所致的隆起。

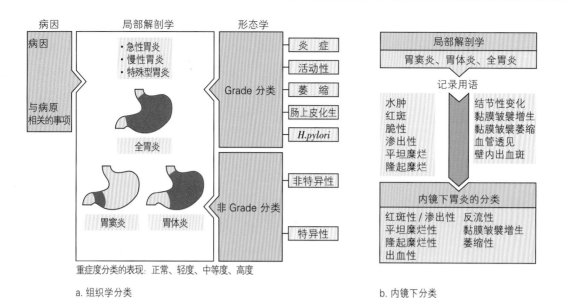

a. 组织学分类   b. 内镜下分类

图 5-39　最新的胃炎分型（Sydney System）（引自文献 13）

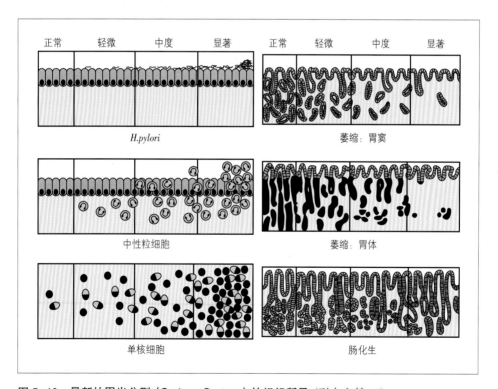

图 5-40　最新的胃炎分型（Sydney System）的组织所见（引自文献 14）

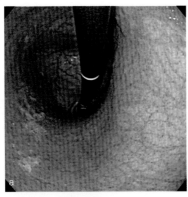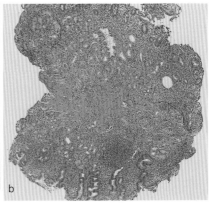

图 5-41　萎缩性胃炎
a：内镜像。血管透见明显。
b：活检组织像。可见胃体腺体减少和炎性细胞浸润。

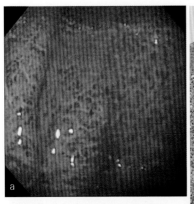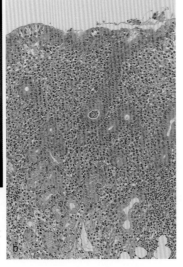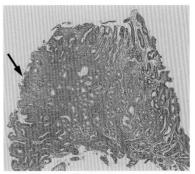

图 5-43　raised erosion 的活检组织像
幽门腺增生和来自黏膜肌层的肌束上翘，
表面伴有糜烂（箭头所示）。

图 5-42　erythematous gastritis
a：可见弥漫性发红和粗大的胃小区。
b：活检组织。黏膜固有层内可见以中性
粒细胞为主的炎性细胞浸润，*H.pylori* 阳
性。

◆ **胃息肉**（gastric polyp）

· 大部分胃息肉是以胃小凹上皮过度增生为主的增生性息肉，或者胃底腺过度增生和腺
　管的囊胞状扩张为主的胃底腺息肉。

1）胃底腺息肉（fundic gland polyp）（图 5-44）

· 发生于胃底腺（胃体部腺体）区域的息肉，一般呈多发性。

· 多见于中老年女性。

· 呈山田 II 型和山田 III 型，与周围黏膜相比较，颜色相同，或者稍显褪色，有时发红，
　表面光滑。

· 周围黏膜无萎缩，几乎无炎症。*H.pylori* 多为阴性。

· 组织学特征是胃体部腺体的过度增生和腺管的囊泡状扩张。

2）胃增生性息肉（hyperplastic polyp of the stomach）（图 5-45）

· 增生性息肉一般是指胃小凹上皮型增生性息肉。

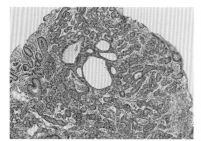

图 5-44 胃底腺息肉的活检组织像
特征为胃底腺的增生和囊泡状扩张。

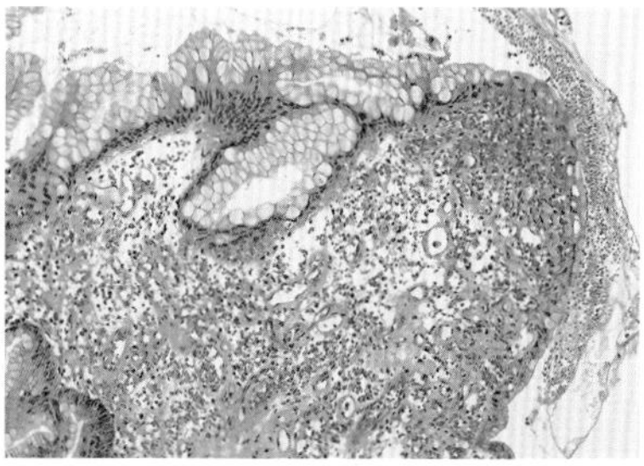

图 5-45 胃增生性息肉的活检组织像
明显的胃小凹上皮增生、间质细胞浸润和毛细血管增生。

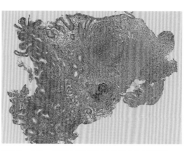

图 5-46 溃疡边缘的活检组织像
可见坏死组织、肉芽组织和再生黏膜。

- 呈现山田Ⅱ型、山田Ⅲ型、山田Ⅳ型等多种形态。
- 发红，有时局部可见白苔附着。
- 组织学特征为胃小凹上皮的增生、间质的炎性细胞浸润以及毛细血管增生。
- 因增生性息肉病灶内有时并存 dysplasia、focal cancer，所以 2cm 以上的增生性息肉是切除的适应证。
- *H.pylori* 多为阳性。

◆ 胃溃疡（gastric ulcer）（**图 5-46**）

- 溃疡就是组织的缺损。
- 胃溃疡有不同的时相。
- 胃溃疡的活检需要从白苔附着的边缘及其附近处活检。
- 在白苔处活检只有坏死组织和肉芽组织，诊断意义不大。
- 最理想的活检组织应该包括坏死组织、肉芽组织和再生黏膜。

4 胃活检病理诊断分型（Group 分型）的注意事项

- 应该同时记载 Group 分型与病理组织学诊断。
- 对有的病例进行 Group 分型比较困难。
- 某些病例异型增生（Group Ⅱ）与癌（Group Ⅳ或Ⅴ）的鉴别非常困难。
- 也有腺瘤与高分化型癌鉴别困难的病例。
- 异型增生、腺瘤、分化型腺癌的鉴别标准见**表 5-9**。
- 日本的病理医生与欧美的病理医生之间，诊断标准也有不同。
- 为了减少日美欧的病理医生之间对于诊断标准的不同所带来的差异，提出了新的分型标准（**表 5-10**）。
- 当内镜所见与 Group 分型不一致时，从内镜的角度，应该再重新查看内镜照片，另一方面，针对病理所见听取病理医生的意见。

表 5-9　腺瘤的异型程度分型判定标准

	增生性异型	腺瘤			分化型腺癌
		异型度分型			
		Ⅰ型	Ⅱ型	Ⅲ型	
核	类圆形	梭形	梭形	梭形~类椭圆形	类圆形~不规则形
核/细胞质比	轻度升高	基本正常	轻度升高	中度升高	明显升高
核的复层性	一般无	仅见于腺的底部	从腺管表面至底部,但仅轻度	从腺管表面至底部,但仅中度	复层性明显,核达到腺腔的内面
核的轴性	有时消失	存在	存在	有时消失	大多消失
核染色质	微细	微细	微细	比较粗糙	粗糙
核分裂象	比较多	仅见于腺的底部	主要在腺底部,近表面也有	主要在腺底部,越近底部越增加	各部位均出现
Paneth 细胞	+*	+	少数~（–）	（–）~极少	（–）~极少
杯细胞	+*	+	少数~（–）	（–）~极少	（–）~极少
腺管分化倾向	–	+	–	–	
结构异型	++	–	+	++	++ ~ +++
向正常黏膜移行	+	–	–	–	
	Group Ⅱ	Group Ⅲ			Group Ⅴ

+：可见。　–：无。*：只适于肠上皮化生（引自文献 15）

表 5-10　消化管上皮性肿瘤诊断的国际统一分类

类型 1　非肿瘤（negative for neoplasia/dysplasia）

类型 2　非肿瘤与肿瘤鉴别困难的病变 (indefinite for neoplasia/dysplasia）

类型 3　非浸润性低异型性肿瘤 (non-invasive low-grade neoplasia)

　　　　（低异型性腺瘤·异型) (low-grade adenoma/dysplasia)

类型 4　非浸润性高异型性肿瘤 (non-invasive high-grade neoplasia)

　　4.1　高异型性腺瘤·异型 (high- grade adenoma/dysplasia)

　　4.2　非浸润性黏膜内癌 (上皮内癌)[non-invasive carcinoma(carcinoma in situ)]*

　　4.3　疑为浸润癌 (suspicious for invasive carcinoma)

类型 5　浸润癌 (invasive neoplasia)

　　5.1　浸润性黏膜内癌 (intramucosal carcinoma)**

　　5.2　黏膜下层深层的浸润癌 (submucosal carcinoma or beyond)

* 非浸润性黏膜内癌（non-invasive carcinoma）＝无明显浸润的癌

** 浸润性黏膜内癌（intramucosal carcinoma ）＝浸润至黏膜固有层 (lpm) 或黏膜肌层 (muscularis mucosae) 的癌

（引自文献 16）

- 内镜下腺瘤和癌的鉴别诊断非常困难，而报告为 Group Ⅲ时，根据内镜所见选择治疗方法。

- 内镜下诊断为腺瘤，然而病理报告为 Group Ⅳ时，为万无一失，应该找病理医生进行确认，如果确定是 Group Ⅳ，则按照癌进行治疗。

▶ **病例6** 活检诊断困难的病例

胃角小弯的凹陷性病变（**图5–47a**），内镜未见明显的恶性改变，但伴有皱襞集中。可见有一定范围的溃疡性病变，不能否认恶性病变的存在。活检组织中可见由梭形核构成的异型腺管，界限清，为明显的肿瘤性病变（**图5–47b**）。在取活检时考虑为腺瘤。因为考虑是凹陷型腺瘤，癌存在的可能性大，而且内镜下切除比较困难，所以行胃部分切除。对切除胃标本进行病理学检查时，对于是癌还是腺瘤的诊断仍非常困难。多名病理医生会诊后，有3种不同的意见：①腺瘤；②全部为癌；③大部分为腺瘤，局部为癌。笔者认为，癌的部分是存在的，同时也存在腺瘤的部分，因为两者之间的移行部分未见确切的界限，所以最后的诊断是：全部癌，其中存在分化程度的不同。根据消化管上皮性肿瘤诊断的国际统一分类，将这样的病变分在类型4。

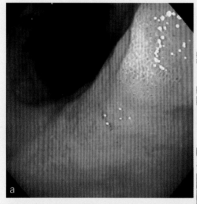
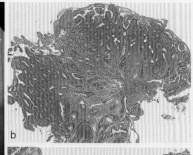
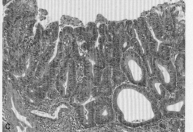

图5–47 凹陷型良恶性交界性病变
a.内镜像。胃角小弯的凹陷性病变，未见明显的虫蚀像。
b.病理组织学像。未见明显的癌所见，诊断为腺瘤。
c.切除胃组织像。与腺瘤的鉴别诊断比较困难，但是根据核异型以及结构异型而诊断为癌。

· 内镜怀疑为癌，然而病理报告为 Group Ⅲ 时，应该对活检取材部位进行仔细研究，并听取病理医生的意见。

· 内镜医生应该经常走访病理医生，病理医生也应该欢迎内镜医生的来访。

· 准确的诊断是内镜医生与病理医生的共同责任，而且内镜医生与病理医生保持良好的关系，既是为了患者，也可以提高医院的临床能力。

表 5–11　黏膜切除后的根治度的评价

综合性	浸润深度	组织学类型	癌巢内溃疡	VM，LM	ly . v
EA	M	pap 或 tub	无溃疡性病变	VM（–） LM 的 1mm* 以内无癌浸润	ly0 v0
EB			除 EA 和 EC 以外的		
EC			VM（+）或 LM（+）		

*LM 的 1mm 相当于正常腺管的大小。

（引自文献 17）

5　全瘤活检

· 所谓的全瘤活检是指将构成病变的组织全部切除，进行病理诊断的方法。

· 相当于息肉切除、EMR、ESD 切除后的标本。

· 黏膜切除术后根治度的评价参见胃癌诊疗规范（**表 5–11**）。

· 为了正确评价根治度，必须将切除的标本细致地薄切，进行充分的检查。

· EMR、ESD 的并发症几乎都是出血和穿孔。

▶ **病例 7** EMR 的并发症 – 穿孔

患者为 70 岁男性。对胃角对侧大弯的 c Type 0 Ⅱc T1 病变进行 EMR。因患者于术后即诉剧烈腹痛而摄腹部 X 线片，于横隔下见游离气体，诊断为 EMR 后穿孔。检查 EMR 术后的标本，发现切除了胃壁全层（**表 5–48**）。

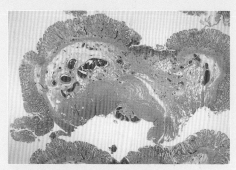

图 5-48　EMR 致穿孔病例
可见浆膜下组织，切除了胃壁全层。

▶ **病例 8** EMR 的并发症 – 出血

对胃体下段前壁的 c Type 0 Ⅱc T1 病变进行 EMR。EMR 术后未见出血，但是当夜出现呕血，随即行急诊内镜检查，发现 EMR 术后形成的溃疡底部出血。应用金属夹钳夹止血。EMR 术后标本的组织学检查，黏膜下层可见小动脉（**表 5–49**）。

EMR 术后出血，如果可见血管残端，应积极地进行止血治疗。

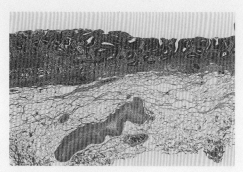

图 5-49　EMR 致出血病例
黏膜下层可见小动脉。

Ⅳ. 十二指肠的活检

1 十二指肠活检的特点

· 伴有溃疡的癌极其少见。
· 十二指肠球部是溃疡的好发部位。
· 十二指肠降段可以发生各种各样的病变。
· 乳头部是肿瘤的好发部位。
· 由于电子内镜的普及和广角内镜的发展，在上消化道内镜检查中，对十二指肠进行活
检的次数也在增加。

2 病理诊断的基础

◆ 正常结构

· 十二指肠黏膜上皮呈绒毛状，表面上皮有刷状缘（brush border）（与胃的表面上皮明显
不同）。
· 从球部至降部口侧之间存在十二指肠腺（Brunner 腺）。
· 十二指肠球部的黏膜肌层有复杂的分支。

◆ 十二指肠肿瘤

1）十二指肠癌（图 5-50，图 5-51）
· 近来在内镜检查时其发现率在逐渐增高。
· 大多数早期癌均呈浅凹陷而边缘略隆起（Ⅱc+Ⅱa）的形态。
· 组织学上几乎都是管状腺癌。

2）十二指肠腺瘤（图 5-52）
· 大多数表现为隆起。
· 病理组织学诊断标准与大肠腺瘤大致相同。

3）十二指肠类癌（carcinoid tumor of the duodenum）
· 常见于十二指肠球部。
· 为半球形的黏膜下隆起，有时顶部伴有糜烂。
· 组织学所见与胃的类癌相同。
· 低度异型的类癌可以通过 EMR 等进行内镜下治疗。

4）十二指肠恶性淋巴瘤（malignant lymphoma of the duodenum）（图 5-53）
· 一直认为原发性十二指肠恶性淋巴瘤比较少见，但是近来常有报道。
· 大多数为 B- 细胞淋巴瘤。
· 在全消化道有一种表现为多发性隆起性病变的多发性淋巴瘤样息肉病（MLP），在十二

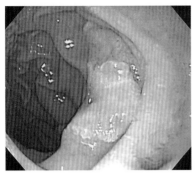

图 5-50　十二指肠癌
位于降段外侧。为边缘隆起、中央凹陷的病变。

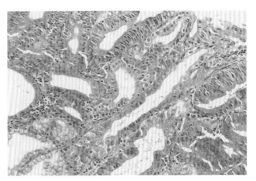

图 5-51　十二指肠癌
形成明显的管状结构，核大小不一，轴相紊乱。

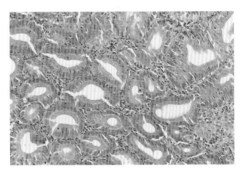

图 5-52　十二指肠腺瘤
梭形核规则地排列在基底部。

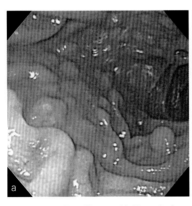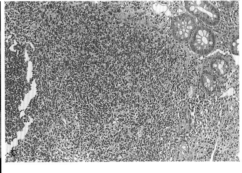

图 5-53　十二指肠恶性淋巴瘤（MLP）
a：降部多发性隆起性病变。
b：活检组织像。黏膜固有层深层有重度异型的淋巴细胞浸润。免疫组化染色的结果是套细胞
淋巴瘤（mantle cell lymphoma）。

　　指肠也表现为隆起性病变。

・MLP 多为 mantle cell lymphoma。

・组织学上可见弥漫性的异型淋巴细胞浸润。

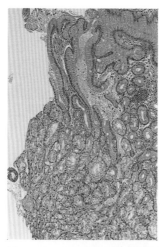

图 5-54　十二指肠球部的胃上皮化生
表面上皮无刷状缘，是胃小凹上皮。

◆ 其他

1）Brunner 腺增生

- 一直以来称作腺瘤，但是实际上不是真正的肿瘤，而是 Brunner 腺增生。
- 虽然非常罕见，但是也存在真正的腺瘤，所以 Brunner 腺腺瘤与 Brunner 腺增生必须明确区分。
- Brunner 腺增生在内镜下表现为表面光滑的隆起性病变。
- 组织学上表现为，隆起的大部分为未见异型的 Brunner 腺增生所占据，表层常可见胃上皮化生。

2）胃上皮化生（图 5-54）

- 大多数发生于糜烂再生时。
- 表现为小隆起时，近距离观察，有时可以观察到胃黏膜的细微结构。
- 组织学上表现为胃小凹上皮。
- 无刷状缘，PAS 阳性。
- 多伴有炎性细胞浸润和再生性改变，有时存在 *H.pylori* 感染。

3）异位胃黏膜

- 在十二指肠球部见到颗粒状隆起。
- 组织学上，是胃体腺黏膜。几乎无细胞异型和炎症。

4）十二指肠淀粉样变性（amyloidosis of the duodenum）

- 于十二指肠降部见黏膜粗糙、Kerkring 皱襞消失、发红、糜烂。
- 组织学上可见黏膜下层的血管周围有嗜酸性无结构的物质沉着。
- 刚果红染色，应用偏光显微镜观察，可以确诊。

5）其他

- 还有急性糜烂、Crohn 病的十二指肠病变、溃疡性结肠炎的十二指肠病变、嗜酸细胞性胃肠炎的十二指肠病变、淋巴管瘤、IFP（inflammatory fibroid polyp）等。

■**文献**

[1] 斎藤征史, 庄司達弘：インフォームド・コンセントガイドライン. 日本消化器内視鏡学会卒後教育委員会(編集)：消化器内視鏡ガイドライン, pp2-9, 医学書院, 1999.

[2] 日本消化器内視鏡学会　認定医学術試験問題, 解答と解説, p6, 医学書院, 1999.

[3] 金子栄蔵, 原田英雄, 春日井達造, 他：消化器内視鏡関連の偶発症に関する第2回全国調査報告—1988年より1992年までの5年間. Gastroenterol Endosc 37 : 642-652, 1995.

[4] 川口実, 高木融, 鴇田博美, 他：胃カルチノイドの治療. 胃と腸 35 : 1405-1415, 2000.

[5] 小関啓太, 滝澤登一郎, 小池盛雄, 他：胃型・腸型分類からみた胃型高分化型癌の悪性度. 胃と腸 34 : 507-512, 1999.

[6] Harris NL, Jaffe ES, Stein H, et al : A revised Europian-American classification of lymphoid neoplasms. Blood 84 : 1359-1392, 1994.

[7] Isaacson P, Muller-Hermelink HK, Piris MA, et al : Extranodal marginal zone B-cell lymphoma of mucosa-associated lymphoid tissue(MALT lymphoma). Haematopoietic and lymphoid tissue, World Health Organization Classification of Tumors. IARC Press, Lyon, pp157-160, 2001.

[8] 佐野量造：胃疾患の臨床病理, pp257-274, 医学書院, 1974.

[9] Isaacson P : Gastrointestinal lymphoma. Hum Pathol 25 : 1020-1029, 1994.

[10] Wotherspoon AC, Doglioni C , Diss TC , et al : Regression of primary low-grade B-cell gastric lymphoma of mucosa-associated lymphoid tissue type after eradication of Helicobacter pylori. Lancet 342 : 575-577, 1993.

[11] Rosai J : Ackerman Surgical Pathology, 8 ed, pp645-647, Mosby, 1995.

[12] 木下和郎, 磯崎耕次, 廣田誠一, 他：Gastrointestinal stromal tumor(GIST)の基礎と臨床. Gastroenterol Endosc 45 : 2181-2187, 2003.

[13] Misicwicz JJ, Tytgat GNJ, Goodwin CS, et al : The Sydney System : A new classification of gastritis. J Gastroenterol Hepatol 6 : 207-252, 1991.

[14] Dixon MF, Genta RM, Yardley JH, et al : Classification and Grading of gastritis : The Up-dated Sydney System. Am J Surg Pathol 20 : 1161-1181, 1996.

[15] 廣田映五：胃生検アトラス, p31, 文光堂, 1989.

[16] Ronald J Schlemper, 加藤洋, Robert Riddel, et al：消化管上皮性腫瘍(gastrointestinal epithelial neoplasia)の新しい国際コンセンサス分類(Vienna classification). 胃と腸 34 : 1043-1049, 1999.

[17] 日本胃癌学会(編)：胃癌取扱い規約　第13版, 金原出版, 1999.

内镜诊断和治疗的基本知识

第 **6** 章

1 食管良性疾病 (378 页)

◆食管炎分级

表 6–1　食管炎内镜分级（Los Angeles 分级）

表 6–2　食管炎内镜分级（Savary–Miller 分级）

表 6–3　食管炎内镜分级（东京分级）

图 6–1　gastroesophageal flap valve 的内镜所见分级

◆食管静脉曲张分级

表 6–4　食管静脉曲张内镜所见诊断标准

2 食管癌的分类 (381 页)

图 6–2　食管癌的所在部位

表 6–5　食管癌的肉眼及内镜所见分类

表 6–6　食管癌的组织学分类

表 6–7　食管癌的浸润深度分级

3 胃良性疾病 (384 页)

表 6–8　慢性胃炎的分类

表 6–9　急性胃黏膜病变的分类

图 6–3　胃溃疡的时态分类

图 6–4　山田分类

图 6–5　EUS 下正常胃壁各层结构模式图

图 6–6　U1 Ⅳ溃疡的 EUS 下形态模式图及愈合期

图 6–7　凹陷型早期胃癌的 EUS 模式图及壁内浸润深度

4 胃癌的分类 (387 页)

图 6–8　胃癌所在部位

表 6–10　胃癌的组织学分类

图 6–9　胃癌的肉眼分类

表 6–11　胃癌的浸润深度分类

表 6–12　胃癌的活检组织分类（Group 分类）

5 上消化道内镜治疗 (390页)

图 6-10　上消化道出血的诊断和治疗原则

图 6-11　食管静脉曲张的内镜下治疗——硬化疗法和 EVL 疗法

表 6-13　早期食管癌黏膜切除术的适应证

图 6-12　食管的内镜下黏膜切除术（EMR）（EMR-tube 法）

表 6-14　食管良性病变引起的狭窄治疗的适应证

表 6-15　出血性休克的严重程度分级

表 6-16　出血性病变的 Forrest 分级（修订版）

表 6-17　胃出血性病变的止血术

图 6-13　胃的内镜下黏膜切除术（EMR）strip biopsy

表 6-18　早期胃癌内镜下黏膜切除术的适应证

图 6-14　内镜下黏膜下层剥离术（ESD）的方法

表 6-19　上消化道异物的分类

表 6-20　上消化道异物的取出法

6 十二指肠疾病 (315页)

图 6-15　乳头部癌的肉眼分型

图 6-16　乳头部癌"溃疡"的概念

7 全身性疾病的消化道病变 (395页)

表 6-21　全身性疾病的消化道病变

表 6-22　原发性消化道淋巴瘤的病期分期

表 6-23　淋巴瘤的分型（新 WHO 分类）

表 6-1　食管炎内镜分级（Los Angeles 分级）

Grade 0	黏膜无损害
Grade N	内镜下无改变
Grade M	颜色改变型
Grade A	黏膜损害的长度不超过 5mm
Grade B	至少 1 处黏膜损害的长度在 5mm 以上，但无融合
Grade C	至少存在 1 处、有 2 条以上的皱襞的黏膜损害相融合，但非全周性
Grade D	全周性的黏膜损害

（引自文献 1）

为 GERD 的最基本的分级。国际上普遍应用 A ~ D。日本根据颜色改变，有时也使用 Grade M。一般来说，很少使用本分级以外的其他的分级方法，由此可知本分级使用频率之高，所以必须将本分级熟记于心。

表 6-2　食管炎内镜分级（Savary-Miller 分级）

Stage	内镜所见
Ⅰ	1 个或 1 个以上非融合性的、伴有红斑的黏膜病变，有时伴有渗出或浅糜烂
Ⅱ	糜烂性、渗出性病变，融合，但未累及食管全周
Ⅲ	糜烂性、渗出性病变覆盖食管黏膜全周，引起管壁炎性浸润，但无狭窄
Ⅳ	伴有慢性黏膜病变（溃疡、管壁纤维化、狭窄、食管短缩、伴有柱状上皮的瘢痕）

（引自文献 2，3）

早期的基本分级方法。与 Los Angeles 分级不同，该分级还包括颜色改变。在国际上基本上不使用。

表 6-3　食管炎内镜分级（东京分级）

Grade 0	无食管炎表现
Grade 1	可见发红或白色混浊
Grade 2	糜烂、溃疡从食管胃连接部开始范围不足 5cm，无融合
Grade 3	糜烂、溃疡从食管胃连接部开始范围 5 ~ 10cm，有融合，但非全周性
Grade 4	糜烂、溃疡从食管胃连接部开始超过 10cm 以上，或全周性
附记事项	1.Barrett 食管：记录食管柱状上皮的长度 2. 狭窄：记录大致的内径

（引自文献 4）

日本制订的唯一的分级方法，是介于 Savary-Miller 分级与 Los Angeles 分级之间的、非常有使用价值的分类方法，未在国际范围内使用。

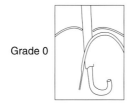
Grade 0　可见沿贲门小弯侧 3 ~ 4cm 的黏膜隆起，食管裂孔常处于闭合状态

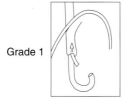
Grade 1　沿贲门小弯侧的黏膜隆起与 Grade 0 相比略小，食管裂孔随呼吸运动呈开闭状态

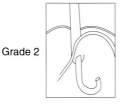
Grade 2　仅见少许沿贲门小弯侧的黏膜隆起，食管裂孔基本处于开放状态

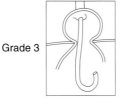
Grade 3　不能观察到沿贲门小弯侧的黏膜隆起，食管裂孔常处于开放状态，可见食管黏膜

图 6-1　gastroesophageal flap valve 的内镜所见分级（根据文献 5 稍作改动）

本分类可在内镜下判定胃食管连接部括约肌的功能。Grade 3 相当于食管裂孔疝，Grade 0 为正常。翻转观察见贲门部处于开放状态为 Grade 2，这些内镜分级与 GERD 的频率及 GERD 的程度显著相关，可以充分反映 GERD 的状态。

表 6-4　食管静脉曲张内镜所见诊断标准

判定因子	标记	细分
1. 部位 （location）	L ： Ls	： 累及至食管上段的静脉曲张
	Lm	： 累及至食管中段的静脉曲张
	Li	： 限于食管下段的静脉曲张
	Lg	： 胃静脉曲张，分为 Lg-c 和 Lg-f
	Lg-c	： 接近贲门口的静脉曲张
	Lg-f	： 远离贲门口的孤立存在的静脉曲张
2. 形态 （form）	F ： F_0	： 未见静脉曲张
	F_1	： 直线形、细的静脉曲张
	F_2	： 串珠状中等程度的静脉曲张
	F_3	： 结节状或瘤状粗的静脉曲张
3. 基本色调 （color）	C ： Cw	： 白色静脉曲张
	Cb	： 蓝色静脉曲张
	备注：血栓性静脉曲张附记为 Cb-Th、Cw-Th	
3. 基本色调 （color）	C ： Cw	： 白色静脉曲张
	Cb	： 蓝色静脉曲张
	备注：血栓性静脉曲张附记为 Cb-Th、Cw-Th	
4. 红色征 （red color sign）	Rc：红色征是指呈蚯蚓状（red wale marking；RWN）、樱桃红样（cherry-red spot；CRS）、血泡样（hematocystic spot；HCS）这三种	
	即使是 F0，如果有 RC sign，也要记录	
	Rc（–）：完全无红色征表现	
	Rc（+）：局限性，可见少数	
	Rc（++）：介于（+）和（+++）之间	
	Rc（+++）：全周性，多发	
	备注：有毛细血管扩张者附记为 TE	
5. 出血所见 （bleeding sign）	出血所见：喷射性出血（spurting bleeding）	
	渗出性出血（oozing bleeding）	
	出血后所见：红色血栓（red plug）	
	白色血栓（white plug）	
6. 黏膜所见 （mucosal findings）	E ： 糜烂（erosion）	
	Ul ： 溃疡（ulcer）	
	S ： 瘢痕（scar）	
	分为 3 种，用（+）（–）表示	

（引自文献 7）

> 以上为食管静脉曲张的基本的名称及分级，现在也没有变化，一直在沿用，因为在内镜检查时必须记载，所以一定要牢记。

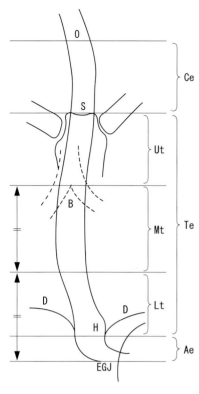

图 6-2　食管癌的所在部位（引自文献 8）

O　：食管入口处 esophageal orifice

S　：胸骨上缘 upper margin of the sternum

B　：气管分叉处下缘 tracheal bifurcation

D　：膈肌 diaphragm

H　：食管裂孔 esophageal hiatus

EGJ：食管·胃连接处 esophagogastric junction

为了明确原发灶的部位，按下述进行区分：

食管颈段（Ce）cervical esophagus：食管入口至胸骨上缘

食管胸段（Te）thoracic esophagus

　食管上胸段（Ut）upper thoracic esophagus：胸骨上缘至气管分叉处下缘

　食管中胸段（Mt）middle thoracic esophagus：气管分叉处下缘至食管·胃连接处 2 等分的上 1/2

　食管下胸段（Lt）lower thoracic esophagus：气管分叉处下缘至食管·胃连接处 2 等分的下 1/2 中的胸腔内食管

食管腹段（Ae）abdominal esophagus：气管分叉处下缘至食管·胃连接处 2 等分的下 1/2 中的腹腔内食管

注 1）　食管入口的高度在环状软骨的下缘。

注 2）　下咽部记为 Ph，食管·胃连接处为 EGJ。

注 3）　主要占据部位是指癌浸润深度最深的部位。仅靠浸润范围判断困难时，把癌肿的中心作为占据部位。

注 4）　食管·胃连接处的癌，从连接处开始口侧的癌记为 E，肛侧的癌记为 G，3 种癌分别记为 EG,E=G,GE。

注 5）　EGJ 位于胸腔内时，记为 EGJ-H。

这是根据 1999 年的《食管癌诊疗规范》制订的分类及名称，进行了合理的规范。

本分类适用于食管癌所在部位的记载。

表 6-5 食管癌的肉眼及内镜所见分类

1. 浅表型（0 型）superficial type

0- Ⅰ 型 浅表隆起型 superficial and protruding type：明显的隆起性病变

　　0- Ⅰ p 息肉型 polypoid type（包括乳头型 papillary type）

　　0- Ⅰ pl 丘状型 plateau type

　　0- Ⅰ sep 黏膜下肿瘤型 predominantly subepithelial type

0- Ⅱ 型 浅表平坦型 superficial and flat type：平坦的病变

　　0- Ⅱ a 轻度隆起型 slightly elevated type

　　0- Ⅱ b 平坦型 flat type

　　0- Ⅱ c 轻度凹陷型 slightly depressed type

0- Ⅲ 型 浅表凹陷型 superficial and distinctly depressed type：比 0- Ⅱ c 型深的凹陷性病变

2. 进展型

1 型 隆起型 protruding type：局限性隆起性病变

　　1p 息肉型 polypoid type：有蒂或亚蒂息肉样病变

　　1c 菜花型 cauliflower type：呈绒毛状的病变

　　1p1 丘状型 plateau type：广基、呈块状的隆起性病变

　　1sep 黏膜下肿瘤型 predominantly subepithelial type：被正常黏膜上皮覆盖的、明显的病变

2 型 局限溃疡型 ulcerative and localized type：溃疡性病变，肿瘤部分与正常部分之间的界限清晰

3 型 浸润溃疡型 ulcerative and infiltrating type：溃疡性病变，肿瘤部分与正常部分之间的界限局部或者全部不清晰

4 型 弥漫浸润型 diffusely infiltrating type：弥漫浸润型 diffusely infiltrating type：溃疡及隆起呈明显的、广泛的壁内浸润。而即使存在溃疡或者隆起性病变，但是浸润部分却更加明显且范围广，也属于此型。

　　4s 硬化型 scirrhous type：食管壁明显挛缩、硬化

　　4ns 非硬化型 non-scirrhous type：食管壁肥厚，但是无挛缩、硬化改变

5 型 其他 miscellaneous type：不属于基本型 1 ~ 4 的复杂的病变

　　5c 混合型 combined type：基本型 1 ~ 4 中的两种并存的病变

　　5s 特殊型 other specific type：不同于基本型 1 ~ 4 及 5c 型的特殊形态的病变

　　5u 不易分类型 unclassifiable type：不属于基本型 1 ~ 4、5c 及 5s 的任何一型的病变，除手术以外的治疗方法，均无法推断其未治疗时的肉眼形态

（引自文献 8）（注释略去）

以后有可能对记载方法进行修改。

表 6-6　食管癌的组织学分类

Ⅰ 上皮性恶性肿瘤	Ⅱ 非上皮性恶性肿瘤
1）鳞癌	Ⅲ 其他的恶性肿瘤
2）腺癌	1）"癌肉瘤"
3）腺鳞癌	a）所谓的癌肉瘤
a）腺癌·鳞癌并存型	b）假性癌肉瘤
b）黏液上皮癌	c）真性癌肉瘤
4）腺样囊泡癌	2）恶性黑色素瘤
5）类基底细胞（鳞状上皮）癌	3）其他
6）未分化癌	Ⅳ 肿瘤样病变
a）小细胞型	1）不典型增生
b）非细胞型	
7）其他种类的癌	

（引自文献 8）

以后有可能对记载方法进行修改。

表 6-7　食管癌的浸润深度分级

TX	肿瘤的壁内浸润深度不能判定
T0	未发现作为原发灶的癌肿
Tis	肿瘤局限于黏膜上皮层（EP）
T1a	肿瘤达黏膜固有层（LPM）的病变以及未超过黏膜肌层（MM）的病变（LPM、MM）
T1b	肿瘤达黏膜下层（SM）
T2	肿瘤达固有肌层（MP）
T3	肿瘤浸润食管外膜（Ad）
T4	肿瘤浸润食管周围脏器（Adj）

病理组织学的浸润深度是将与原发灶相连的直接浸润的最深部位作为壁内的浸润深度。记录病理学的浸润深度，要像 pTo 那样加上 p。

（引自文献 8）

表 6-8　慢性胃炎的分类

Schindler 的分类	木村·竹本的分类
1. 特发性胃炎	1）封闭型（C-Ⅰ，C-Ⅱ，C-Ⅲ）
1）浅表性胃炎	2）开放型（O-Ⅰ，O-Ⅱ，O-Ⅲ）
2）萎缩性胃炎	
3）肥厚性胃炎	佐野的分类
2. 继发性胃炎	1）萎缩性增生性胃炎（非化生性）
	2）化生性胃炎
Strickland 的分类	3）疣状胃炎
1）A 型胃炎	
2）B 型胃炎	

（引自文献 9 ~ 12）

国际上习惯应用 Sydney 分类。上述的分类也可以应用，应根据原著对其内容进行确认。

表 6-9　急性胃黏膜病变的分类

病型	内镜所见
1. 急性胃炎	黏膜水肿·发红
2. 急性出血性胃炎	出血部位不明确，渗出性出血
3. 急性糜烂	无出血，可见伴有白苔及发红的凹陷
4. 急性出血性糜烂	伴有出血的凹陷
5. 急性溃疡	急性溃疡所见

急性胃黏膜病变的病因多种多样，病变的表现也多种多样。本病的内镜分类并不是依据病因进行的分类，而是根据内镜下观察所见的记载方法。

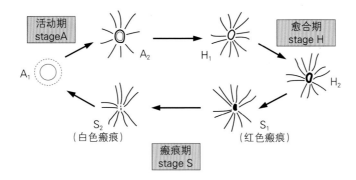

图 6-3　胃溃疡的分类（引自文献 14）

1）活动期　stage A（active stage）

A$_1$ 期：溃疡底苔厚，边缘有炎症性水肿的时期

A$_2$ 期：溃疡边缘出现白色环状缘及充血像的时期

2）愈合期　stage H（healing stage）

H$_1$ 期：溃疡缩小，边缘有红晕，出现皱襞集中及溃疡周围出现平缓的、皱襞细小化的时期

H$_2$ 期：愈合继续进展，同时底部上升并覆薄白苔的时期

3）瘢痕期　stage S（scarring stage）

S$_1$：瘢痕的中心部残留充血即所谓红色瘢痕（red scar）的时期

S$_2$：瘢痕部的充血消失，与周围黏膜颜色相同，即所谓白色瘢痕（white scar）的时期

> 胃溃疡的分类一般按照崎田分类进行记载。

Ⅰ型	Ⅱ型	Ⅲ型	Ⅳ型
隆起的起始部平滑，未形成明显的界限	隆起的起始部形成明显的界限，但未形成缩窄	隆起的起始部形成明显的缩窄，但无蒂	有明显的蒂

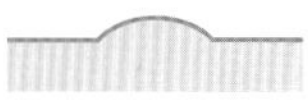

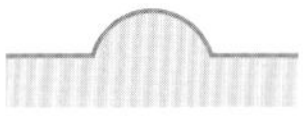

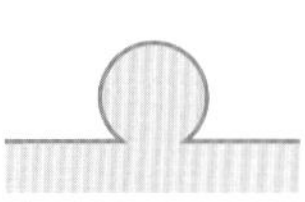

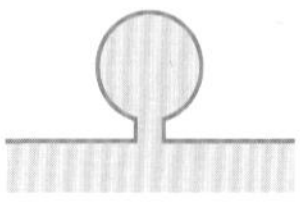

图 6-4　山田分类（引自文献 15）

> 山田分类是记载胃的隆起性病变的分类方法，但是与良恶性的区别和组织学所见没有关联，只是从形态上进行的分类，临床上常用。

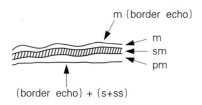

图 6-5　EUS 下正常胃壁各层结构模式图（引自文献 16）

胃壁的结构基本分为 4 层。这是使用频率最高的方法。

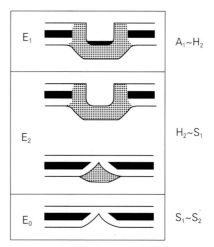

图 6-6　U1 Ⅳ溃疡的 EUS 下形态模式图及愈合期（引自文献 17）

EUS 下的胃溃疡的基本分类。

类型	进展期癌	
Ⅰ	m sm pm s	
ⅡB1		m 癌
ⅡB2		
ⅡB3		sm 癌
Ⅲ		
A		进展期
B		

图 6-7　凹陷型早期胃癌的 EUS 模式图及壁内浸润深度（引自文献 18）

胃癌的 EUS 模式图非常复杂，一般来说无法进行统一，本分类方法只是基本的分类方法之一。

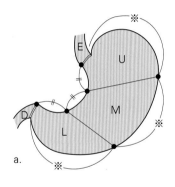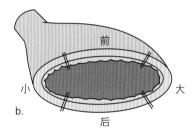

图 6-8　胃癌所在部位（引自文献 19）

a. **胃的 3 部分分区**

　　将胃大弯及胃小弯 3 等分，连结各自的对应点，把胃分成 U（上部）、M（中部）、L（下部）3 个部分。如果浸润到 E（食管）或 D（十二指肠）也要记载。病灶累及相邻 2 个以上的部位时，先记载主要部分，其次记载浸润累及的部分。

　　例：LD，UML

b. **胃壁的断面分区**（引自文献 19）

　　分为小弯、大弯、前壁、后壁及全周，用小（Less），大（Gre），前（Ant），后（Post），周（Circ）表示。

> 胃癌学会制订的《胃癌诊疗规范》是充分结合以前的研究成果而制订的日本唯一的诊断与治疗规范。

表 6-10　胃癌的组织学分类（引自文献 19）

组织型分类

1. **一般型　common type**

　　乳头状腺癌　papillary adenocarcinoma（pap）

　　管状腺癌　tube adenocarcinoma（tub）

　　　高分化型　well differentiated type（tub1）

　　　中分化型　moderately differentiated type（tub2）

　　低分化腺癌　poor differentiated type（por）

　　　实体型　solid type（por1）

　　　非实体型　non-solid type（por2）

　　印戒细胞癌　signet-ring cell carcinoma（sig）

　　黏液腺癌　mucinous carcinoma（muc）

2. **特殊型　special type**

　　腺鳞癌　adenosquamous carcinoma

　　鳞癌　squamous cell carcinoma

　　类癌　carcinoid tumor

　　其他类型癌　miscellaneous carcinomas

---

* 胃癌（一般型）分为分化型（differentiated type）和未分化型（undifferentiated type）两大类，有时用于临床病理学和免疫学研究。

**（　）中的文字，是各自的略语。

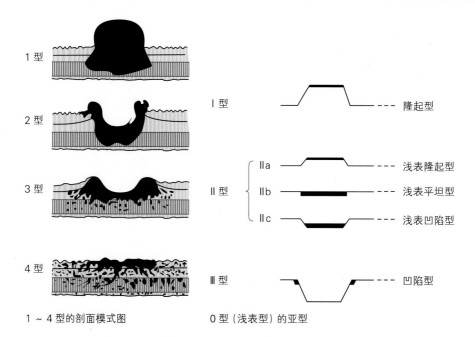

1~4 型的剖面模式图　　　　　　0 型（浅表型）的亚型

图 6-9　胃癌的肉眼分类（引自文献 19）

1）基本分类

　0 型　浅表型：病变的肉眼形态仅仅表现为轻度的隆起和凹陷

　1 型　肿块型：明显的隆起，与周围黏膜界限清晰

　2 型　局限溃疡型：形成溃疡，围绕溃疡的胃壁肥厚形成环堤，环堤和周围黏膜的界限非常清晰

　3 型　浸润溃疡型：形成溃疡，围绕溃疡的胃壁肥厚形成环堤，环堤和周围黏膜的界限不清晰

　4 型　弥漫浸润型：既无明显的溃疡形成，也无环堤，以胃壁肥厚、硬化为特征，病灶和周围黏膜的界限不清晰

　5 型　不易分类型：很难用上述的 0~4 型进行分类的

2）0 型（浅表型）的亚型

　Ⅰ型　隆起型：明显的肿块状隆起

　Ⅱ型　浅表型：没有明显的隆起和凹陷

　　Ⅱa　浅表隆起型：为浅表型，可见较低的隆起

　　Ⅱb　浅表平坦型：未见超过正常黏膜凹凸的隆起·凹陷

　　Ⅱc　浅表凹陷型：仅稍有糜烂，或仅见黏膜浅凹陷

　Ⅲ型　凹陷型：可见明显的深凹陷

注 1）Ⅰ型和Ⅱa 型的区别是，隆起的高度在正常黏膜厚度的 2 倍以内为Ⅱa 型，超过 2 倍以上为Ⅰ型。

注 2）复合型的浅表型，应该从大的病变开始依次用"＋"连接记录（例如：Ⅱc＋Ⅲ）。

表 6-11　胃癌的浸润深度分类

T1：癌的浸润限于黏膜层（M）或黏膜下层（SM）

T2：癌的浸润超过黏膜下层，但是限于固有肌层（MP）或浆膜下层（SS）

T3：癌的浸润超过浆膜下层接近浆膜层，或穿破浆膜，显露于腹腔（SE）

T4：癌的浸润直接累及其他脏器（SI）

TX：癌的浸润深度不明

浸润深度一般用 T 分类进行记载，更加详细地表示胃壁、各层、多脏器浸润用 M、SM、MP、SS、SE 及 SI 记载。此外，M 层包括黏膜肌层。

注）对于浸润至 SM 进行亚分类时，从黏膜肌层开始不超过 0.5mm 的为 SM1，超过 0.5mm 的为 SM2。

（引自文献 19）

表 6-12　胃癌的活检组织分类（Group 分类）

本分类的目的是把日常临床检查时，内镜直视下活检得到的胃黏膜的组织学所见，尽量用简洁的方法表现出来。

这种分类是把鉴别是否是癌作为着眼点，以胃癌及与其类似的交界性病变的区别为中心。

分类的标准及 5 组分类

第一类（Group Ⅰ）：正常组织及无异型性的良性（非肿瘤性）病变

　正常胃固有黏膜、肠上皮化生黏膜以及无异型的良性病变

第二类（Group Ⅱ）：有异型性，但为良性（非肿瘤性）病变

　胃固有黏膜、肠上皮化生黏膜以及良性病变中可见异型性

第三类（Group Ⅲ）：良性（非肿瘤性）与恶性之间的交界性病变

　在细胞异型及结构异型上，难以鉴别良恶性

　注：在进行判定的时候，尽量再次活检以确定判断是否正确

第四类（Group Ⅳ）：高度怀疑癌的病变

　高度怀疑癌，但是还无法确定癌的诊断

　注 1：这类中还包括由于可以用于诊断癌的上皮的量不足或者有人为的因素，而不能确定诊断的情况

　注 2：诊断为"第四类"时，应该尽量再次活检，以确定诊断

第五类（Group Ⅴ）：癌

　可以确诊为癌的病变

　注：诊断为这类时，最好附记癌的组织类型

注 1：当进行癌的组织学分类、浸润深度分类或者记载癌以外的疾病的组织学分类时不使用本分类法。

注 2：外科手术切除的胃或切除的胃息肉的组织学类型的记载也不使用本分类法。

注 3：这种分类最好同时记载疾病的组织学诊断。

（引自文献 19，稍作修改）

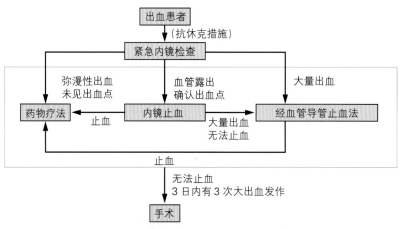

图 6-10　上消化道出血的诊断和治疗原则（引自文献 20）

上消化道出血的诊断和治疗原则的想法是内镜学会出版
的指导方针中心

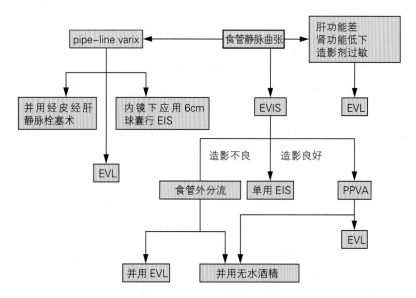

图 6-11　食管静脉曲张的内镜下治疗——硬化疗法和 EVL 疗法（引自文献 20）

硬化疗法和 EVL 疗法是食管静脉曲张的基本治疗手法。其基本治疗方法的选择如上所述。

表 6-13　早期食管癌黏膜切除术的适应证

	绝对适应证	相对适应证
浸润深度	m1，m2	m3，sm1
肿瘤直径	<3cm	3 ~ 5cm
全周性	≤ 2/3 周	2/3 周 ~ 全周
病灶数	3 ~ 4 个	5 ~ 8 个

（引自文献 20）

> 这是在 ESD 出现之前的内镜下切除术的适应证，ESD 出现之后的适应证更加扩大。

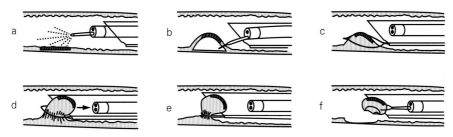

图 6-12　食管内镜下黏膜切除术（EMR）(EMR-tube 法)（引自文献 20）

表 6-14　食管良性病变引起的狭窄治疗的适应证

1. 扩张术的适应证
   · 由于狭窄致经口进食困难的（只能进水和流食）
   · 由于狭窄不能改善颈部食管缝合不全的
   · 由于直肠狭窄出现梗阻症状的
   · 由于肛门狭窄引起排便困难的
   · 炎症性肠病的狭窄病例的一部分
   · 失弛缓症的初期治疗

2. 非适应证
   · 仅细径内镜能通过的狭窄
   · 因颈部食管吻合部周围迂曲蛇行致经口进食困难的

（引自文献 20）

表 6-15　出血性休克的严重程度分级

休克的 严重程度	出血量 （成年男子 65kg）	血压 （mmHg）	心率 （次 / 分）	尿量 （ml/ 时间）	CVP （cmH$_2$O）	症状
无症状休克 preshock	循环血容量的 15% 以下（750ml 以下）	正常	正常 ~ 稍快	正常或者 略减少	正常	几乎无症状，即使说有症 状，也仅表现为焦躁不安、 乏力、头迷、皮肤冷汗等
轻度休克 mild shock	15% ~ 25% （750ml ~ 1250ml）	90 ~ 100/60 ~ 70	快 100 ~ 120	乏尿的倾 向	降低	四肢冷、手足出冷汗、疲 倦、苍白、口渴、头迷至神 志不清
中度休克 moderate shock	25% ~ 35% （1250ml ~ 1750ml）	60 ~ 90/40 ~ 60 脉压差小	120 以上 明显加快	乏尿 （5 ~ 15）	明显 降低	不稳定、苍白、口唇·指尖 毛细血管褪色试验阳性
重度休克 severe shock	35% ~ 45% （1750ml ~ 2250ml）	40 ~ 60/20 ~ 40	很难触及 120 以上	无尿	接近 0	意识不清、极度苍白、发 绀、末梢凉、反射降低、虚 脱、呼吸窘迫
病危休克 profunda shock	45% 以上 （2250ml 以上）	0 ~ 40	触不到	无尿	0	昏睡状虚脱、斑点状发绀、 下颌呼吸、向不可逆性休克 进展的病危状态

（引自文献 22，稍作修改）

表 6-16　出血性病变的 Forrest 分级（修订版）

Ⅰa　喷射样出血
Ⅰb　活动性渗血
Ⅱ　有出血迹象的溃疡
Ⅱa　裸露血管
Ⅱb　附着凝血块
Ⅱc　溃疡有黑色基底
Ⅲ　溃疡底洁净

（引自文献 21，稍作修改）

这是根据上消化道出血程度进行的基本分级。

表 6-17　胃出血性病变的止血术

1. **局部注射法**
　1）高张盐水 + 肾上腺素（HSE）法
　2）无水乙醇法
　3）乙氧硬化醇法
　4）氰基丙烯酸酯
　5）纤维蛋白组织黏着剂
2. **热凝固法**
　1）激光法（Nd-YAG,Diode）
　2）高频电法
　3）热凝固法
　4）微波法
　5）argon plasma coagulation（APC）

3. **机械法**
　1）钳夹法
　2）气囊法
　3）结扎法（留置圈套、EVL 等）
4. **药物喷洒法**
　1）凝血酶
　2）硫糖铝
　3）纤维蛋白液
　4）海藻酸钠

（引自文献 20）

a. 活检术（strip biopsy）的原理

①增加高频电的阻力
②增加圈套器和肌层
　的距离

③使高频电电流的作
　用局限在黏膜下层
④使平坦·凹陷性病
　变也可以很容易地切除

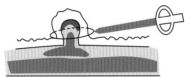

b. 方法

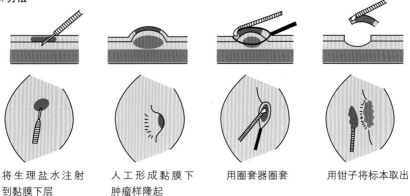

将生理盐水注射
到黏膜下层

人工形成黏膜下
肿瘤样隆起

用圈套器圈套

用钳子将标本取出

图 6-13　胃的内镜下黏膜切除术（EMR）strip biopsy（引自文献 20）

表 6-18　早期胃癌内镜下黏膜切除术的适应证

适应证

分化型 m 癌

　隆起型：20mm 以下

　平坦凹陷型：Ul (–), 10 ~ 20mm 以下

禁忌证

1）全身因素

2）局部因素

　由溃疡形成的病变

　（局部注射后病变不隆起）

（引自文献 20）

> 这是在 ESD 之前的基本方法。近来适应证在明显放宽。

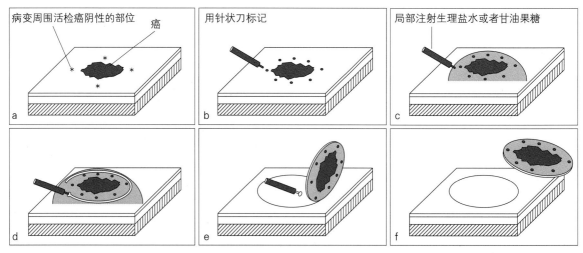

图 6-14　内镜下黏膜下层剥离术（ESD）的方法（引自文献 23）

a. 确定病变及其周围活检癌阴性的部位。

b. 活检痕迹可以作为参考，用针状刀或者 APC 标记。

c. 在病变周围进行局部注射。

d. 应用 IT 刀进行全周切开。

e. 黏膜下层剥离。

f. 切除。

表 6-19　上消化道异物的分类	表 6-20　上消化道异物的取出法
Ⅰ组：比较小的、圆形的、边缘钝的异物	a. 异物钳子法
a. 对身体无毒性的异物	b. 辅助器具法
b. 对身体有毒性的危险性异物	①套管法（气管插管使用的套管）
Ⅱ组：有锐利尖端的异物	②外套管法（硬化疗法使用的管）
a. 针状异物	③网篮法（回收网篮）
b. 形状不规则的异物	④指套（办公用指套）
Ⅲ组：细长的异物	⑤瓶帽法（离心用玻璃管）
a. 可以变形的异物	
b. 不能变形的异物	（引自文献 20）
Ⅳ组：食物或者在体内形成的结石	
a. 食物块	
b. 结石（胃结石、胆结石、肠结石）	

（引自文献 20）

> 消化道内异物是在日常诊疗工作中经常遇到的情况。异物的种类多种多样，消化道异物的取出法也根据异物的种类不同而不同。

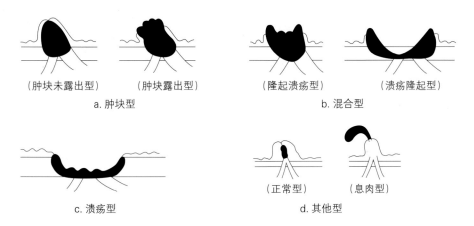

（肿块未露出型）　（肿块露出型）　　　（隆起溃疡型）　（溃疡隆起型）

a. 肿块型　　　　　　　　　　　b. 混合型

c. 溃疡型　　　　　　（正常型）　　（息肉型）

d. 其他型

图 6-15　乳头部癌的肉眼分型（引自文献 24）

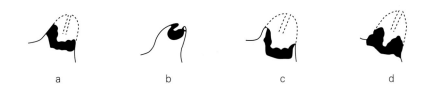

a　　　　　b　　　　　c　　　　　d

图 6-16　乳头部癌"溃疡"的概念（引自文献 24）

a. 是溃疡；b. 不是溃疡；c. 即使周边隆起，正常黏膜达到溃疡缘则视为溃疡；d. 越过溃疡缘、可以明显看到癌浸润，为溃疡隆起型。

表 6-21　全身性疾病的消化道病变

①血液病·淋巴瘤

　　MALT 淋巴瘤，全身性淋巴瘤，白血病（绿色瘤），浆细胞瘤，ALT（成人 T 细胞淋巴瘤）

②免疫缺陷综合征

　　AIDS 的胃肠道病变（Kaposi 肉瘤等），伴有免疫功能不全的少见的感染症（巨细胞病毒、粪线虫、肠贾第鞭毛虫等）

③胶原病，血管炎

　　风湿性关节炎，Schönlein-Henoch 紫斑病，嗜酸性粒细胞性胃肠炎，Churg-Strauss 综合征，结节性动脉周围炎

④产生激素的消化道肿瘤

　　Zollinger-Ellison 综合征

⑤其他全身性疾病

　　淀粉样变，Crohn 病，溃疡性结肠炎，梅毒，Osler-Weber-Rendu 病，结核，结节病

（引自文献 20）

了解全身性疾病与消化道病变之间的关系非常重要。有时消化道病变的诊断有助于全身性疾病的诊断；相反有时通过了解全身性疾病，可以诊断消化道病变。而且当了解了疾病的本质之后，就可以更深层次地对于治疗方法进行选择。

表 6-22　原发性消化道淋巴瘤的病期分期

Stage Ⅰ	肿瘤局限于消化道，浆膜未受累 　单发性 　多发性（非连续性）
Stage Ⅱ	从原发灶进展至腹腔 淋巴结转移： 　Ⅱ1：局限（仅限于胃及肠管所属淋巴结） 　Ⅱ2：远隔（主动脉周围、下腔静脉周围、盆腔内或者肠系膜淋巴结）
Stage ⅡE	从浆膜浸润至邻近脏器以及淋巴结以外的周围组织 　浸润受累的脏器标记方式为ⅡE（pancreas）、ⅡE（large intestine）等 合并穿孔或者腹膜炎 　淋巴结以及周边脏器的转移并存的时候，标记方式为Ⅱ1E（pancreas）
Stage Ⅳ	可见向淋巴结外的播种转移 在消化道病变存在的同时，可见越过膈肌的淋巴结转移

（引自文献 25，稍作修改）

被称作 Lugano Workshop 分期，是淋巴瘤的基本病期分期。

表 6-23　淋巴瘤的分型（新 WHO 分类，1998）

- **B 细胞淋巴瘤 B-cell neoplasia**

  前体 B 细胞性淋巴母细胞性白血病 / 淋巴瘤 precursor B-cell lymphoblastic leukemia/lymphoma

- **成熟型 B 细胞淋巴瘤 mature B-cell neoplasms**

  慢性淋巴细胞白血病 / 小淋巴细胞性淋巴瘤 B-cell chronic lymphocytic leukemia/small lymphocytic lymphoma

  B 细胞前淋巴细胞性白血病 B-cell prolymphocytic leukemia

  淋巴浆细胞淋巴瘤 / 免疫细胞瘤 lymphoplasmacytic lymphoma（lymphoplasmacytoid lymphoma）

  套细胞淋巴瘤 mantle cell lymphoma

  滤泡性淋巴瘤 follicular lymphoma（follicle center lymphoma）

  MALT 型结外缘区 B 细胞淋巴瘤 marginal zone B cell lymphoma of mucosa-associated lymphoid tissue（MALT）type

  nodal marginal zone lymphoma with or without monocytoid B cells

  脾边缘区淋巴瘤 splenic marginal zone B cell lymphoma

  毛细胞白血病 hairy cell leukemia

  弥漫性大 B 细胞型淋巴瘤 diffuse large B-cell lymphoma

  原发性纵隔淋巴瘤 subtypes:mediastinal（thymic），intravascular，primary effusion lymphoma

  伯基特淋巴瘤 Burkitt's lymphoma

  浆细胞淋巴瘤 plasmacytoma

  浆细胞性骨髓瘤 plasma cell myeloma

- **T 细胞淋巴瘤 T-cell neoplasms**

  前体 T 淋巴母细胞性白血病 / 淋巴瘤 precursor B-cell lymphoblastic leukemia/lymphoma

  成熟型 T 细胞肿瘤 mature T-cell and NK-cell neoplasms

  T 细胞前淋巴细胞性白血病 T-cell prolymphocytic leukemia

  T 细胞大颗粒型淋巴细胞性白血病 T-cell large granular lymphocytic leukemia

  NK 细胞性白血病 NK-cell leukemia

  结外性 NK/T 细胞淋巴瘤，鼻型（血管中心性淋巴瘤）extranodal NK/T-cell lymphoma,nasal-type(angiocentric lymphoma)mycosis fungoides

  蕈样肉芽肿 /Sezary 综合征 Sezary syndrome

  血管免疫母细胞性 T 细胞淋巴瘤 angioimmunoblastic T-cell lymphoma

  外周 T 细胞淋巴瘤（非特异性）peripheral T-cell lymphoma(unspecified)

  成人 T 细胞白血病 / 淋巴瘤 (HTLV-1) adult T-cell lymphoma/ lymphoma(HTLV1+)

  未分化大细胞 T/null 淋巴瘤 systemic anaplastic large cell lymphoma(T- and null-cell types)

  primary cutaneous anaplastic large cell lymphoma

  皮下脂膜样 T 细胞淋巴瘤 subcutaneous panniculitis-like T-cell lymphoma

  肠病相关 T 细胞淋巴瘤 Enteropathy-Associated T-cell Lymphoma，EATL

  肝·脾 T 细胞淋巴瘤 hepatosplenic g/d T-cell lymphoma

- **霍奇金淋巴瘤 classic Hodgkin's lymphoma**

  nodular lymphoma predominance Hodgkin's lymphoma

  经典霍奇金淋巴瘤（classic Hodgkin's lymphoma）

  结节硬化型霍奇金淋巴瘤 (Grades Ⅰ and Ⅱ)Hodgkin's lymphoma, nodular sclerosis(Grades Ⅰ and Ⅱ)

  富淋巴细胞霍奇金淋巴瘤 classic classical Hodgkin's lymphoma,lymphocyte-rich

  混合细胞型霍奇金淋巴瘤 Hodgkin's lymphoma,mixed cellularity

  淋巴细胞减少型霍奇金淋巴瘤 Hodgkin's lymphoma, lymphocytic depletion

下划线部分表示多见于消化道淋巴瘤。

（引自文献 26，稍作修改）

■文献

[1] Armstrong D, Bennet JR, Blum AL, et al : The endoscopic assessment of esophagitis : A progress report on observer agreement. Gastroenterology 111 : 85‐92, 1996.

[2] Savary M, Miller G : The esophagus. Handbook and Atlas of Endoscopy, p135, Verlag Grossmann AG, Solothurn, 1978.

[3] Ollyo JB, et al : Savary‐Miller's new endoscopic grading of reflux esophagitis : A simple, reproducible, logical, complete and useful classification. Gastroenterology 89 : A100, 1990.

[4] 日本食道疾患研究会食道炎委員会：逆流性食道炎新分類―日本食道疾患研究会（JSED）分類'96. 第50回日本食道疾患研究会，1996.

[5] Hill LD, Kozarek RA, Kraemer SJ, et al : The gastroesophageal flap valve : *in vitro* and *in vivo* observations. Gastrointest Endosc 44 : 541‐547, 1996.

[6] Shimazu T, Matsui T, Furukawa K, et al : A prospective study of the prevalence of gastroesophageal reflux disease and confounding factors. J Gastroenterol 40 : 866‐872, 2005.

[7] 日本門脈圧亢進症研究会：食道胃静脈瘤の内視鏡所見記載基準（1991）について．Gastroenterol Endosc 33 : 2304‐2306, 1991.

[8] 日本食道疾患研究会（編）：食道癌取扱い規約 第9版．金原出版，1999.

[9] Schindler R : Gastritis, Grune Stratton, 1947.

[10] Strickland RG, MacKay IR : A reappraisal of the nature and significance of chronic gastritis. Dig Dis 18 : 426‐440, 1973.

[11] Kimura K, Takemoto T : An endoscopic recognition of the atrophic border and its significance in chronic gastritis. Endoscopy 3 : 87‐97, 1969.

[12] 佐野量造：胃疾患の臨床病理．医学書院，1974.

[13] 木村健，酒井秀朗，吉田行雄：胃炎の診断基準・病型分類．内科 55 : 1052‐1057, 1985.

[14] 崎田隆夫，他（編）：消化管内視鏡研修の実際．p378，1987.

[15] 山田達哉，福富久之：胃の隆起性病変．胃と腸 1 : 145, 1966.

[16] 相部剛：超音波内視鏡による消化管壁の層構造に関する基礎的，臨床的研究(1)胃構造について．Gastroenterol Endosc 26 : 1447‐1464, 1984.

[17] 中澤三郎，中村常哉，芳野純治，他：超音波内視鏡による胃潰瘍治癒判定の試み―胃潰瘍の新しい時相分類の確立のために．Gastroenterol Endosc 29 : 1991‐1996, 1987.

[18] 芳野純治，中澤三郎，中村常哉，他：陥凹型早期胃癌の深達度診断―X線診断と超音波内視鏡との対比．胃と腸 22 : 169‐177, 1987.

[19] 日本胃癌学会（編）：胃癌取扱い規約 第13版．金原出版，1999.

[20] 日本消化器内視鏡学会卒後研修委員会（編）：消化器内視鏡ガイドライン．医学書院，1999.

[21] Kohler B, Riemann JF : Upper GI‐bleeding‐value and consequences of emergency endoscopy and endoscopic treatment. Hepatogastroenterology 38 : 198‐200, 1991.

[22] 宮崎正夫：ショック総説．救急医学セミナー1，1976.

[23] 小野裕之，乾哲也，蓮池典明：早期癌に対する内視鏡治療 ― 胃；ESD：ITナイフ．胃と腸41 : 523‐526，2006.

[24] 日本胆道外科研究会（編）：外科・病理胆道癌取扱い規約 第4版．金原出版，1997.

[25] Rohatiner A, d'Amore F, Coiffier B, et al : Report on a workshop convened to discuss the pathological and staging classifications of gastrointestinal tract lymphoma. Ann Oncol 5 : 397‐400, 1994.

[26] Jaffe ES, Harris NL, Diebold J, et al : World Health Organization classification of neoplastic diseases of the hematopoietic and lymphoid tissues. A progress report. Am J Clin Pathol 111(1 Suppl 1): S8‐S12, 1999.